Masaru Emoto / Jürgen Fliege

Le Pouvoir Guérisseur de l'Eau

GUY TRÉDANIEL ÉDITEUR
19, rue Saint-Séverin
75005 PARIS

Du même auteur, chez le même éditeur :

Les messages cachés de l'eau, 2004

Traduit de l'allemand par Anne Charrière

Titre original : Die Heilkraft des Wassers

ISBN : 2-84445-633-2

Sommaire

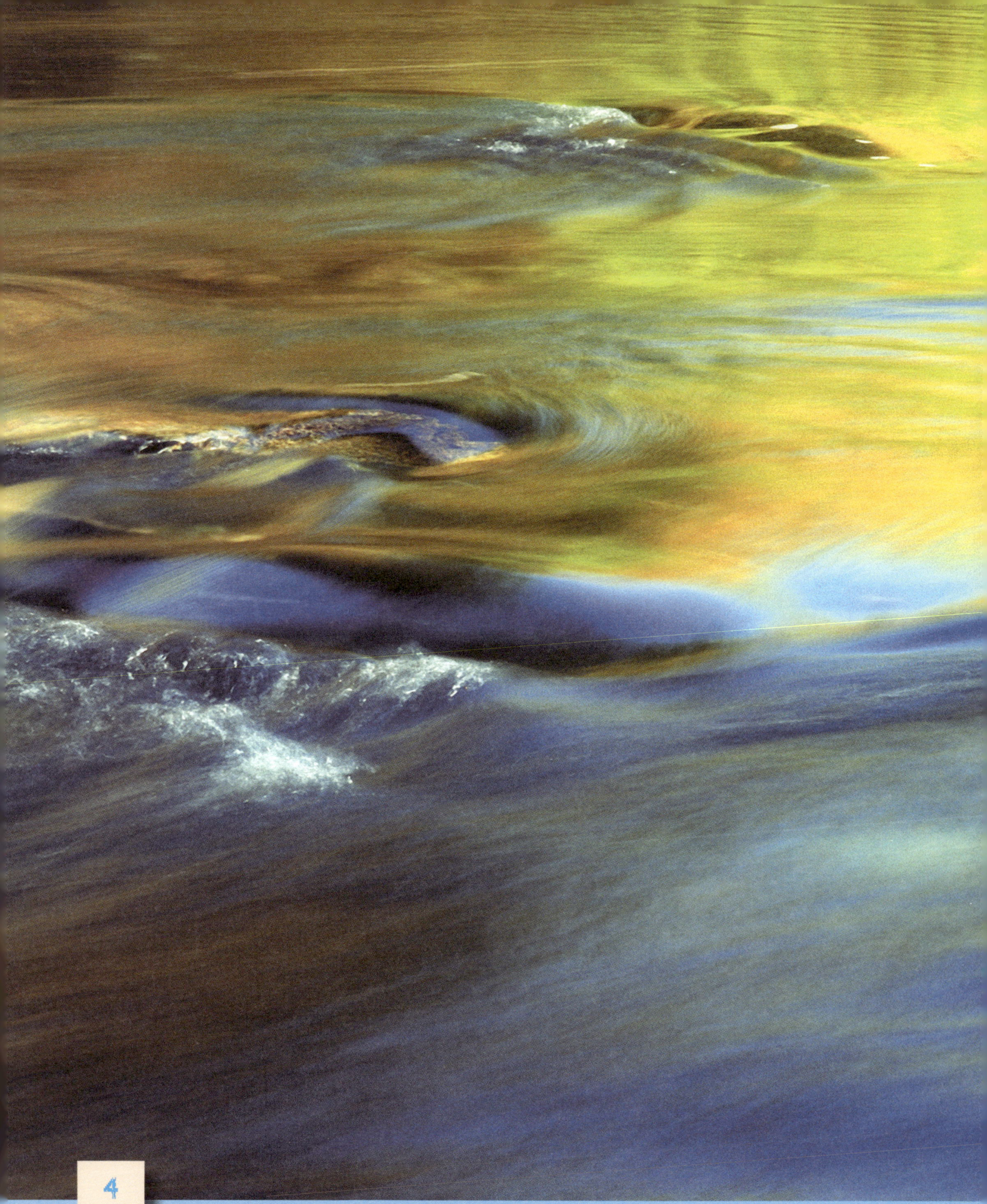

Foi et connaissance

Dix ans ont passé depuis que j'ai eu pour la première fois l'idée de geler l'eau pour en photographier les cristaux. Ce travail a conduit à la publication d'un certain nombre de livres dans lesquels j'ai présenté mes images des cristaux d'eau et les connaissances que j'en ai tirées. Ils ont été traduits dans de nombreuses langues et je voyage maintenant partout dans le monde pour donner des conférences sur mon expérience. Chaque fois, je suis de nouveau profondément touché quand je vois combien ces photos de cristaux d'eau parlent aux gens.

Cette décennie a représenté pour moi et mes collaborateurs des années intensives de développement et de recherche. Certes, la méthode de la photographie des cristaux d'eau n'obéit pas encore à des critères scientifiques exigeants, mais les images suscitent partout un vif intérêt et sont immédiatement comprises sur un plan non scientifique. La beauté de l'eau nous touche directement.

Aussi, je m'estime particulièrement heureux d'avoir rencontré le pasteur Fliege dans l'une de ses émissions télévisées. Malgré des origines très différentes, nous avons vécu des expériences personnelles similaires avec l'eau et sommes arrivés à des conclusions semblables du point de vue de la science de l'esprit.

Cette convergence d'expériences et de pensées nous a donné l'idée, après l'émission, de publier dans un livre commun notre vécu, nos connaissances et tout ce que nous avons rassemblé de fascinant sur la question de l'eau.

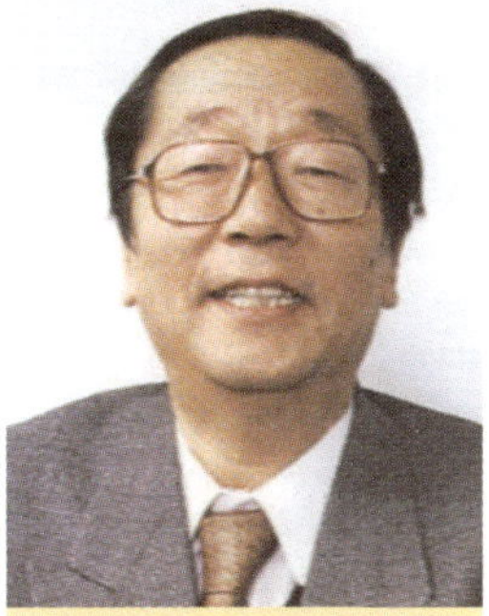

Masaru Emoto est scientifique par passion. Depuis plus de dix ans, il mène des expériences fascinantes sur l'eau.

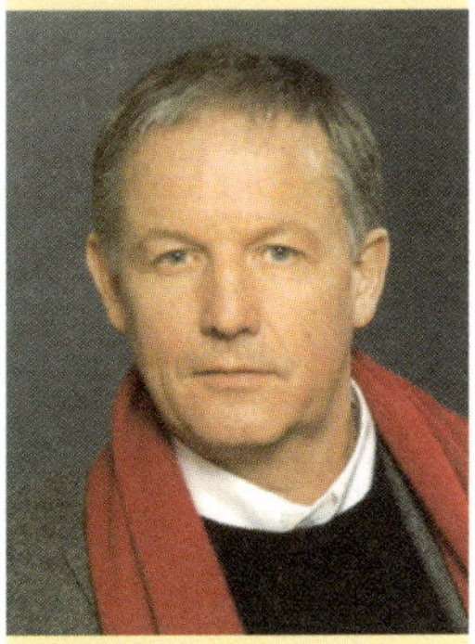

Jürgen Fliege est religieux et animateur à la télévision. Il croit que Dieu se manifeste dans chaque goutte d'eau.

L'eau – Le guérisseur en nous

Qu'est-ce qui fascine dans l'eau ? L'eau est depuis toujours un symbole de l'âme. On l'a aussi considérée par moments comme la matière primitive (prima materia). La vie s'est développée à partir de la mer, le fœtus humain baigne dans le placenta, notre corps est constitué d'au moins 70 % d'eau... les exemples sont innombrables.

L'eau, en tant que substance physique, présente certaines particularités grâce auxquelles la vie sur terre devient possible. Nous avons tous entendu parler en cours de physique des anomalies de l'eau. Par exemple, à l'état solide, sous forme de glace, l'eau est plus légère qu'à l'état liquide. Sans cette propriété, les étangs gèleraient entièrement en hiver, depuis le fond jusqu'à la surface. Mais du fait qu'il se constitue une couche de glace à la surface de l'eau, des êtres vivants peuvent continuer d'exister sous sa protection. L'eau a la propriété de léviter, elle monte en s'opposant à la force de la pesanteur et ainsi naissent des sources avec de l'eau dite artésienne. Toutes les sources à caractère curatif et beaucoup de sources donnant une eau minérale de grande qualité sont de cette nature.

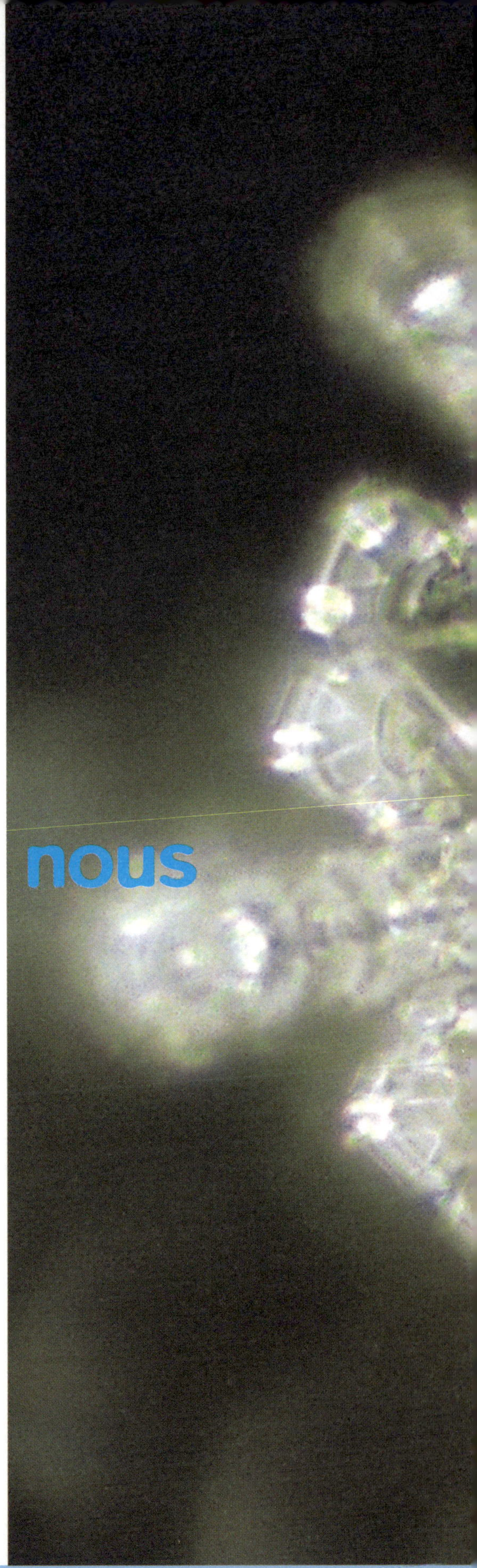

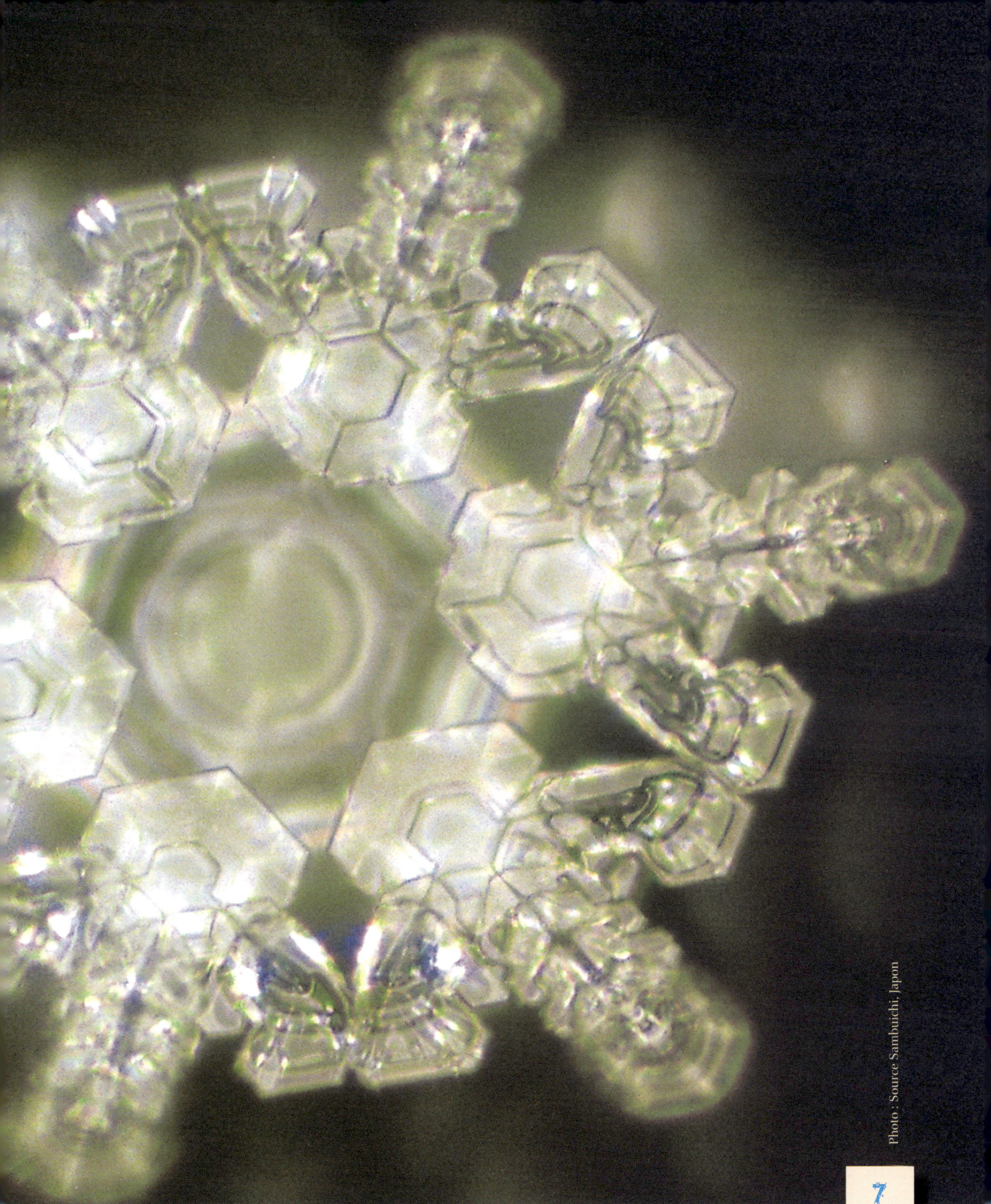
Photo : Source Sambuichi, Japon

La force curative de ces eaux artésiennes est connue de mémoire d'homme, et s'utilise aussi bien en application externe sous forme de bains qu'en application interne par des cures de boisson. Dans l'un de mes livres, j'ai décrit le fantastique et très diversifié voyage d'une goutte d'eau. Mais considérons encore ce voyage sous un autre aspect, par analogie avec notre vie humaine.

Tout se transforme

Dans le bouddhisme et le shintoïsme, les deux religions qui ont fortement marqué notre pensée au Japon, l'idée de la réincarnation est tout à fait naturelle. Cette représentation d'une évolution cyclique, cette pensée en spirale correspond aussi au voyage de la goutte d'eau. Une goutte coule sous forme liquide, s'évapore et change ainsi de forme. C'est encore de l'eau mais plus la même qu'auparavant. Cependant le savoir, l'information qu'elle véhicule sont parfaitement conservés, de même qu'ils sont conservés lorsque nous gelons l'eau. L'évaporation correspond, dirais-je, à la mort : nous changeons de forme, notre corps se défait. L'information que l'âme a reçue, tous les événements que nous avons vécus, et tout ce que nous avons appris est conservé. À présent, l'âme commence son propre voyage, elle continue à se développer et mûrit, jusqu'à ce que le temps soit venu de se réincarner sur cette terre. De même la goutte s'élève sous forme de vapeur, puis retombe en pluie d'un nuage, s'infiltre dans la terre et réapparaît à la surface de la terre beaucoup de temps (des centaines, voire des milliers d'années) après, sous forme de source artésienne. Nous ne savons pas quels processus notre goutte traverse à l'intérieur de la terre, jusqu'à ce que cette merveilleuse force de lévitation entre finalement en jeu et élève l'eau de plusieurs centaines de mètres. Mais nous connaissons le formidable pouvoir guérisseur de telles eaux.

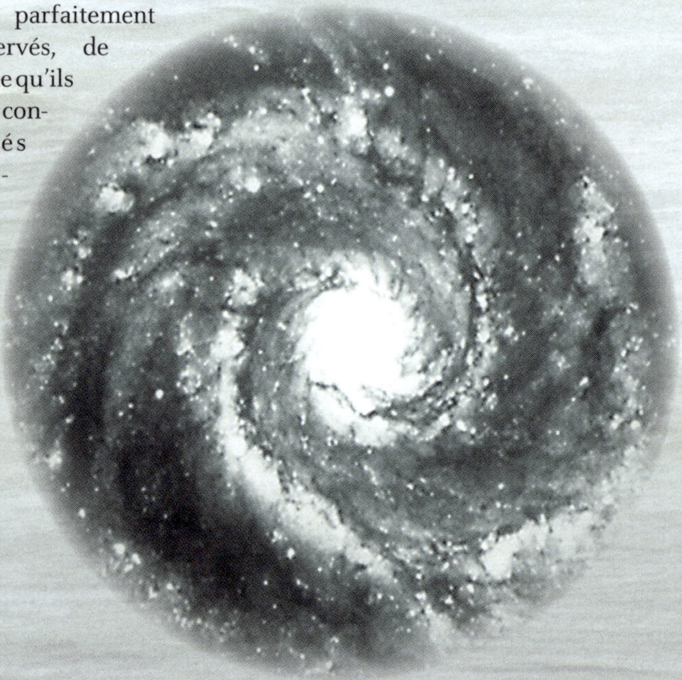

Naissance d'une cristallographie de l'eau

Je m'intéressais déjà depuis longtemps aux effets guérisseurs de l'eau. Au Japon, je fus le premier à utiliser un appareil qui permettait de transmettre des vibrations à l'eau. Grâce à cette eau chargée d'informations curatives, beaucoup de personnes qui sont venues à mon cabinet ont pu retrouver la santé. L'eau occupe depuis longtemps déjà une place importante dans ma vie et dans ma pensée. Et lorsqu'on est sensibilisé à une question, on peut aussi obtenir des indications importantes à partir de petits détails que l'on ne verrait pas sinon. C'est ce qui m'est arrivé en lisant un jour la phrase : « Il n'existe pas deux cristaux de neige pareils. » Bien sûr, cela nous avait déjà été dit à l'école : chaque flocon de neige est unique. Mais en cet instant, cette phrase revêtit pour moi une tout autre signification. Soudain, je pris conscience que l'état du flocon de neige était celui dans lequel chaque goutte d'eau se montrait dans son individualité et pouvait peut-être même se laisser photographier. J'émis l'hypothèse que les cristaux de glace pourraient renseigner sur l'état de l'eau.

Cette idée s'empara de moi. Je voulus geler de l'eau puis essayer d'en photographier les cristaux. Je louai aussitôt en leasing un microscope à forte résolution et chargeai un jeune chercheur de ma firme de commencer les essais. Deux mois d'efforts soutenus mais infructueux commencèrent. Puis un jour mon collaborateur me présenta avec un sourire radieux la première photo d'un cristal d'eau. Après coup, il peut presque paraître miraculeux que des images aient pu être obtenues dans les conditions d'expérimentation de l'époque.

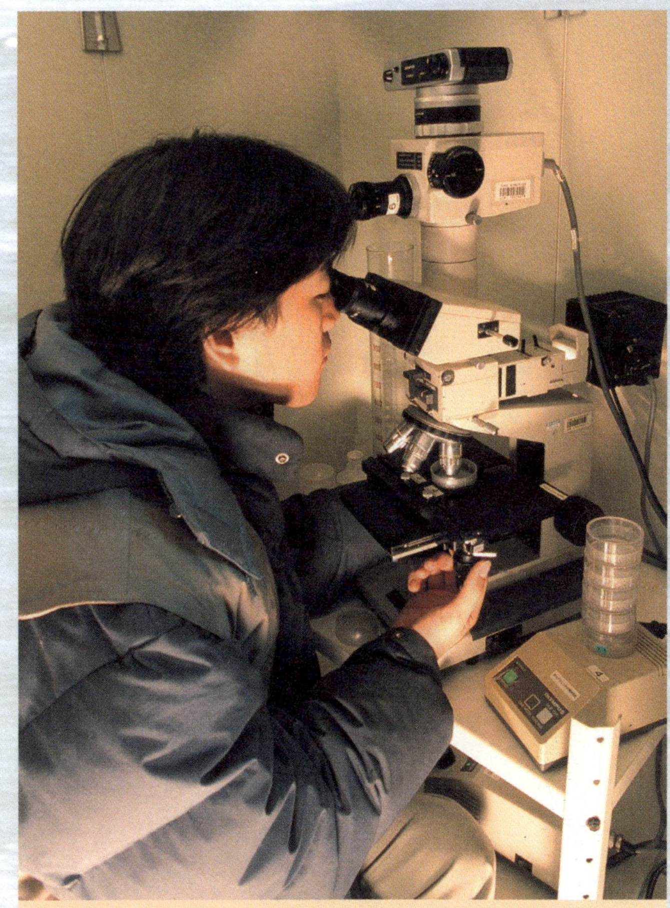

Formation des images de cristaux : la température, dans la salle d'expérimentation, est maintenue constante à moins cinq degrés Celsius. La photographie doit être prise rapidement, parce que la merveilleuse structure cristalline ne se conserve que pendant deux minutes.

Pour photographier des cristaux d'eau, nous prenons cinquante boîtes de Pétri et déposons une goutte d'eau dans chacune. Ces gouttes sont ensuite congelées à - 25 °C, puis nous photographions les cristaux obtenus sous le microscope. Le laboratoire dans lequel nous prenons les vues est constamment maintenu à - 5 °C. Malgré cela, la durée de vie moyenne d'un cristal sous le microscope n'est que de deux minutes car la lumière nécessaire pour travailler le réchauffe évidemment et le fait fondre. Dans mes autres livres, j'ai décrit en détail les critères selon lesquels je choisis l'une des 50 photos. Ici, je n'en dirai que ceci : en général, on retient une image qui est représentative de la forme la plus fréquente.

L'eau a une mémoire

Lorsque l'eau gèle, les molécules d'eau se lient automatiquement pour former les nucléons du cristal. Celui-ci ne se stabilise que lorsqu'il a la structure d'un hexagone. À partir de ce moment, il grandit jusqu'à devenir visible. Tel est le processus naturel. Cependant, si nous communiquons à l'eau des informations non naturelles, elle ne peut pas former des cristaux harmonieux, hexagonaux.

Une fois que le protocole d'essai fonctionnait bien et que nous obtenions des images fiables, j'ai commencé à examiner l'eau de différents lieux. La question était de savoir si l'apparence des cristaux d'eau variait selon leur provenance. Mes attentes furent largement dépassées. Les photographies des cristaux d'eau pré-

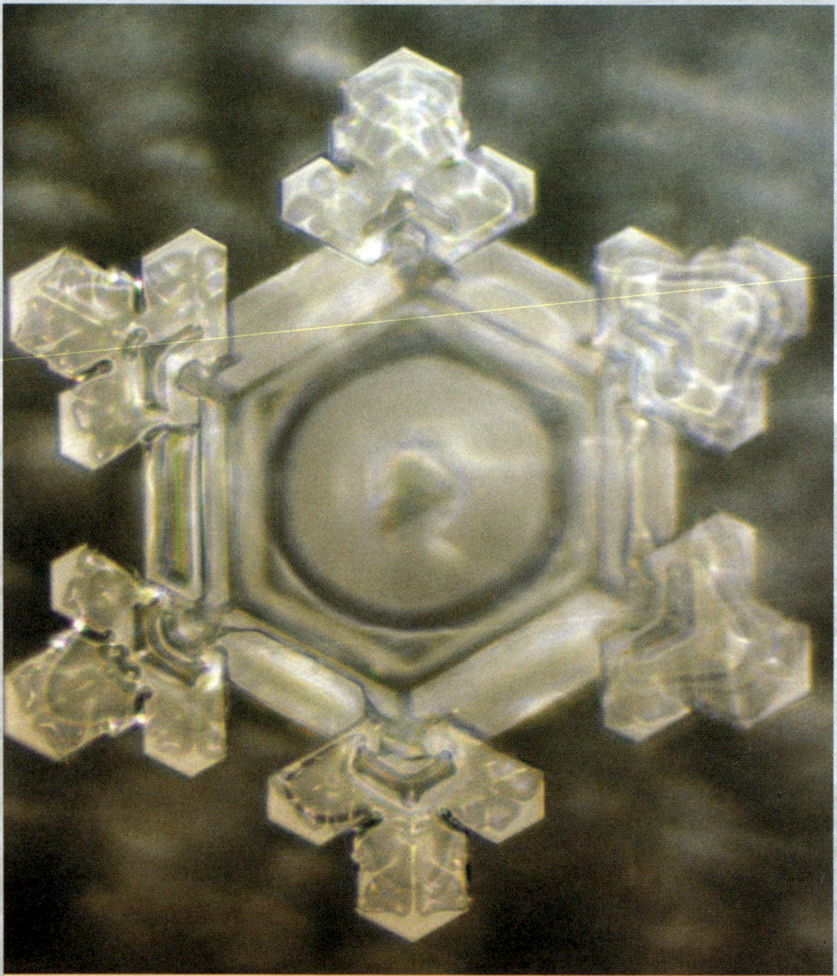

Ce cristal d'eau a reçu l'inscription « Merci » dont les vibrations l' « habitent ». Le résultat est ce cristal d'une forme merveilleusement belle.

sentaient des formes complètement différentes selon qu'il s'agissait de l'eau d'une source ou de l'eau du robinet traitée au chlore. Nous détenions ainsi la preuve visible : toutes les eaux ne se ressemblent pas. L'eau réagit au traitement qu'elle reçoit et stocke cette information. Une eau de source peut former des hexagones harmonieux, décorés de filigranes d'une beauté à couper le souffle, alors que celle qui provient des cours inférieurs des fleuves ou des barrages forme des cristaux à peine achevés. La pire image fut celle d'une eau potable chlorée. Lorsqu'on sait quels merveilleux cristaux peut former une eau restée à l'état naturel, cela fait vraiment mal au cœur de voir cette eau maltraitée. L'eau a donc une mémoire. Chaque eau est porteuse d'informations que nous absorbons en nous lorsque nous la buvons. Elles deviennent une partie de notre corps. Demandez-vous vous-même à la vue de ces images : laquelle de ces informations voudrais-je absorber ?

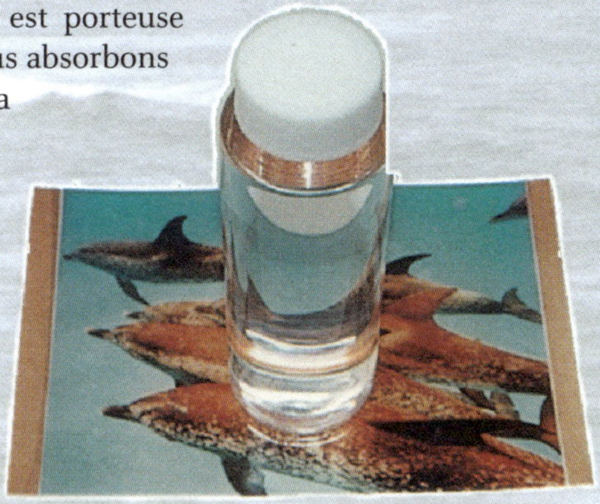

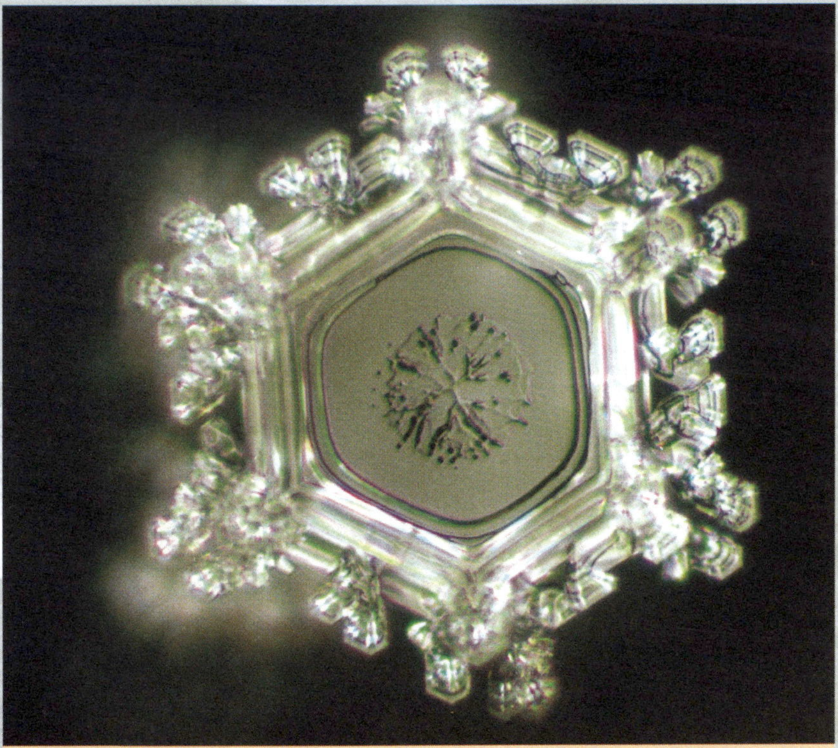

Nous avons obtenu cette photo unique à partir d'une eau qui a vu l'image ci-dessus de dauphins sautant. Le dauphin est doué d'une intelligence semblable, sinon supérieure, à celle de l'homme et l'on dit que ces animaux pourraient nous guérir.

L'eau entend la musique

Un jour, le docteur Ishibashi, notre chimiste qui réalise les photos des cristaux d'eau, m'a demandé : « Que diriez-vous si nous jouions de la musique à l'eau ? » J'ai trouvé l'idée fantastique et c'est ainsi que j'ai réalisé quelques unes de mes images les plus impressionnantes dont je vous montre des exemples sur les pages qui suivent. La méthode est relativement simple : on place un flacon contenant de l'eau distillée entre des hauts parleurs afin de l'exposer aux sons. Il s'est avéré qu'il était bon de cogner contre le flacon avant et après la musique. Les photos étaient alors plus nettes. Pour les premiers essais, nous avons pris de la musique classique, puis nous sommes passés à de la musique actuelle plus populaire. L'éventail des genres allait donc du chant grégorien et des récitations des sutras bouddhiques à du Heavy Metal. Entre temps, nous avons aussi beaucoup travaillé avec des musiques thérapeutiques. Il s'est par exemple avéré que certaines musiques renforçaient le système immunitaire.

Le son est vibration, l'eau est donc en mesure de réagir à des vibrations et de les stocker à sa manière très spécifique. Avec l'idée de jouer de la musique à l'eau, nous avons quitté le rôle passif du spectateur.

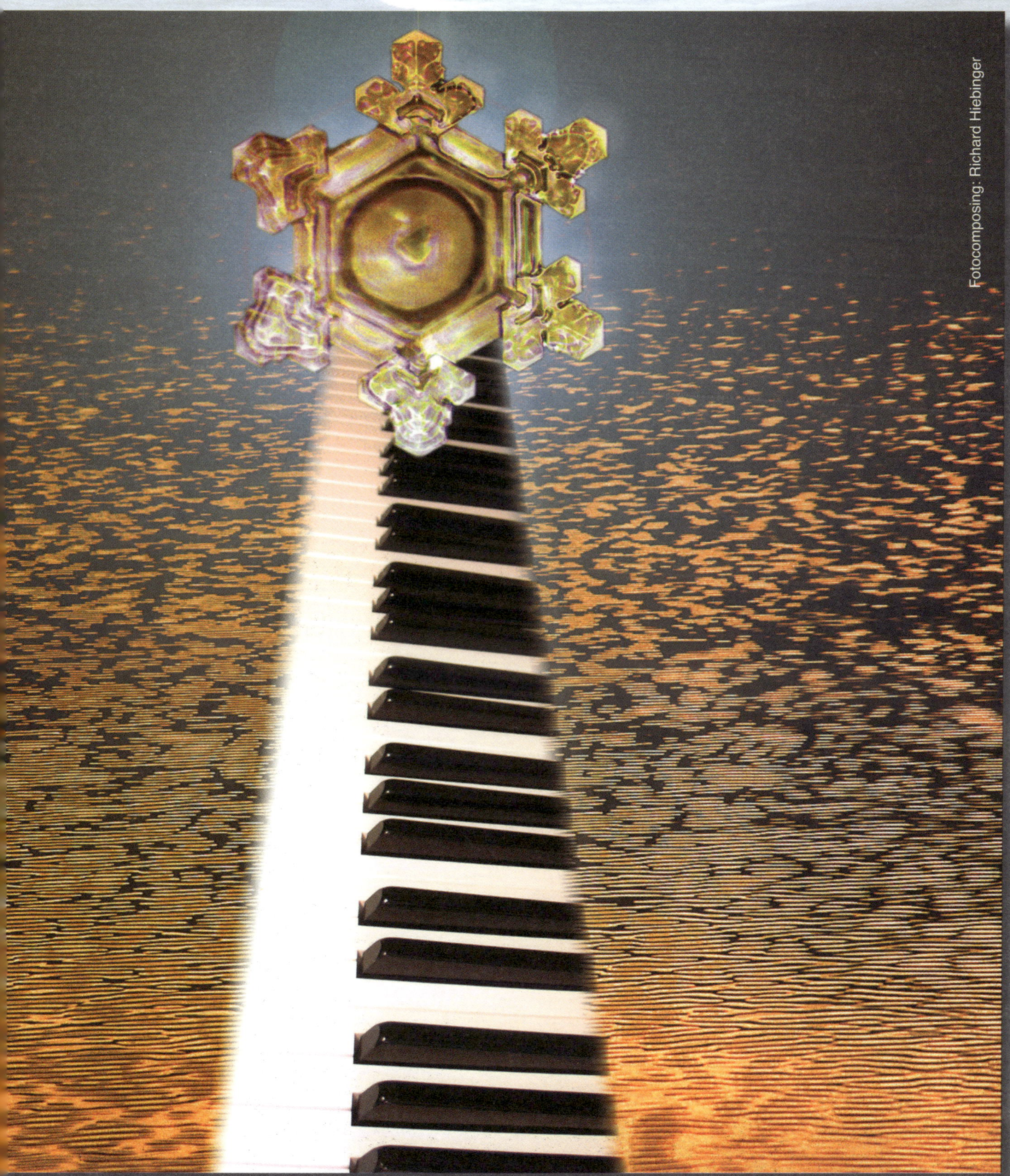
Fotocomposing: Richard Hiebinger

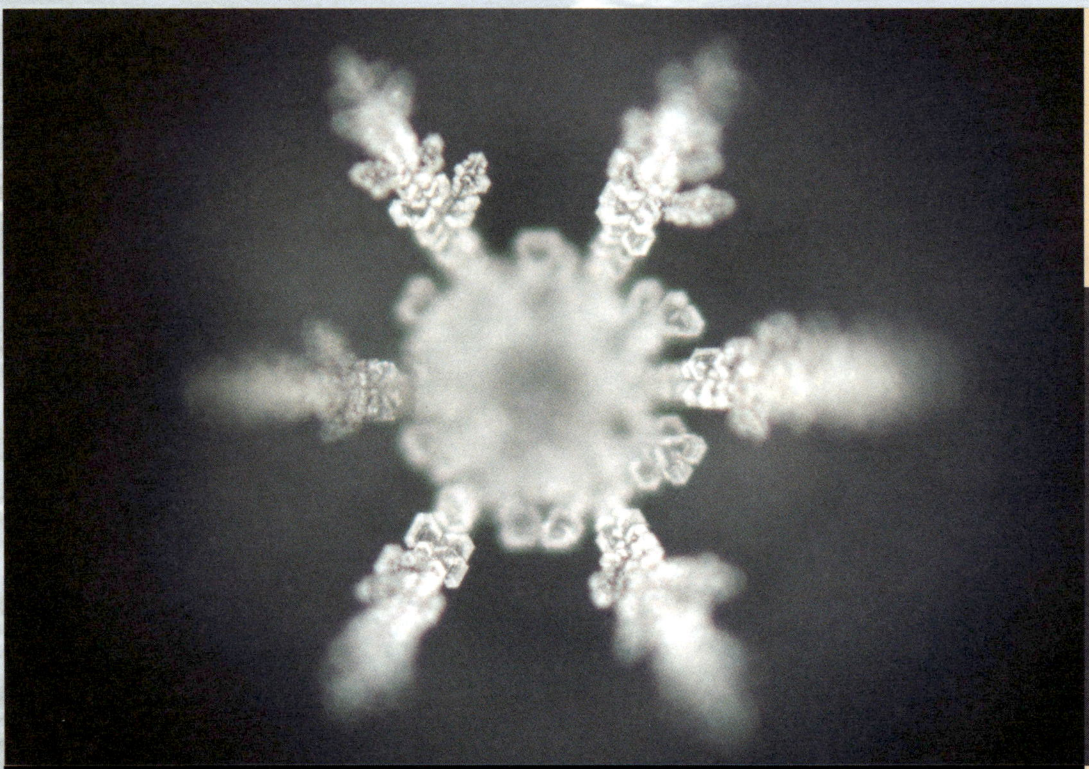

De l'eau qui entend « Le lac des cygnes » de Tchaïkovski. Les filigranes du cristal obtenu présentent des ramifications qui rappellent un cou de cygne.

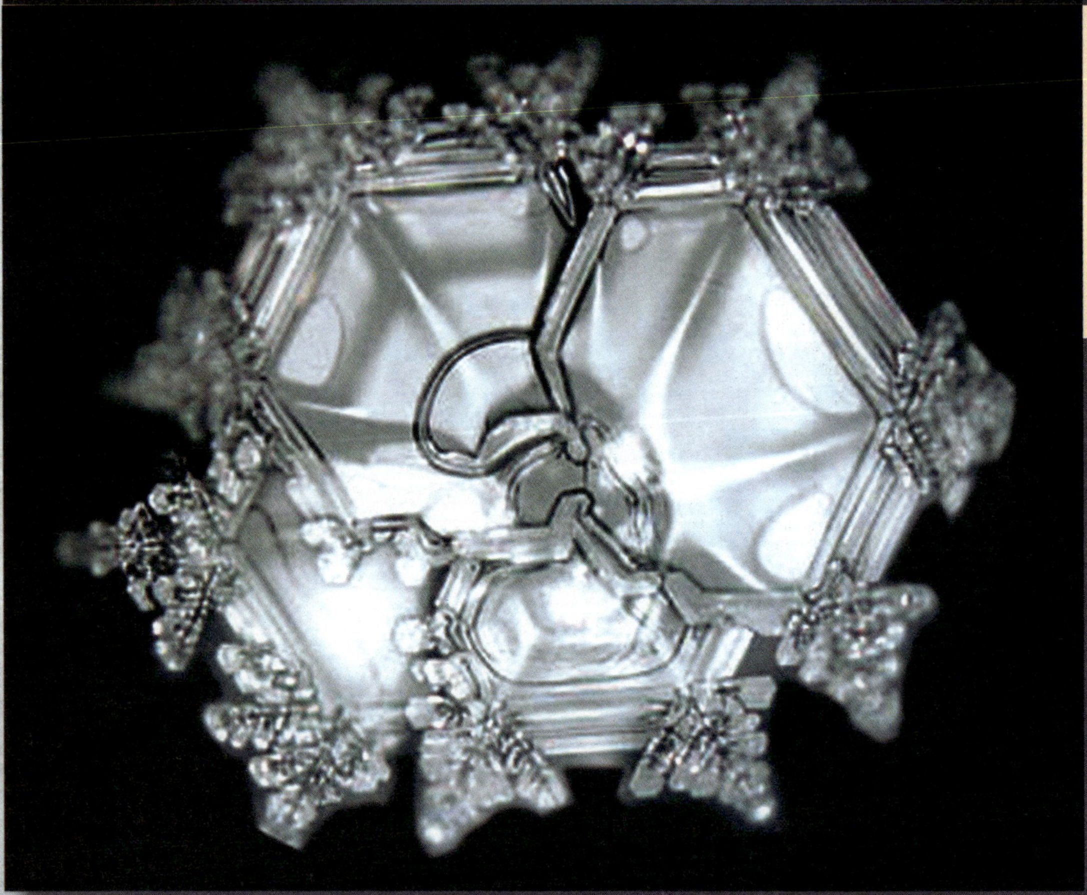

Cette eau a entendu le CD « Message from Water ». En regardant de près, on s'aperçoit qu'un nouveau petit cristal cherche à se former au centre du grand cristal.

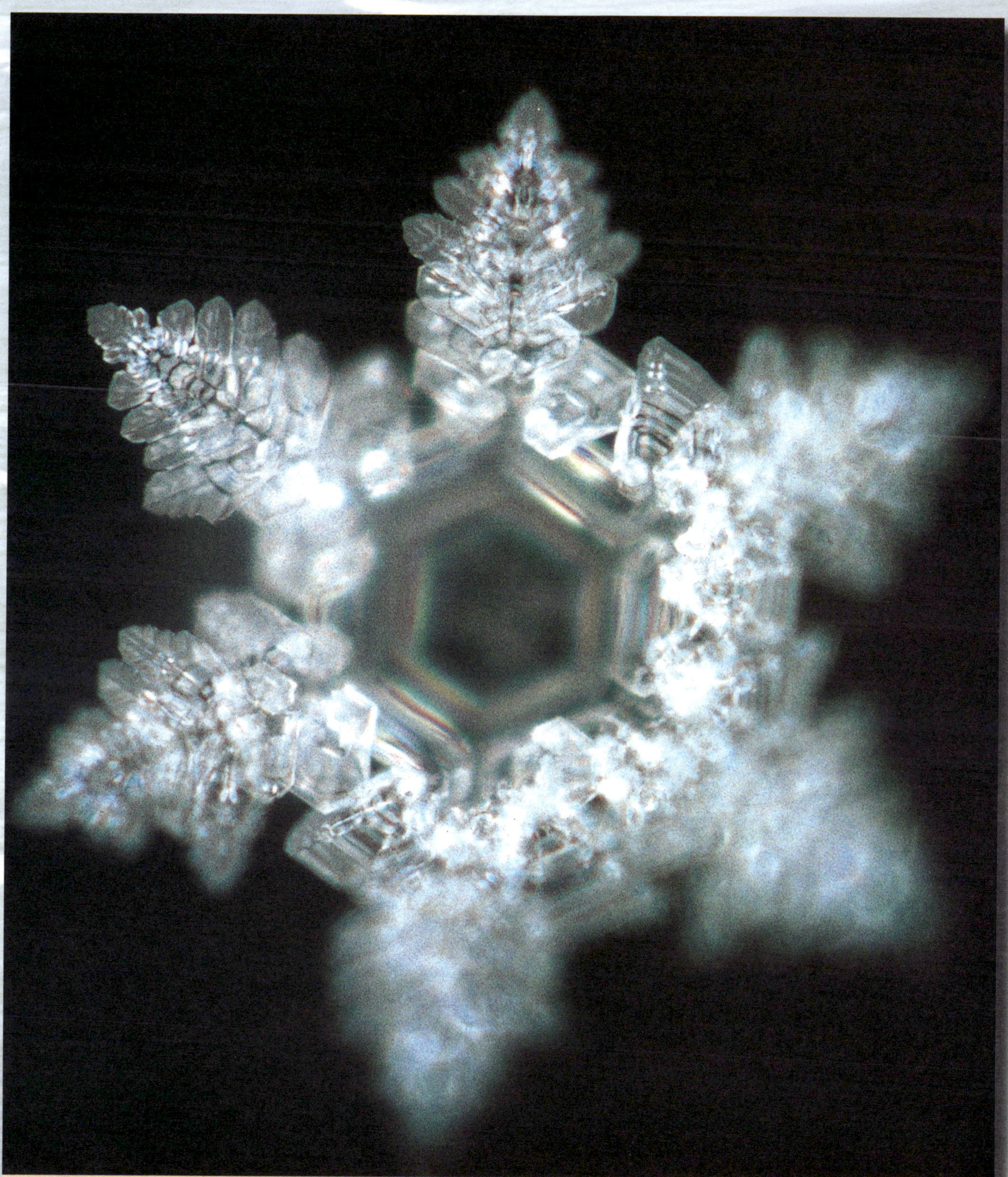

L'interprétation de l' « Ave Maria » de Schubert. Ce cristal très beau et symétrique rayonne un amour profond.

Vivaldi

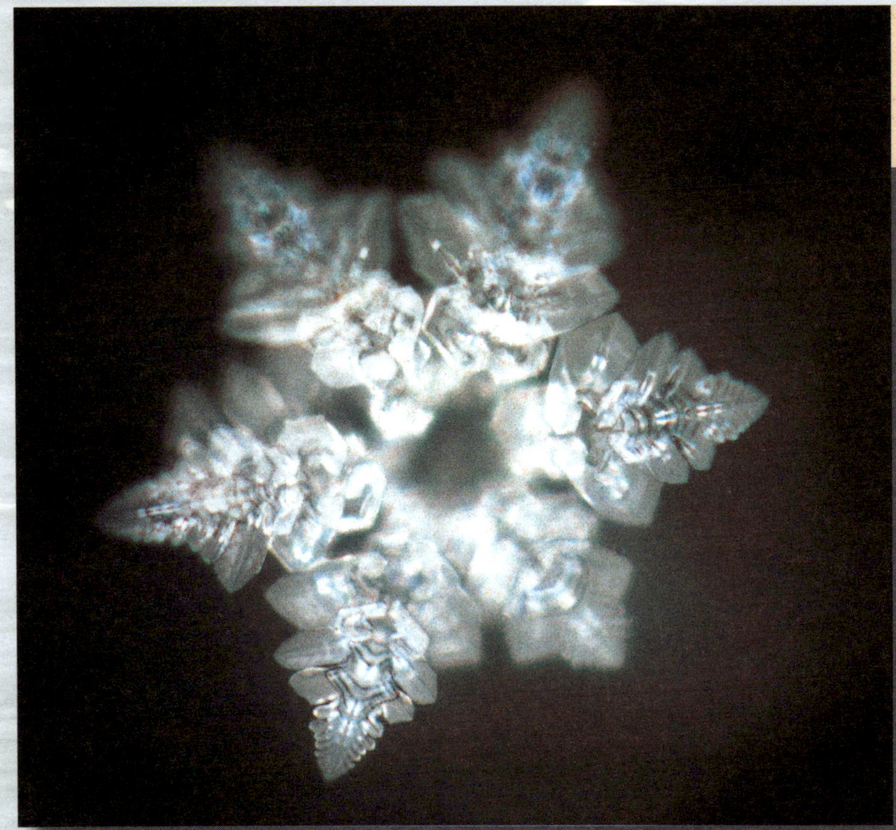

Printemps :
au printemps, les plantes commencent à sortir de terre.

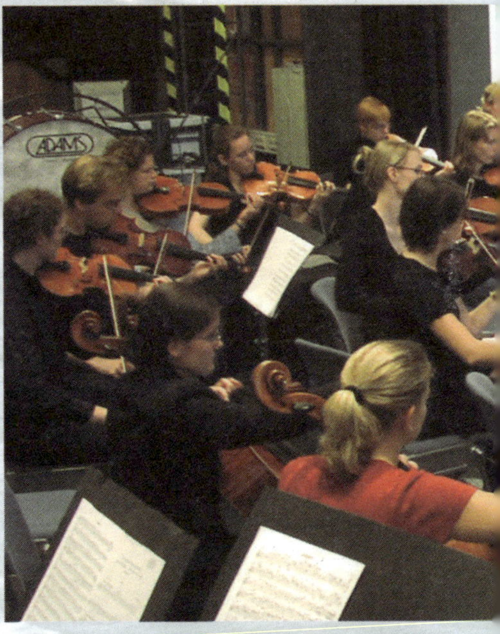

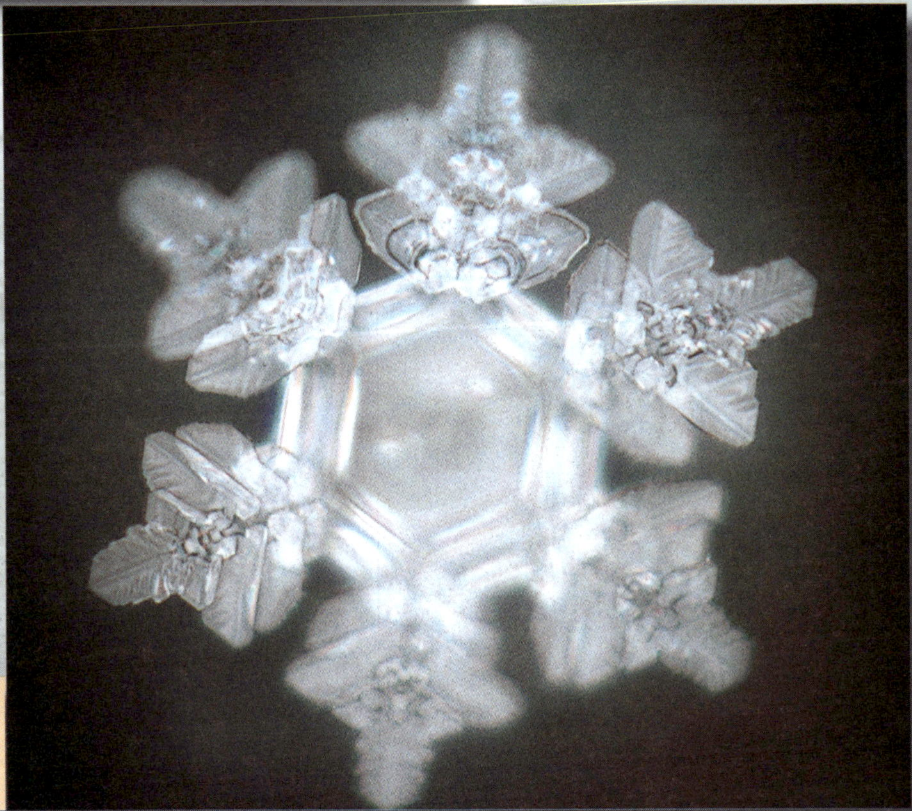

Eté :
en été, elles ont atteint leur plein épanouissement.

Automne :
en automne, les graines sont mûres et se détachent de la plante.

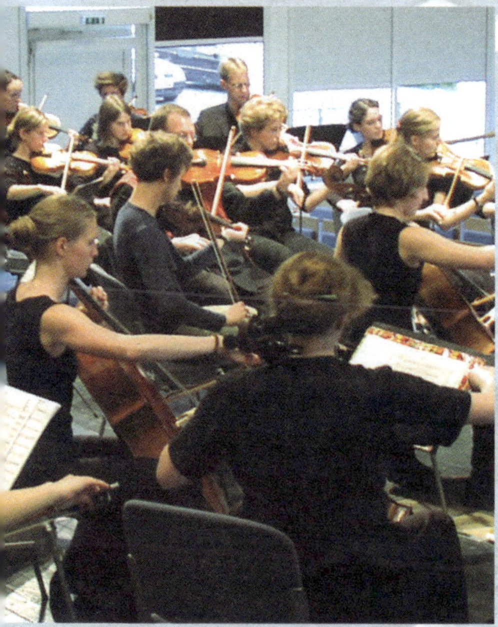

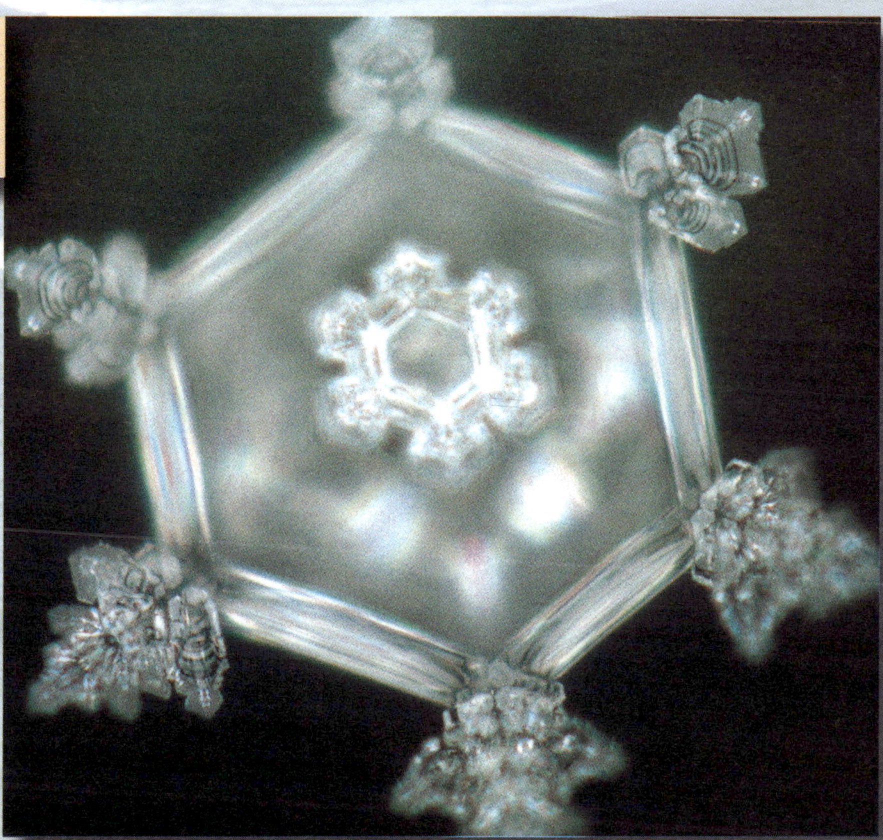

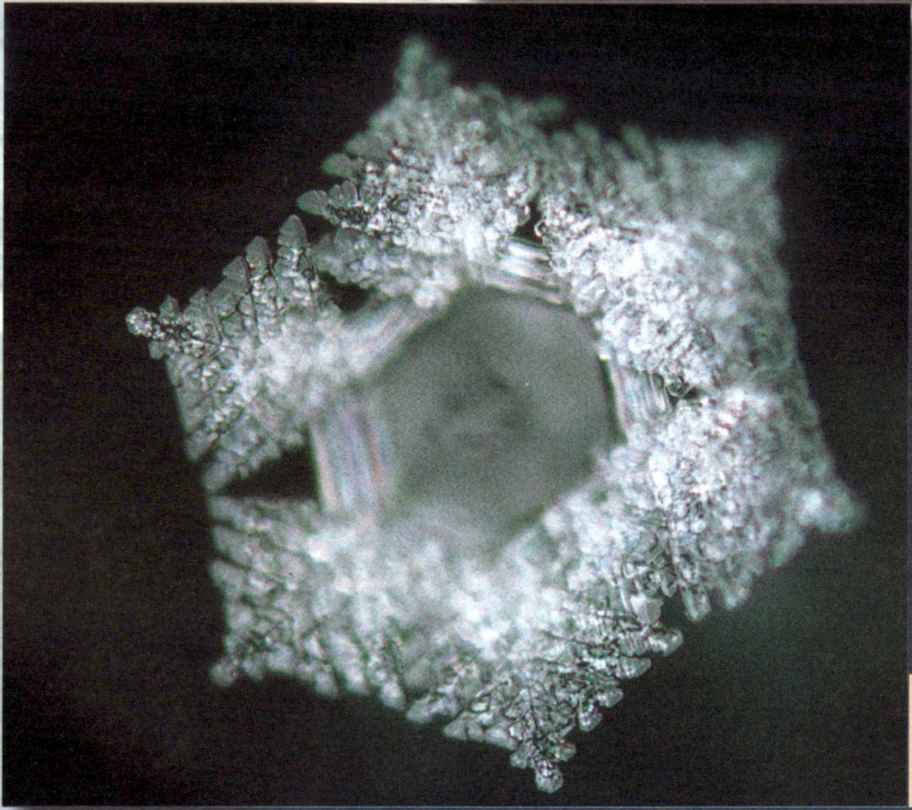

Quatre Saisons

Hiver :
en hiver, elles reposent, enfouies, c'est le moment de la retraite et du silence.

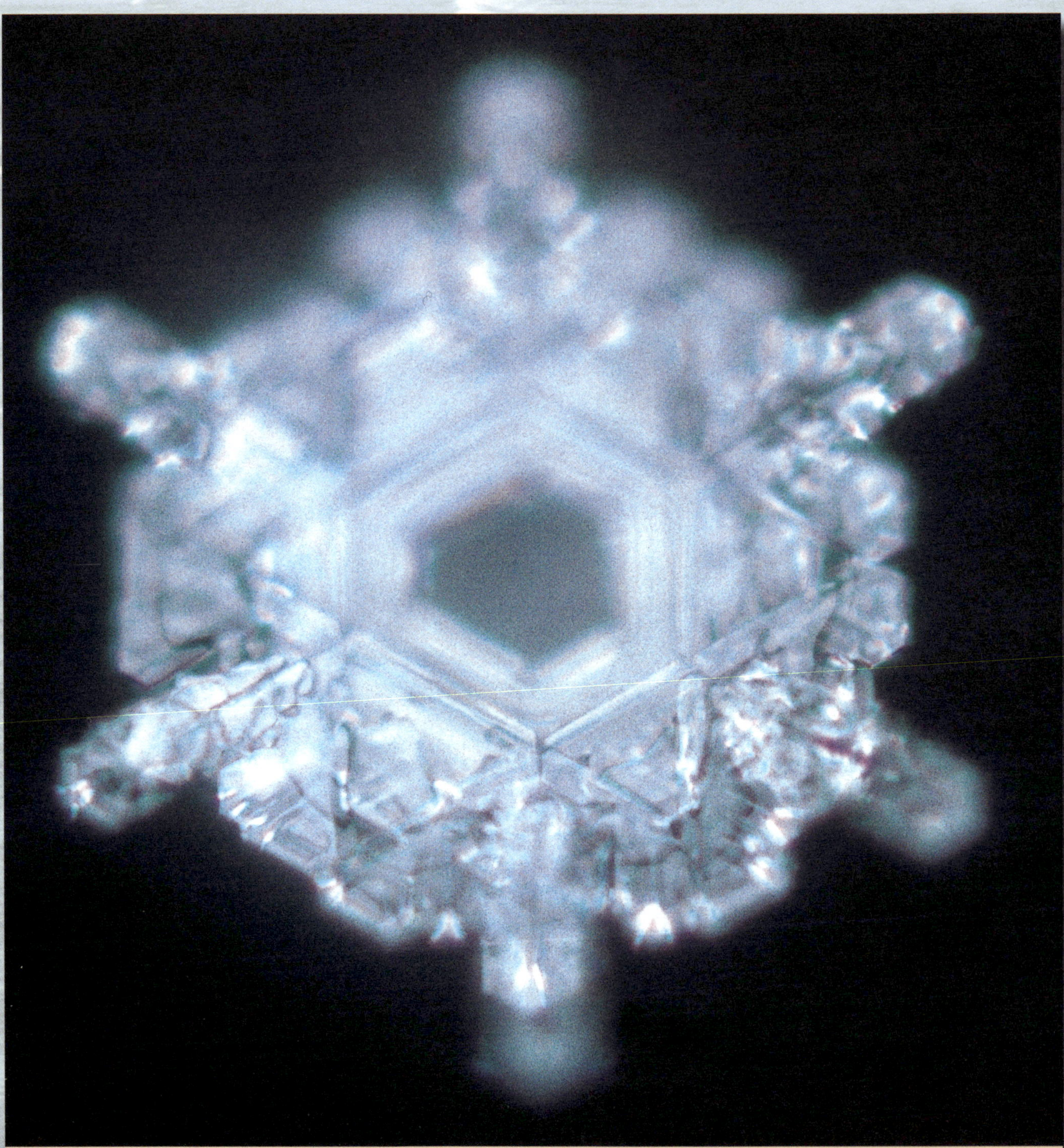

Les Beatles, Yesterday – un magnifique cristal. La forme en carapace de tortue montre que cette musique renforce le système immunitaire.

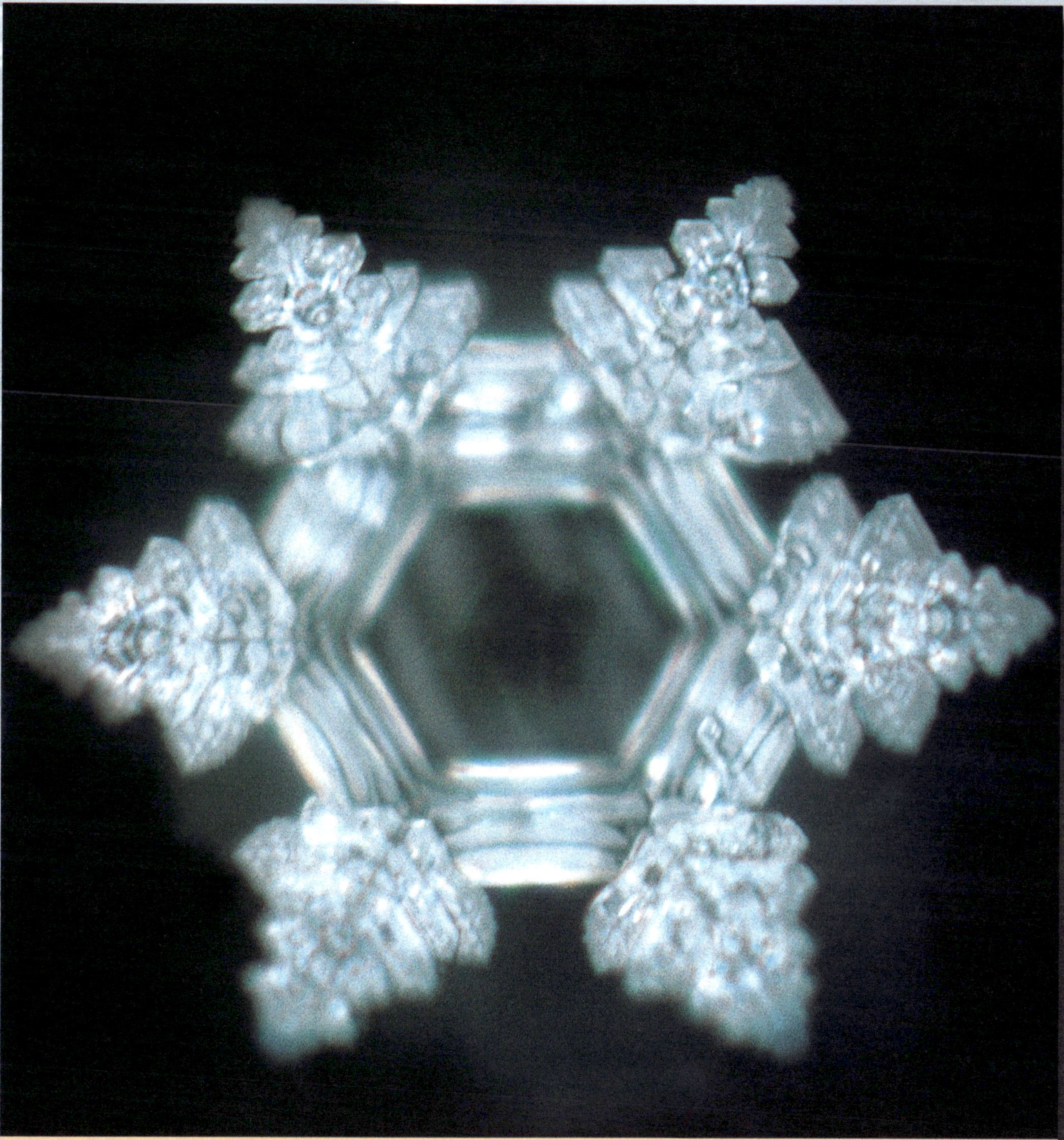

« Edelweiss » produit par « Sound of Music ». Edelweiss veut dire « blanc précieux ». Conformément à ce nom, nous voyons un cristal clair et blanc. Le miroir ressemble à un miroir vitreux.

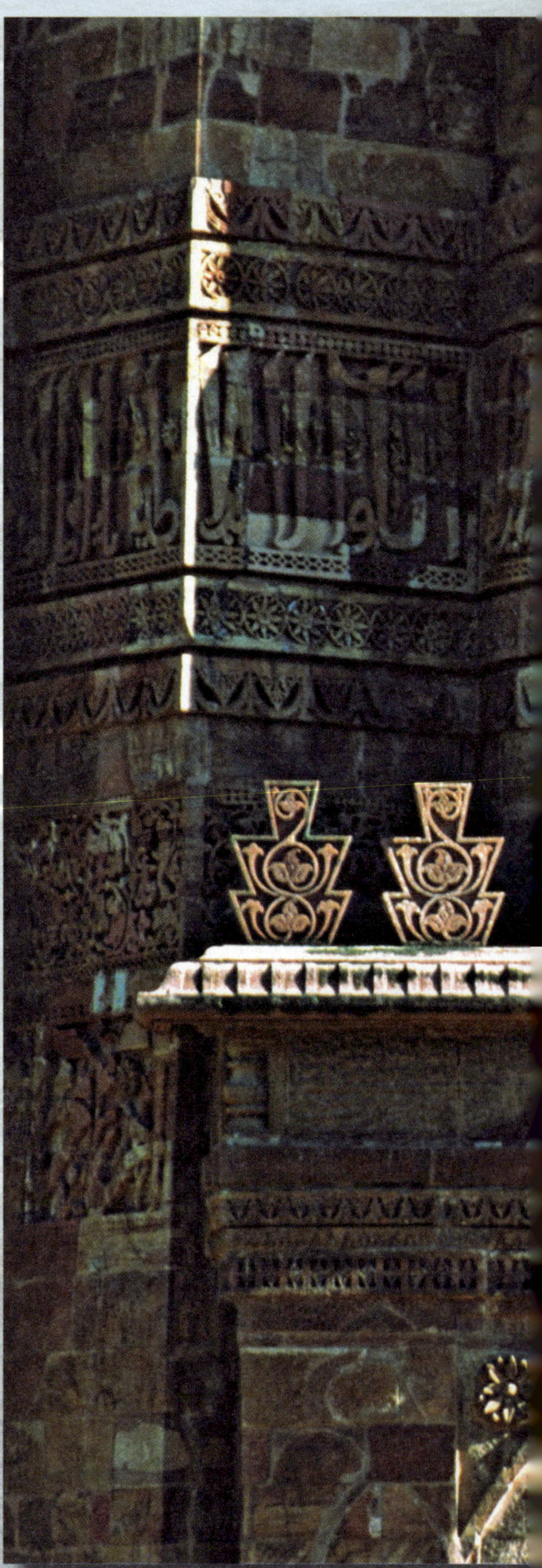

L'eau sait-elle lire ?

La question paraît tout d'abord absurde. J'ai néanmoins eu l'idée de présenter à de l'eau des caractères d'écriture. Au Japon, on pense que chaque mot possède une âme. Prenons un exemple : le mot « gratitude ». Lorsque je le prononce, je n'ai pas seulement exprimé une combinaison de lettres mais aussi un sens et un sentiment. Nous savons tout cela. Chacun a appris sa langue pour pouvoir communiquer. Au Japon, toutefois, nous estimons que les mots possèdent cette capacité de transmettre parce qu'ils sont imprégnés de l'âme du mot et qu'ils en sont les messagers, ou plus exactement les représentants. En disant « merci », j'entre en résonance avec l'âme de ce mot et vibre en accord avec elle.

Comme je le soupçonnais, les divers signes d'écriture formèrent des cristaux totalement différents.

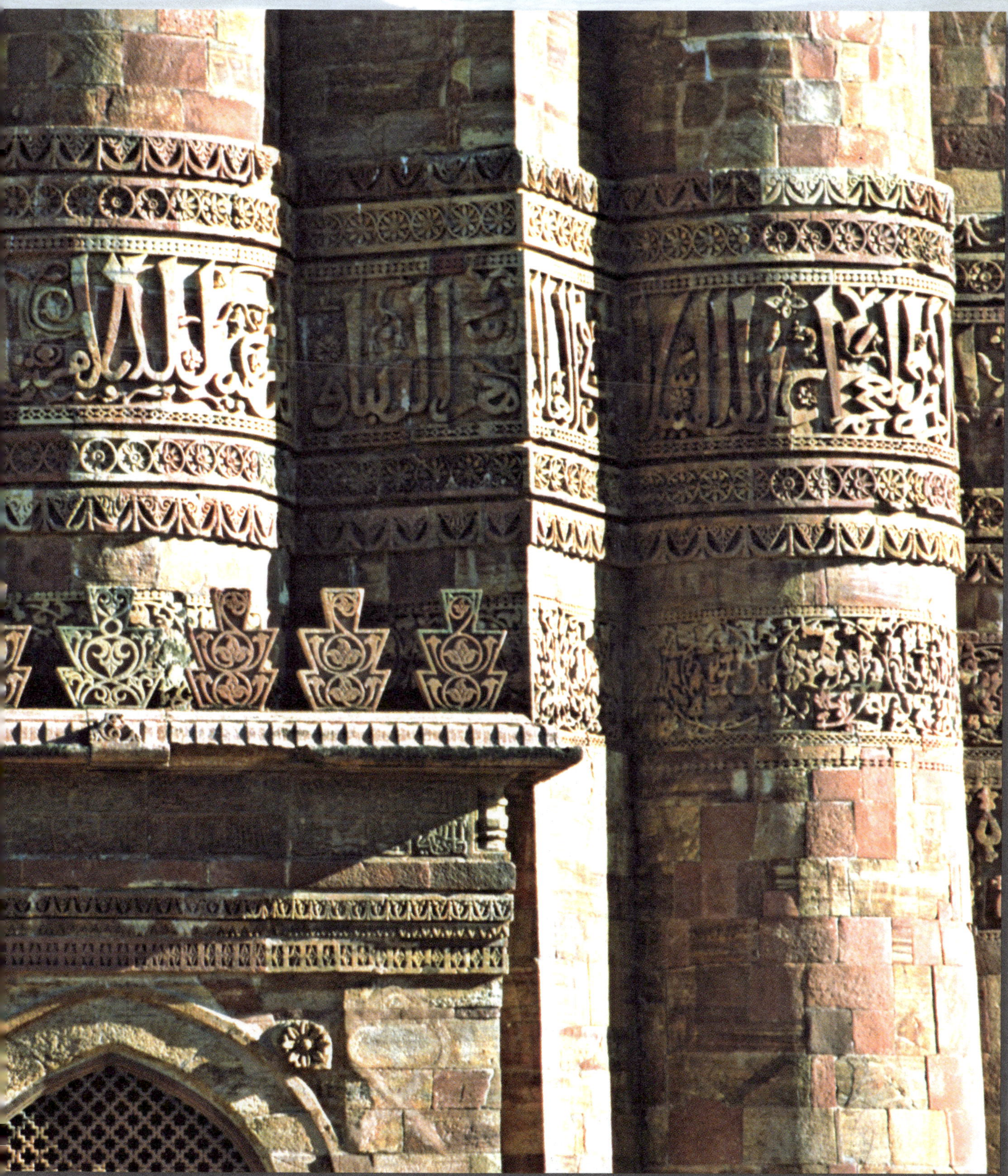

L'âme du mot et les champs morphogénétiques

Je trouve toujours fascinant quand des sagesses anciennes et des savoirs ancestraux sont redécouverts à notre époque par des scientifiques courageux. Ainsi, le psychologue Rupert Sheldrake parle d'un champ morphogénétique dans lequel toutes les informations sont stockées sous forme de vibrations. Le champ morphogénétique de « merci, gratitude » est renforcé chaque fois que quelqu'un prononce ou pense ces mots. Et plus un champ morphogénétique est puissant, plus il est facile pour toutes les autres personnes de dire à leur tour « merci » et plus il est vraisemblable qu'elles le feront.

La loi du centième singe, que des comportementalistes ont mise en évidence, est caractéristique à cet égard. Ils ont observé que des singes sur une île commencèrent à laver leurs pommes de terre avant de les manger. Un singe commença peut-être par hasard, les autres l'apprirent par son exemple et trouvèrent sans doute une pomme de terre lavée beaucoup plus délicieuse. Au bout d'un certain temps, il y eut presque une centaine de singes sur cette île qui lavaient leurs pommes de terre. C'est alors qu'il se produisit quelque chose d'étonnant. Des groupes de singes d'une autre île commencèrent à leur tour à laver leurs pommes de terre. Cependant, cela ne se passa pas comme sur la première île, d'abord un animal puis progressivement de plus en plus de singes, mais un grand nombre en même temps, comme si les singes de la première île l'avaient dit à ceux de la deuxième. Pourtant, il n'y avait pas de contact entre eux.

La théorie des champs morphogénétiques apporte une explication plausible à ce phénomène. Le comportement du premier groupe donne naissance à un champ vibratoire qui contient l'information « les pommes de terre lavées ont bon goût ». À partir d'une masse critique donnée (le centième singe), ce champ acquiert une intensité qui permet à d'autres de recevoir l'information.

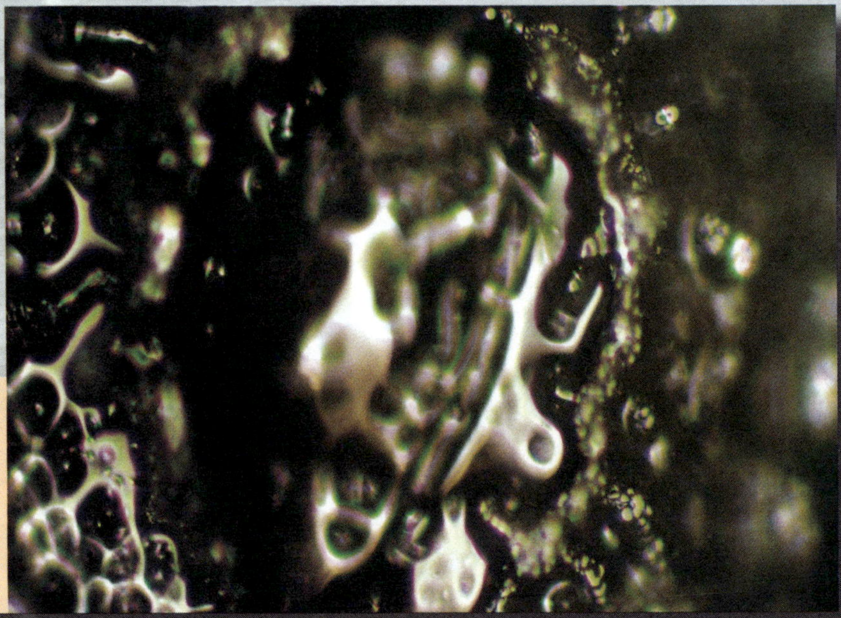

Cette eau avait pour légende « Démon ». Jugez vous-même comment ce mot agit sur l'eau.

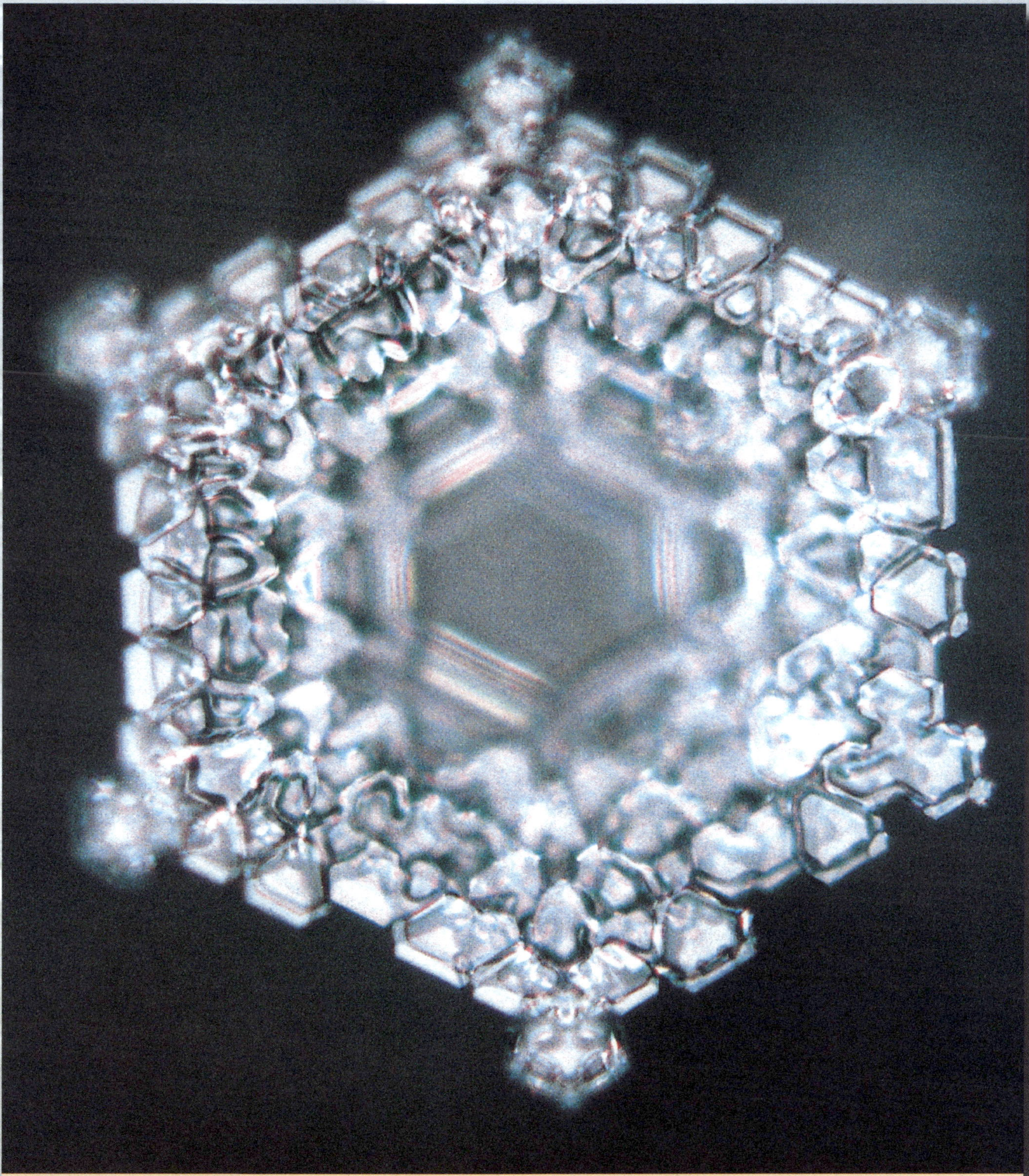

Om Namaha Shivaya est un mantra sanscrit qui signifie : « Mon dévouement désintéressé s'offre au divin, au dieu Shiva, qui promet le bonheur ». Ce magnifique cristal ressemble à un mandala.

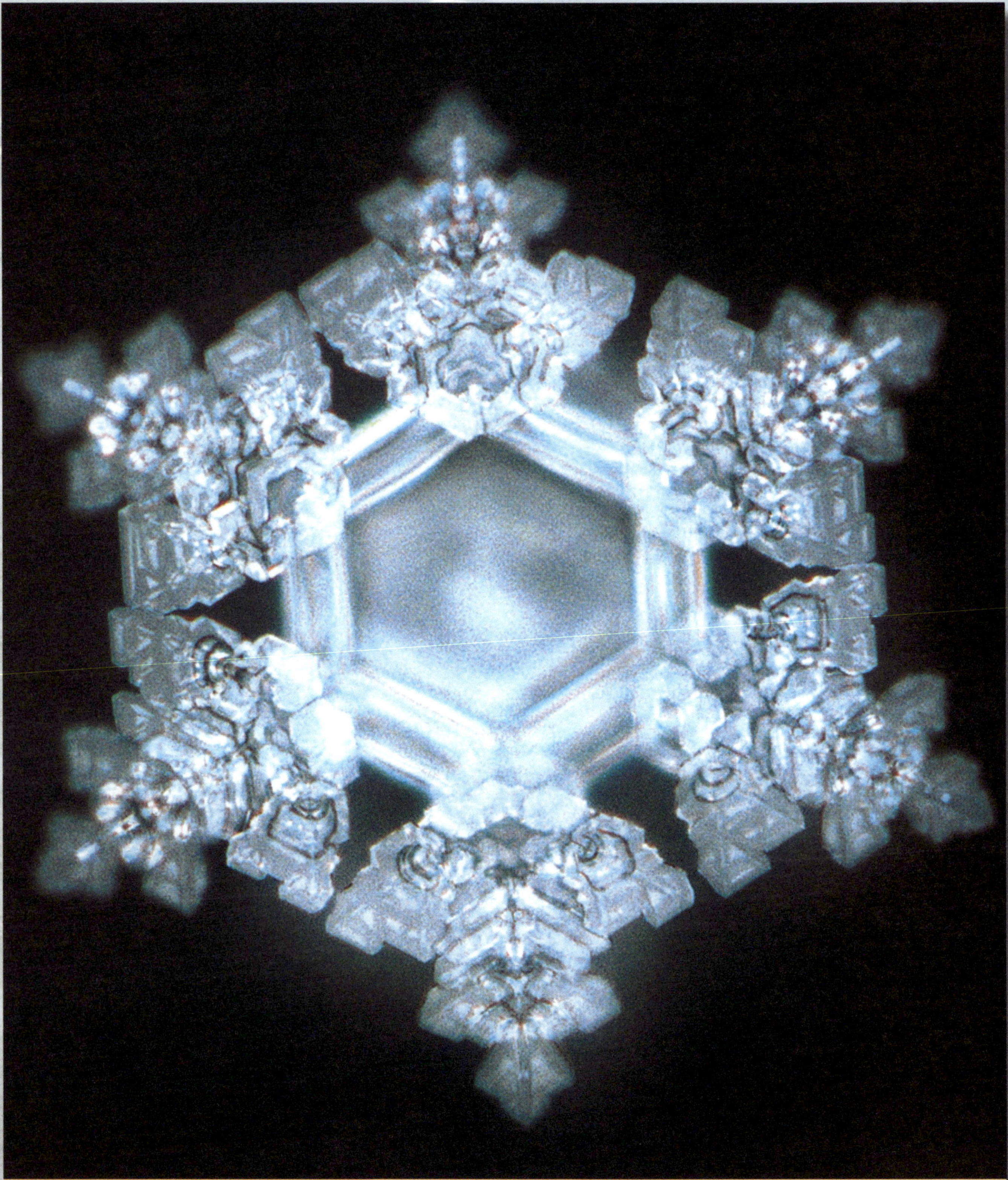

Formé avec la légende : « C'est vraiment beau ». On peut le confirmer de tout son cœur.

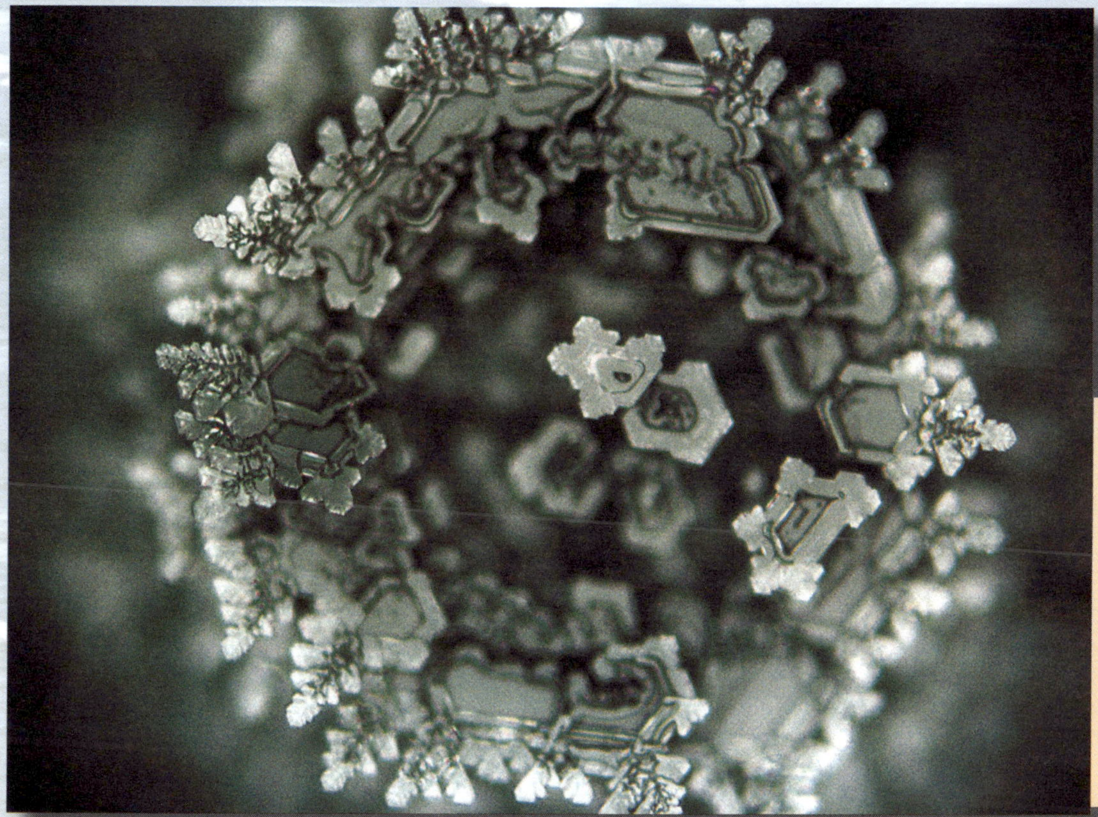

Force (à gauche) : ici on voit que la force toute seule ne peut rien. Il ne se forme pas de structure cristalline ordonnée. Âme (en bas) : ce cristal a grandi très vite et présente les jeux de couleur les plus somptueux.

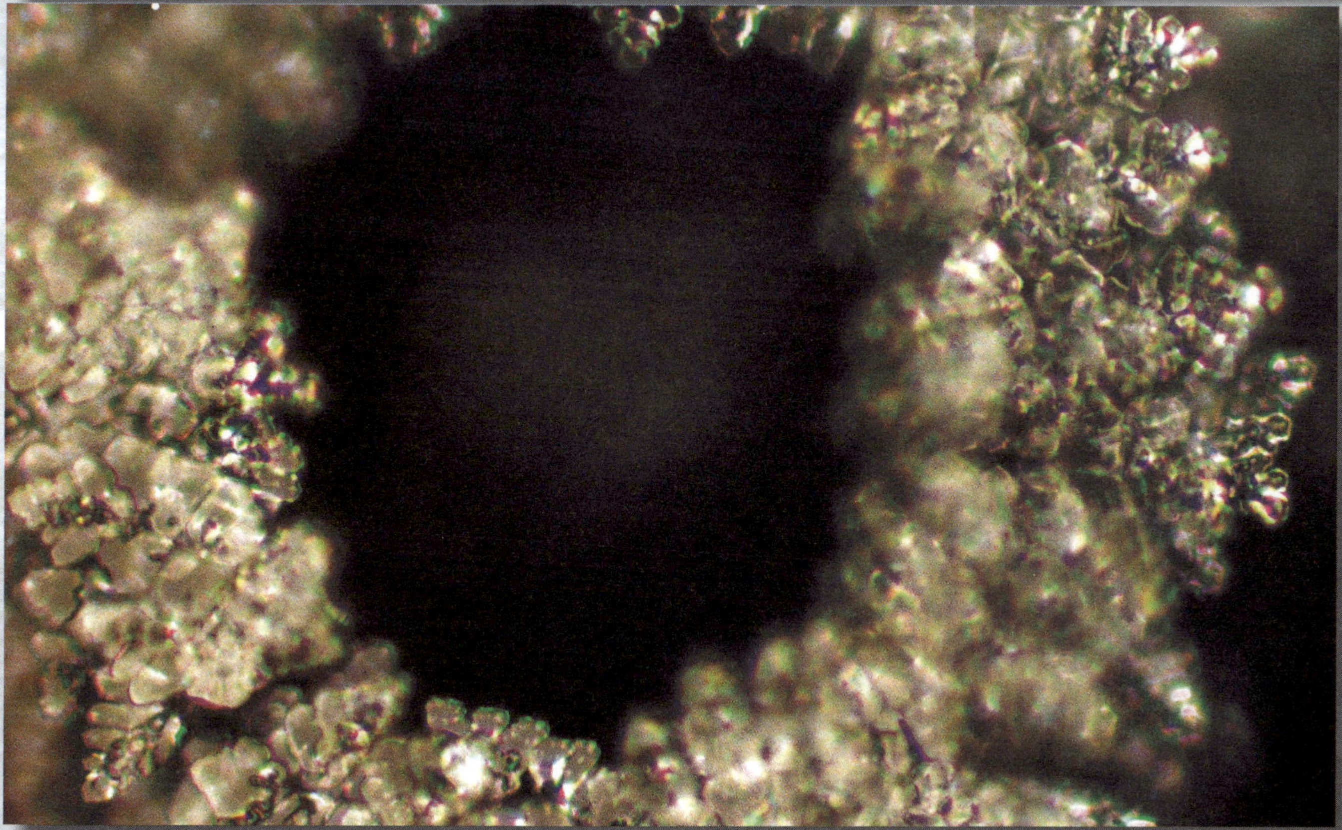

Comme pour les actes, il existe aussi des champs morphogénétiques pour les mots, chacun étant rattaché au sien. Nous pouvons nous représenter ce phénomène sous la forme d'un hologramme dont chaque partie donne l'image entière.

Un professeur de l'université américaine Yale voulut vérifier la pertinence de la théorie de Rupert Sheldrake. Il choisit quelques mots hébreux et prépara un même nombre de mots inventés, dénués de sens. Il mélangea les deux groupes de mots et montra ensuite chaque mot, l'un après l'autre, aux étudiants. Aucun de ces étudiants ne parlait l'hébreu. Il leur demanda de deviner la signification de chacun des mots sans leur dire que certains mots n'avaient aucun sens. Pour les mots hébreux, il y eut une concentration très nette des réponses sur le sens exact, tandis que pour les mots sans signification, la répartition statistique des réponses montra clairement que les étu-

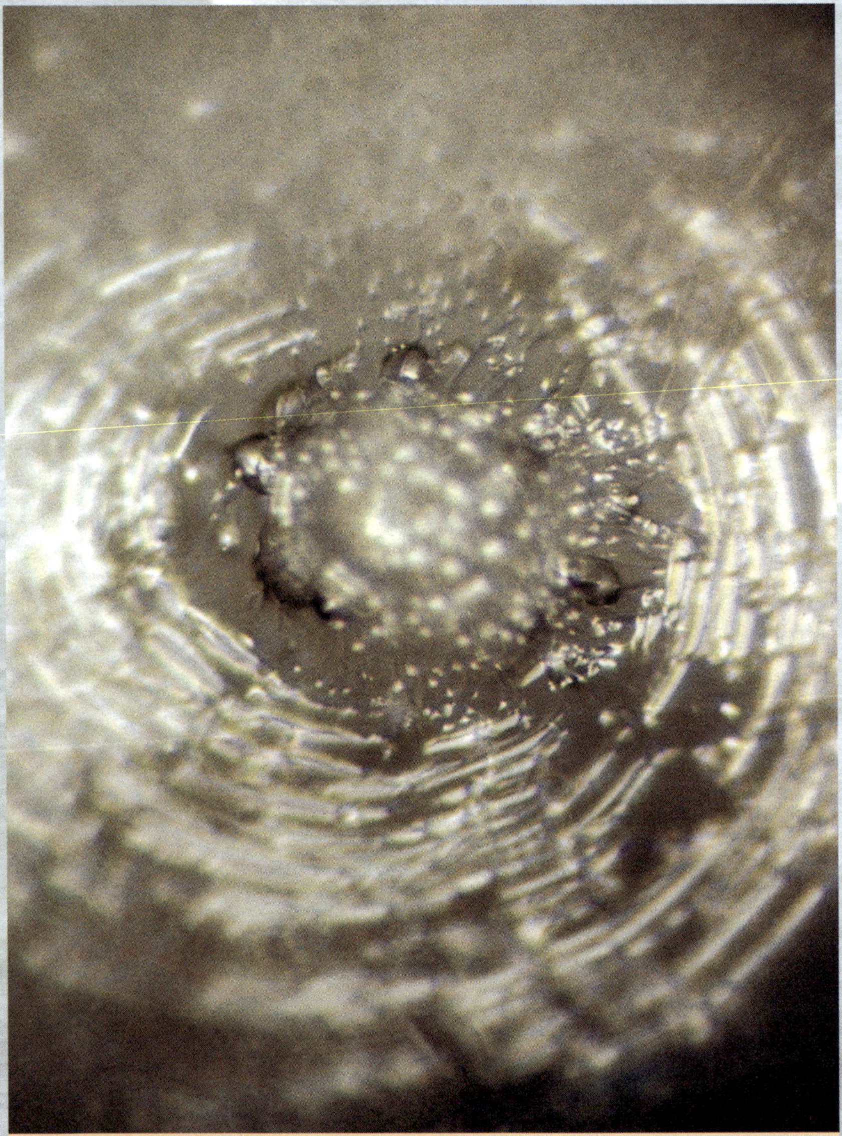

Effet du mot « Imbécile ». Avec des mots blessants ou dénigrants, l'eau ne peut pas constituer de formes cristallines.

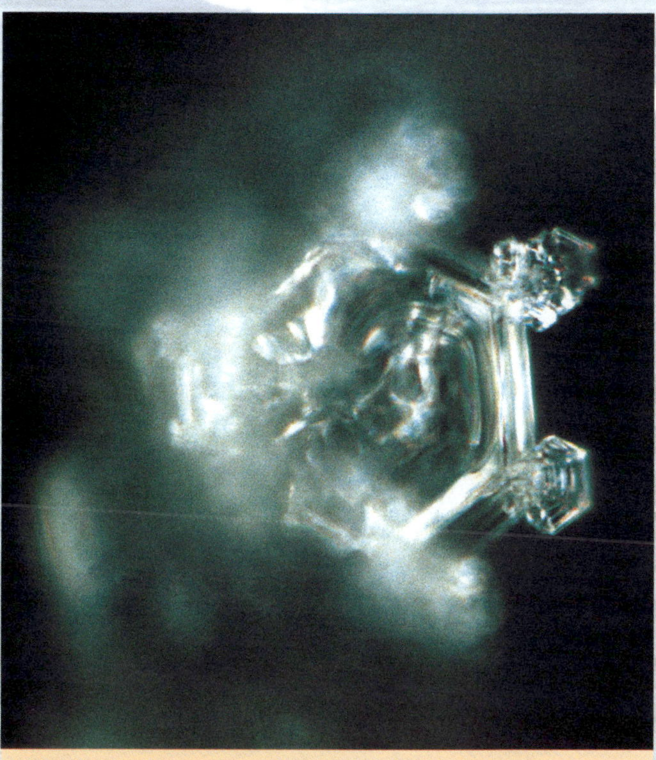

De l'eau avec la légende « Malchance » : le cristal formé est faible, déséquilibré mais essaie de trouver un équilibre.

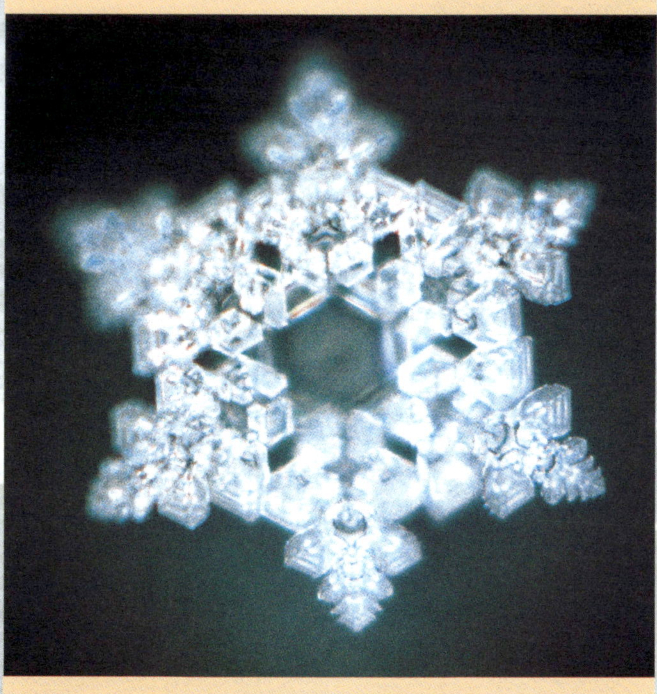

Bonheur : c'est la beauté parfaite, l'harmonie. Comme un diamant finement taillé. Peut-être l'harmonie est-elle une condition du bonheur.

diants essayaient de deviner sans fil directeur.

Ce fut une confirmation de la théorie des champs morphogénétiques de Sheldrake, c'est-à-dire de ce que j'ai appelé l'âme du mot. Cette âme du mot, ou information vibratoire, est à mon avis ce que « lit » l'eau et à quoi elle réagit en s'accordant avec la vibration. Nous voyons le résultat de cette mise en résonance dans les photographies des cristaux. Au fond, nous voyons le motif vibratoire de l'âme du mot correspondant. Je le ressens comme si nous ouvrions une fenêtre et pouvions entr'apercevoir ainsi un peu de l'univers.

Effet de l'âme du mot

Lorsque nous pensons une pensée et lui donnons de l'énergie en la tenant pour vraie ou en l'énonçant, le motif vibratoire correspondant est alors stocké dans l'eau de notre corps et se manifeste sous forme de vibration autour de nous et au-delà. C'est ainsi que nous influençons notre environnement. Certains y réagissent, nous recevons le retour d'information correspondant qui renforce à son tour nos vibrations et donc aussi le champ morphogénétique.

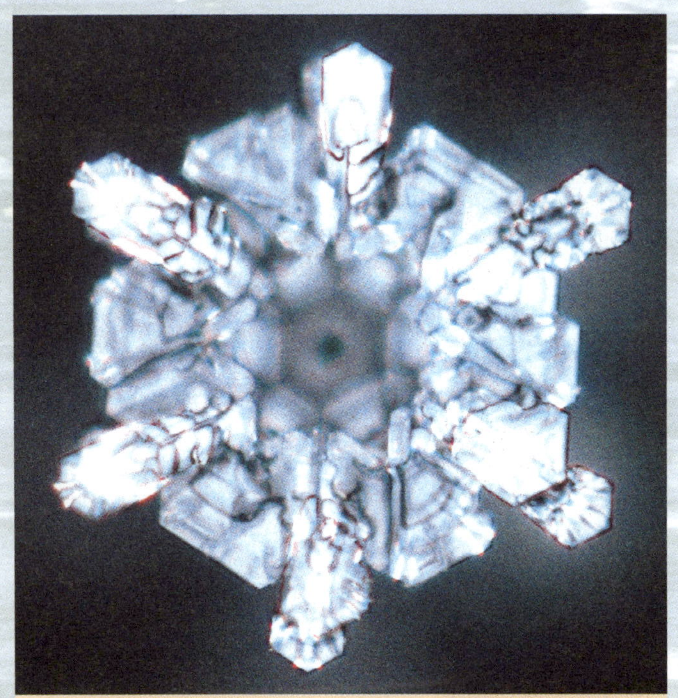

Les mains guérisseuses de la mère : ce cristal puissant présente une teinte légèrement rosée. Le rose correspond à l'amour et à l'énergie de l'amabilité qui vient du cœur. On dit aussi que cette couleur aide à activer l'énergie de vie.

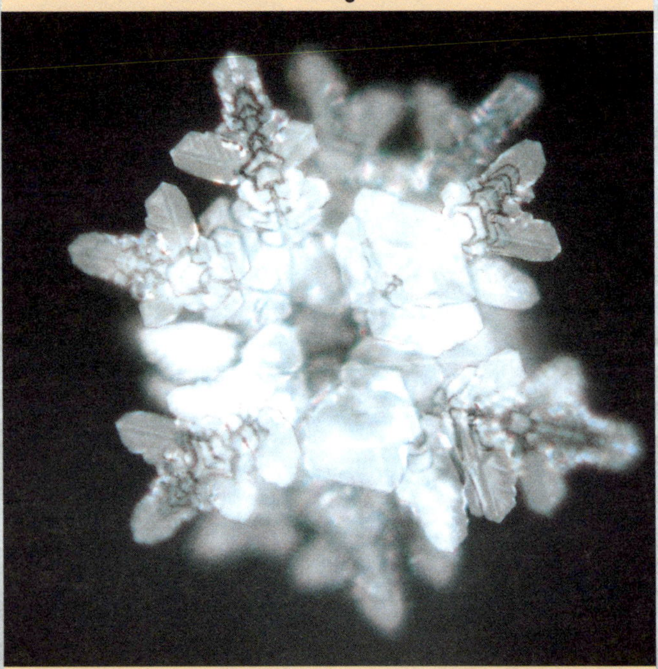

Enfanter : sur cette photo, on voit qu'enfanter est plus qu'accoucher. On en tire l'impression qu'une décision a été prise, celle de tisser soi-même la trame de sa propre vie. Cette image renferme une dynamique, qui pousse au développement.

On comprend alors combien il est important de penser et de parler de bonnes choses. Mon très vénéré instructeur, le docteur Nobuo Shioya, avait déjà depuis longtemps attiré mon attention sur ce point, et grâce aux impressionnantes photographies des cristaux d'eau, cela devient visible. Dans son livre, le docteur Shioya explique les trois « attitudes justes de l'esprit », par lesquelles chacun d'entre nous peut être aidé à mener une vie heureuse. Très malade de naissance, le docteur Shioya a développé une technique de respiration utilisant des visualisations. Cette « méthode de la force créatrice des pensées et de la bonne respiration » lui a permis de vivre une vie longue et toujours plus saine. Car il peut effectivement prétendre qu'il rajeunit de plus en plus depuis sa 60e année. Il a par exemple encore gagné une compétition de golf à l'âge de 100 ans. Les trois attitudes justes de l'esprit sont des comportements de base qui s'appliquent aisément au quotidien en produisant déjà des changements considérables dans la vie.

Je voudrais les présenter brièvement. Leur utilité et leur signification sont évidentes au vu de ce que nous venons de dire sur la force de l'âme du mot.

Les trois règles d'or du docteur Shioya

1. Avant tout, penser positivement. Comme beaucoup a été dit ces derniers temps sur l'importance de la pensée positive, il n'est pas nécessaire ici de s'étendre sur ce point. Il a été prouvé que des pensées positives se répercutent sur la santé physique, en renforçant par exemple le système immunitaire. Cette attitude de l'esprit n'est donc pas une règle pour mener une vie meilleure (au sens de la morale et de la religion) mais un facteur concret et important pour maintenir la santé du corps et de l'esprit.

Nous avons donc une attitude de base positive et sommes prêts à voir, dans toutes les situations qui se présentent, une bonne occasion à saisir. Il ne s'agit nullement de se bercer de bonnes paroles, en contradiction avec la réalité du monde, mais au lieu de se concentrer uniquement sur ce qui est négatif, il convient de considérer les deux côtés et de discerner ainsi les possibilités et les chances qui nous sont données.

2. Ne pas oublier de dire merci : la gratitude peut être un sentiment de base. Ensuite, il est important de toujours s'en souvenir de nouveau. L'énergie va là où se dirige notre attention : si nous éprouvons consciemment de la gratitude, nous émettons les vibrations correspondantes et en attirons également du même type, c'est-à-dire que les situations où nous pouvons être reconnaissants pour de bonnes raisons seront de plus en plus nombreuses.

Certaines personnes n'ont pas une attitude de base positive. Elles doivent alors diriger leur attention sur les choses pour lesquelles elles peuvent avoir de la gratitude, aussi petites soient-elles. Certains prétendent que rien, absolument rien, dans leur vie ne peut susciter leur gratitude, mais au fond on peut déjà être très reconnaissant pour le seul fait de vivre chaque jour.

3. Ne pas ergoter : si au lieu d'être reconnaissant, on trouve toujours à redire à tout, ces sentiments et pensées négatives deviennent des vibrations que l'on rayonne en attirant au bout du compte des événements qui nous poussent de nouveau à ergoter. Des pensées telles que : « Je suis enfoncé dans les problèmes », « Je n'aime pas ça », « Je n'y arrive pas », « Tout ça pour rien », « C'est dur » ou « C'est pénible » attirent des situations pénibles, difficiles, et dures.

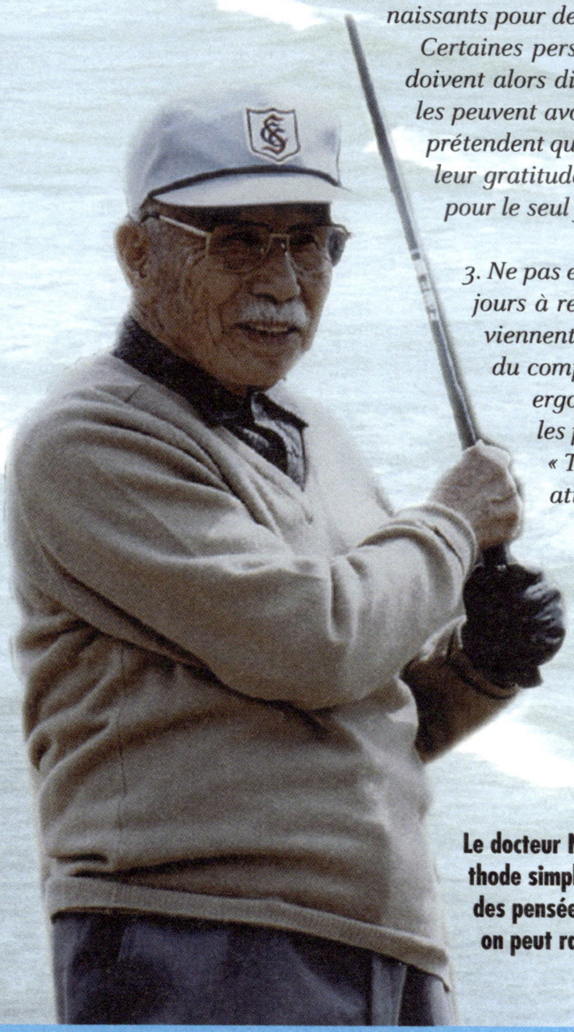

Le docteur Nobuo Shioya. Avec sa méthode simple utilisant la force créatrice des pensées et une bonne respiration, on peut rajeunir le corps et l'esprit.

Nous voyons sur les images des cristaux d'eau l'effet produit lorsque je montre à l'eau les mots « imbécile » ou au contraire « nous avons fait cela admirablement bien ». Lorsque je dis à quelqu'un « Tu es un imbécile », je lui envoie une certaine sorte de vibrations. Je ne formule pas un constat mais je crée ou renforce cette vibration et donc aussi ce mode de comportement.

Sur l'eau en général, et sur l'eau du corps de la personne concernée en particulier, des motifs vibratoires non harmonieux s'impriment dans ce cas. C'est pourquoi je ne cesse de répéter : louez vos enfants (vos collaborateurs et vos amis, etc.), renforcez leurs qualités.

À nous aussi une telle conscience dans nos paroles et nos pensées fera du bien. Car les mots et les pensées dirigés sur d'autres exercent en premier un effet sur nous. Lorsque j'introduis dans le monde l'information « imbécile », c'est mon système qui se remplit et entre en résonance le premier et le plus fort avec cette information. Le dicton « Ne fais pas aux autres ce que tu ne veux pas qu'on te fasse » prend un sens tout nouveau à la lumière des champs morphogénétiques et de la théorie vibratoire qu'ils impliquent. De ce point de vue, même la personne la plus égoïste est obligée de penser, parler et agir avec plus d'égards car si on ne l'avait pas encore compris, il devient clair que nous sommes nous-mêmes les auteurs de tout ce qui nous arrive.

Une autre habitude, qui n'est pas nécessairement favorable à notre propre développement, consiste aussi à se dénigrer soi-même constamment, intérieurement et verbalement. Je ne vois pas à quoi cela peut servir quand tant de personnes disent d'elles-mêmes : « Que je suis bête ! » ou des phrases encore plus négatives quand quelque chose ne se déroule pas tel qu'elles l'avaient imaginé. De cette façon, nous ne produisons pas une énergie positive qui peut nous aider à apprendre de nos erreurs. Si nous considérons les cristaux d'eau, nous comprenons immédiatement que nous nous empoisonnons avec de telles paroles. À nous maintenant d'appliquer ce savoir dans la vie, de rompre avec notre habitude et de remplacer nos dogmes négatifs par quelque chose de positif. Je ne veux pas faire de morale, ce n'est pas nécessaire, le langage de l'eau est clair, univoque. La vie n'est pas si compliquée, et nous portons tous en nous ce savoir. Nous devons seulement le redécouvrir. Les cristaux d'eau peuvent nous aider dans notre quête de notre vérité propre, ils peuvent nous montrer le chemin.

La nouvelle force curative – le dialogue avec l'eau

Beaucoup d'entre nous étaient déjà conscients du fait que l'eau possède un pouvoir guérisseur et qu'elle peut être un porteur d'information. Dans beaucoup de démarches thérapeutiques, ces propriétés de l'eau sont déjà appliquées. La grande nouveauté, c'est que ces caractéristiques peuvent maintenant être rendues visibles. Une information que l'eau porte en elle se manifeste sous forme d'image.

Notre conscience voit maintenant l'eau différemment : de molécule chimique, elle devient un interlocuteur vivant. Les conversations avec la nature et les êtres en elle étaient chose courante autrefois, même dans les civilisations occidentales. Aujourd'hui, nous avons une autre image du monde, nous ne considérerions plus ces perceptions comme vraies, même si nous en étions conscients, parce que cela ne peut pas exister dans notre conception mécaniste du monde : « Parce que ce qui ne doit pas être ne peut pas être. » Les photographies des cristaux d'eau sont des intermédiaires entre nous, qui sommes encore prisonniers de l'image mécaniste du monde, et la réalité qui se présente à la manière d'un hologramme. À la manière d'un hologramme veut dire que dans chaque partie se voit l'image de la totalité. Les images des cristaux sont des messagers qui nous donnent un aperçu des véritables relations dans l'univers.

Évidemment, l'être humain veut se sentir sûr. Il a donc produit une image maîtrisable du monde. Mais nous sommes dans une ère nouvelle, nous ne devons pas nous fermer à une vision élargie du monde et pouvons trouver la sécurité à un niveau plus haut. Et nous pouvons entrer en vibration, en résonance avec ce niveau plus haut.

L'eau est un miroir honnête, elle nous montre immédiatement les effets de chaque influence : micro-ondes ou ondes de téléphones portables. Nous n'avons pas besoin d'entrer dans des discussions scientifiques sur les valeurs de seuil et sur le fait que tout cela n'a pas encore été suffisamment étudié par la science. Les images des cristaux d'eau montrent clairement les effets de l'environnement sur les systèmes vivants.

Ces photographies révèlent donc que nous ne sommes pas impuissants devant les influences négatives puisqu'avec de l'amour et de la gratitude, nous pouvons tout améliorer. En pensant et sentant « amour et gratitude », nous pouvons contribuer activement à la guérison. Lorsque nous

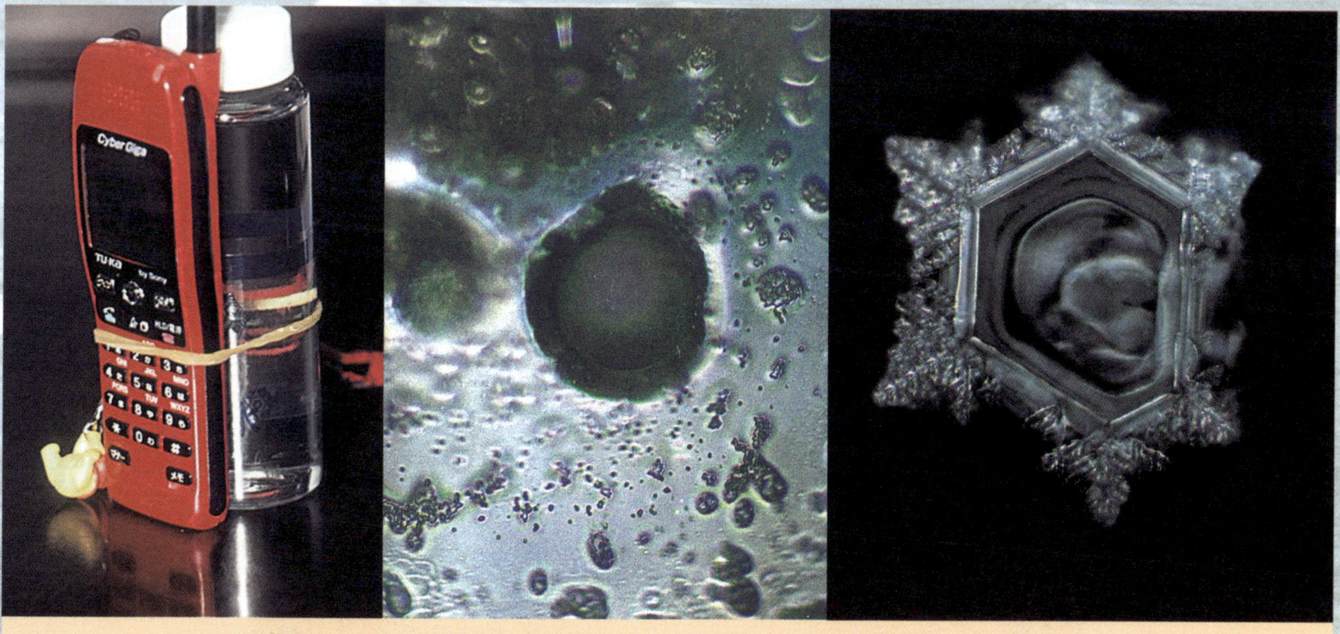

Influence des rayonnements des téléphones mobiles. À gauche, le protocole d'expérience. Au milieu : le résultat, effrayant, non ? À droite : le protocole d'expérience était le même qu'à gauche, mais sur le flacon, on avait marqué en outre « amour, gratitude ». En renouvelant l'expérience avec d'autres rayonnements, nous avons chaque fois pu constater que tout peut s'améliorer avec de l'amour et de la reconnaissance.

contemplons les images obtenues avec ces mots chargés, nous perdons aussi cette angoisse que beaucoup de personnes éprouvent du fait d'être si exposées.

Nous sentons plutôt de la compassion pour une eau aussi défigurée, qui n'a finalement pas choisi de souffrir autant. Ainsi se produit en nous un changement d'état d'esprit – nous voulons faire du bien à l'eau, et à nous-mêmes par voie de conséquence. Nous ne sommes plus en guerre contre les rayonnements – la guerre produit encore davantage d'énergies négatives, davantage de guerre. Nous ne voulons pas fermer les yeux devant ce qui est négatif – au contraire, nous en sommes même conscients par les images, et pas seulement intellectuellement – mais nos actes seront portés par « l'amour et la gratitude », et nous mettons en œuvre l'amour et la gratitude pour transformer le rayonnement positivement. Ainsi nous apprenons que nous avons la possibilité et la capacité de contribuer activement à la création de notre monde, nous le cocréons.

Ce savoir nous donne du pouvoir mais en même temps une responsabilité. Nous ne sommes plus un jouet impuissant des événements ! Chacun d'entre nous est appelé à répondre en pensées, mots et actes. Quel monde voulons-nous créer ? Que mettons-nous au monde ? Si je souhaite la paix mais que je ne cesse de rouspéter et d'ergoter – comment la paix peut-elle naître en moi et dans le monde ?

Les images des cristaux d'eau stimulent l'imagination. Nous sommes tellement commandés par notre cerveau gauche, mais les images agissent sur le cerveau droit. Beaucoup d'images exercent l'effet d'un mandala. Je

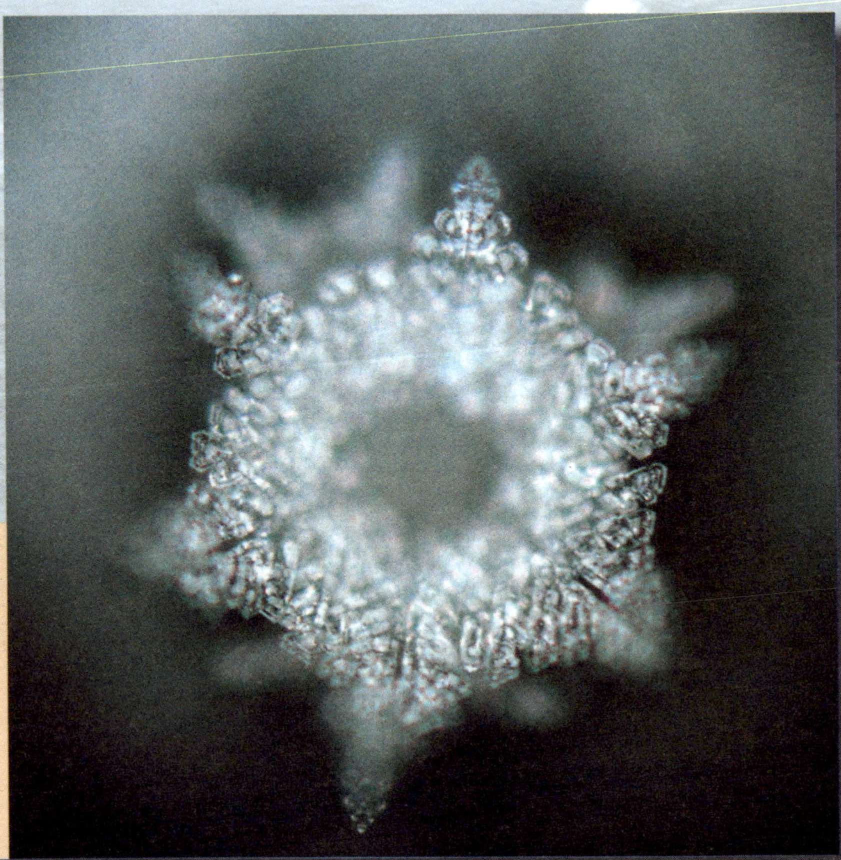

Les pensées et les mots peuvent soigner. Cette eau a reçu à lire le mot « paix ». Nous voyons un cristal harmonieux qui prend la forme d'une étoile.

préférerais ne montrer que de belles images, mais je trouve également important de donner à l'hémisphère cérébral gauche de bons éléments de réflexion qui mettent en question les anciens modèles de pensée. De cette façon, les photographies de cristaux d'eau agissent sur la totalité des structures mentales. Lire est insuffisant. Regarder des images est insuffisant. Il faut les deux pour que de nouvelles compréhensions se fassent jour et soient appliquées dans le quotidien. Ces images livrent un message sur le plan de la pensée et de l'âme, et par l'intermédiaire de l'eau de notre corps qui entre en résonance, également sur le plan physique. Cette nouvelle méthode de cristallographie de l'eau offre des possibilités insoupçonnées. Comme les enfants dans la phase où ils posent des questions sur tout : « Pourquoi c'est comme ça ? », nous avons la possibilité d'interroger l'eau sur tout ce qui nous importe. De cette manière nous pouvons plonger notre regard dans les phénomènes et la réalité telle qu'elle est effectivement. L'eau est un messager, elle nous renseigne sur le monde et le cosmos.

La vie est mouvement

Ce savoir vieux comme le monde se manifeste très clairement dans les cristaux d'eau. L'eau d'un fleuve qui s'écoule librement produit des cristaux d'une beauté émouvante. Si en revanche nous examinons l'eau d'un barrage, nous ne trouvons plus de structures cristallines. Les images font plutôt penser à un trou dans la vase. Une eau qui ne peut pas couler perd sa vitalité, son rayonnement, elle est coupée du flux de la vie. Il en va de même pour les hommes. Pour nous aussi, il est important que nous coulions avec le fleuve de la vie. Chaque stagnation entraîne une mort. Nous le savons, sur le plan physique : si par exemple le sang devient trop épais ou se coagule, cela peut conduire à des infarctus ou à des attaques d'apoplexie. Nous le connaissons également sur le plan émotionnel : si quelqu'un reste accroché à un sentiment, par exemple la tristesse, il finira par s'emmurer dans son affliction. La même chose se produit aussi sur le plan spirituel. Certaines personnes se sont figées dans leurs dogmes et leurs préjugés. Les cristaux d'eau nous montrent clairement comment nous devons vivre. Ce qui fait du bien à l'eau dans la nature est également bénéfique à l'eau de notre corps. Par conséquent, rester fluide sur tous les plans est un acte essentiel de prévention pour notre santé. De cette façon, nous nous aidons nous-mêmes mais aussi l'eau en général. En donnant à l'eau dans notre corps l'attention nécessaire, nous honorons aussi l'eau de la terre, puisque tout est lié. Nous sommes des êtres aquatiques et je ne soulignerai jamais assez combien il est important d'en être conscient. De ce qui précède, il découle tout naturellement que nous devons agir avec respect et attention envers ce cadeau de l'univers et tenir sa sagesse en estime.

Le projet de l'amour et de la gratitude pour l'eau

À mon avis, l'humanité a le devoir de contribuer à guérir la terre et l'eau. Beaucoup d'entre nous nourrissent déjà depuis longtemps cette préoccupation. Maintenant nous savons (pensez à la loi du centième singe) qu'ensemble, nous pouvons vraiment provoquer beaucoup.

L'un des messages les plus importants que nous recevons des cristaux d'eau est que chacune de nos pensées, chaque mot et chaque acte constituent une information que nous émettons. Notre conscience exerce effectivement une influence sur l'eau. Cette influence est particulièrement puissante si nous faisons tous converger notre conscience vers le même but. C'est en cela que réside la force de la prière en commun. Utilisons cette force pour donner à l'eau de l'amour et de la gratitude .

Déclarons le 25 juillet « journée mondiale de l'amour et de la gratitude pour l'eau ». Nous célébrons cette journée par une cérémonie à la faveur de laquelle nous envoyons notre amour et notre gratitude à l'eau et élevons ainsi progressivement les consciences.

Joignez-vous à nous, seul ou avec d'autres, et dirigez vos pensées et vos prières sur l'eau. Chaque personne compte, chaque parole tendre compte, chaque goutte d'eau traitée avec amour et respect et transportant à son tour cette information pour la propager compte.

Il est également plus avantageux d'envoyer toutes les vibrations en même temps. C'est pourquoi nous proposons trois horaires.
7.00 heures, 13.00 heures et 19.00 heures (heure de votre lieu d'habitation).

Merci d'envoyer de préférence amour et gratitude à l'eau aux heures indiquées et de communiquer cette information à toute personne intéressée. Merci beaucoup pour votre collaboration.

Vous pouvez organiser la cérémonie comme vous le sentez. Vous pouvez dire les prières de votre religion ou faire des visualisations. Moi-même je me représente une lumière dorée/argentée qui remplit la terre et coule du cœur de chacun.

En plus de cette journée mondiale de l'eau, nous envoyons aussi à l'eau notre amour et nos remerciements tous les 25 du mois, aux mêmes heures. Je vous recommande d'utiliser toutes les occasions pour envoyer de l'amour et des remerciements à l'eau. Vous élevez ainsi vos propres vibrations jusqu'à la fréquence de l'amour et de la gratitude et en remerciant par exemple l'eau qui coule sur vos mains tandis que vous faites la vaisselle, vous remerciez aussi l'eau dans votre corps, dans vos cellules. Vous contribuez ainsi activement à votre santé.

La guérison de chaque être humain, de chacun de mes lecteurs m'importe. Mais ce qui me tient le plus à cœur, c'est une guérison complète, qui inclut la nature, la terre tout entière et l'humanité. Mon rêve est celui de la paix mondiale et je sais que je ne suis pas seul à le rêver.

Sources thérapeutiques en Autriche

Quelques histoires – en mots et en images – de la vie en mouvement et des effets merveilleux de certaines eaux au pouvoir guérisseur

Maria Waldrast

Maria Waldrast dans le Tyrol est sans doute l'une des sources les plus remarquables. Un lieu de pèlerinage s'y est créé. La présence d'une pierre à cupules permet de penser que ce site et cette source étaient déjà reconnus à l'époque protohistorique comme un lieu de force et de culte.

Entre temps, nous savons qu'au cours de la christianisation, beaucoup de sources curatives furent consacrées à Marie. De cette manière, les gens pouvaient continuer à les vénérer et à bénéficier de leurs vertus thérapeutiques. Ainsi, Maria Waldrast, l'un des plus anciens lieux de pèlerinage du Tyrol, a sans doute ses racines dans une tradition beaucoup plus ancienne.

Maria Waldrast

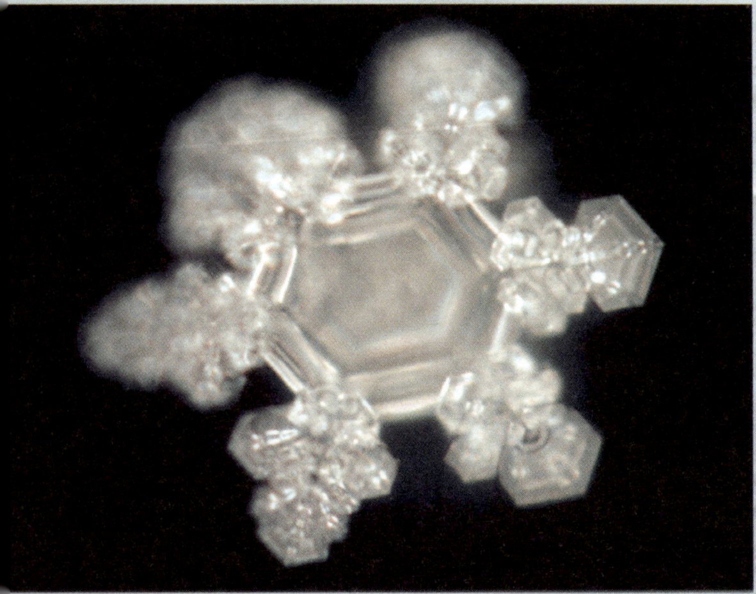

Mais nous nous en tiendrons à la légende chrétienne qui remonte à l'année 1392 :

Sur ordre d'un messager céleste, une mince baguette de mélèze devait verdir en 1392, dans la région située sous la pointe du mont Serles, et de son sein devait fructifier l' « image de la Dame du Ciel ». Deux bergers découvrirent la statue le dimanche de Pâques 1407, puis elle fut portée à Matrei. Un pauvre bûcheron reçut pour mission d'ériger une chapelle pour la statue. De nuit, il entendit une voix qui lui enjoignit de la construire sur le lieu de la découverte. Il s'y refusa au début, mais entendit encore à deux reprises une voix qui lui cria : « Dans la forêt, il est un petit endroit vert dans la mousse, là couche-toi et prends du repos. Il te sera dit alors ce qu'il est juste de faire. » Ainsi fit-il, et lorsqu'il se fut endormi dans le lieu dit, deux clochettes au son clair le réveillèrent. Pendant un bref instant, il aperçut une dame vêtue de blanc et portant un enfant. Il n'hésita plus à poser en ce lieu les repères de la construction. Pendant tout le temps du marquage, les clochettes tintèrent. « Il se rendit sur le lieu où il avait vu l'image [l'apparition] et le marqua après s'être dit qu'il y ferait la chapelle. Et les clochettes sonnèrent jusqu'à ce qu'il eût fini le marquage. » Puis le bûcheron fut adressé à l'évêque de Brixen. Enfin, en 1421, il reçut du vicaire général une lettre et en 1429, la chapelle fut achevée (Légende allemande des frères Grimm : Das Gnadenbild aus dem Lärchenstock zu Waldrast, Kassel 1816/1818, n° 348).

Plusieurs histoires ont cours au sujet de cette pierre à cupules. L'une dit que la Sainte Vierge a marché dessus lors de sa fuite vers l'Égypte, une autre raconte que Marie aurait fait une halte près de la pierre afin de boire de l'eau. Les pierres à cupules présentent des renfoncements en forme de coupe, faits de main d'homme. On y trouve souvent des motifs géométriques comme des spirales ou des cercles concentriques. Beaucoup de suppositions ont été faites sur la fonction originelle de ces pierres : pierres de sacrifice, outils pour l'astronomie (en raison de leur exposition) ? Il est intéressant de noter que les pierres à cupules n'existent pas seulement dans toute l'Europe mais aussi en Asie et en Amérique.

Heiligwasser

Au milieu des montagnes tyroliennes, dans le Patscherkofel, se trouve la célèbre église de pèlerinage Heiligwasser (Eau sacrée). Comme son nom l'indique, l'église fut érigée près d'une source sacrée et s'appelle aussi dans la langue populaire, Maria-Schnee (Marie-Neige). À propos de cette source consacrée à Marie, il existe une merveilleuse légende :

En 1606, deux jeunes paysans parcoururent le bois Igler à la recherche de leurs bovins perdus. Près du griffon Butterbrünnchen, la Vierge leur apparut. Elle leur dit où ils trouveraient leurs bêtes et souhaita qu'on érige un sanctuaire en son honneur à l'endroit de son apparition.

L'un des deux hommes, Johann Mayr, fit chaque année le pèlerinage vers ce lieu sacré. Une fois, il emmena avec lui l'enfant sourd et muet de son voisin qui y fut soudain guéri. L'homme se résolut alors à parler de l'apparition qu'il y avait vue autrefois et se confia à l'abbé de Wilten, Dominikus Löhr (extrait de la page d'accueil de

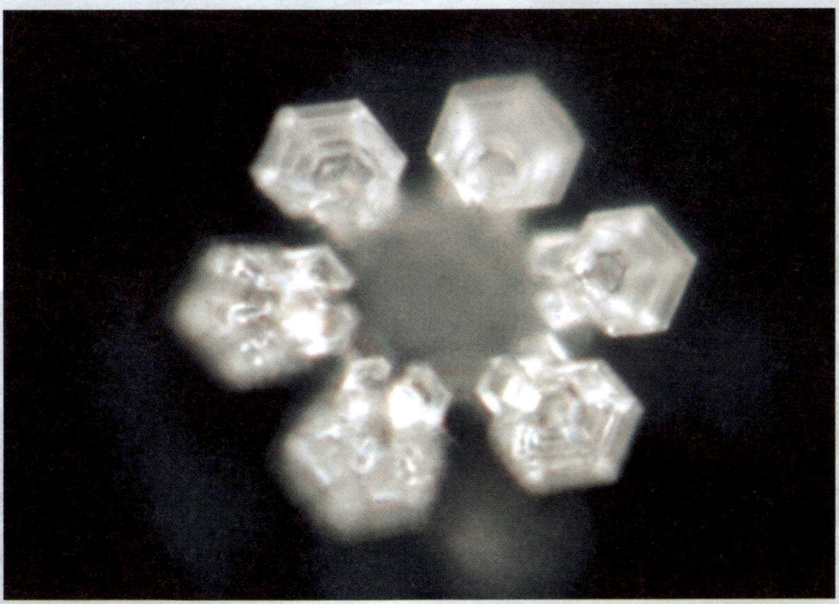

Heiligwasser

l'auberge tyrolienne Heiligwasser, www.heiligwasser.at)

Des croyants et des chercheurs de guérison du monde entier font le pèlerinage vers cette source thérapeutique et de nombreux ex-voto témoignent de ce que la guérison du petit garçon ne fut pas une exception.

Saint Ulrich

« Saint-Ulrich n'est pas trop vieux, fais confiance à sa puissance ». Aujourd'hui encore, on peut suivre cette parole en toute tranquillité. Beaucoup de sources en Allemagne et en Autriche sont consacrées à saint Ulrich, évêque d'Augsbourg. Les sources d'Ulrich à Eresing, en Bavière, et celle de Möggers dans le Vorarlberg sont parmi les plus connues. De la dernière, située près du lac de Constance, provient cette magnifique image de cristal.

Une légende dit que saint Ulrich se serait désaltéré à cette source, une autre dit qu'elle a jailli par sa bénédiction.

St. Ulrich

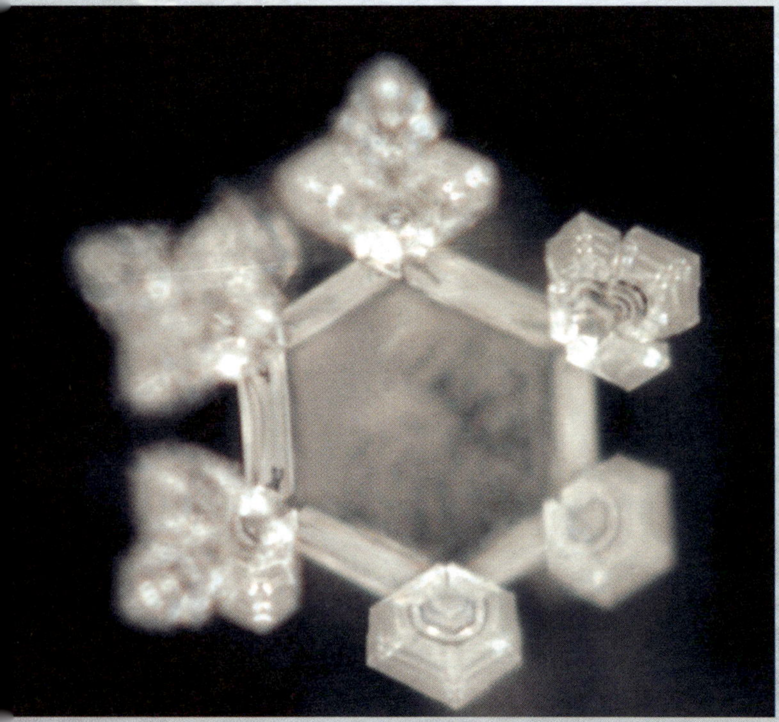

Pour comprendre l'importance de ce saint en Bavière, en Autriche et en Suisse, il faut connaître sa vie, riche en événements.

Né en 890, il est le fils du comte Hupald von Dillingen. Destiné à la vie religieuse, il fut envoyé à Saint-Gall pour ses études. De 923 à sa mort en 973, il fut l'évêque d'Augsbourg. À cette époque, un évêque était en même temps un souverain politique. Ainsi fit-il tout d'abord fortifier la ville. Augsbourg doit à cet acte de prévoyance d'avoir pu résister à l'attaque des Hongrois en 955. À la tête de ses hommes, sans armure, simplement vêtu de ses habits sacerdotaux, nous dit la légende, il lutta contre les attaquants. (La résistance assurée par les Augsbourgeois contribua certainement à la victoire de l'empereur Otto 1er dans la bataille suivante sur le Lechfeld.)

Mais il se consacra surtout à son diocèse, à ses prêtres et aux gens simples. Voyageant à travers son diocèse, il prêchait avec des mots que les gens comprenaient et prenait soin des pauvres et des malades. Ce qu'il prêchait, il le vivait aussi. Lorsqu'il rencontrait des situations anormales, il admonestait les responsables ou leur donnait congé. Cette façon d'agir contribua à sa popularité.

Il mourut à 83 ans et fut canonisé seulement vingt ans plus tard par le pape.

Bien qu'il ait vécu il y a un peu plus de 1000 ans, sa présence et ses actes se font encore sentir dans tout le pays, notamment grâce aux nombreuses sources qui portent son nom. La source Ulrich avec sa chapelle Saint-Ulrich est un lieu de pèlerinage apprécié (sans doute construit en 1005) à Möggers et beaucoup de gens du pays viennent chercher leur eau ici. On lui attribue un effet particulier contre les maux d'yeux.

L'image du cristal présente des structures claires, presque comme si l'être de saint Ulrich s'y reflétait.

Source Ilga

Environ à une heure de marche de la ville d'eau de Schwarzenberg, dans un site pittoresque du Vorarlberg, se trouvent la source et la chapelle Ilga. Ilga (ou Hilga), en solitaire, s'y était autrefois bâti une cabane. Elle aurait été la sœur des saints Merboth et Diedo qui ont également œuvré dans cette région. L'origine de la source est attribuée à sainte Ilga. La légende rapporte à ce sujet :

« Ilga, encore appelée Hielta, sœur germaine de Merboth et Diedo, quitta elle aussi la maison parentale et s'installa dans la forêt de Bregenz pour mener une vie contemplative. Un jour, tout en haut du col Lorenapass, sur la route d'Alberschwende à Schwarzenberg, Ilga dit adieu à ses frères Merboth et Diedo, en un point où jaillit de la pierre dure la source d'une eau excellente qui ne gèle pas, même par les plus grands froids. Après des adieux affectueux, Ilga prit de cette eau dans son tablier et l'emporta dans sa cabane d'ermite. Elle l'avait bâtie à une demi-heure environ de la future église paroissiale de Schwarzenberg et manquait d'eau. Ilga portait déjà l'eau depuis trois quarts d'heure dans son tablier quand elle en renversa un peu non loin de son ermitage. Au même endroit jaillit sur le champ une petite source que l'on peut encore voir aujourd'hui. Le reste de l'eau arriva à bon port dans sa cellule. Elle le répandit sur le sol, et voici que là aussi une source d'eau excellente jaillit aussitôt. Cette source porte encore aujourd'hui le nom d'Ilga. L'ermite mourut dans sa cellule en 1115 et l'église paroissiale de Schwarzenberg fut construite plus tard au-dessus de sa tombe. L'eau de la source Ilga, comme celle de la chapelle de Wendelin à Alberschwende est souvent utilisée par des personnes souffrant des yeux. » (Les légendes du Vorarlberg).

Sainte Ilga est la patronne des maux d'yeux et aujourd'hui encore, les malades qui souffrent des yeux se rendent à cette source pour trouver la guérison.

Cette image produit un effet tout différent de celui de la source saint Ulrich. Elle dégage une énergie plutôt féminine et a quelque chose de joyeux et de léger.

Source Ilga

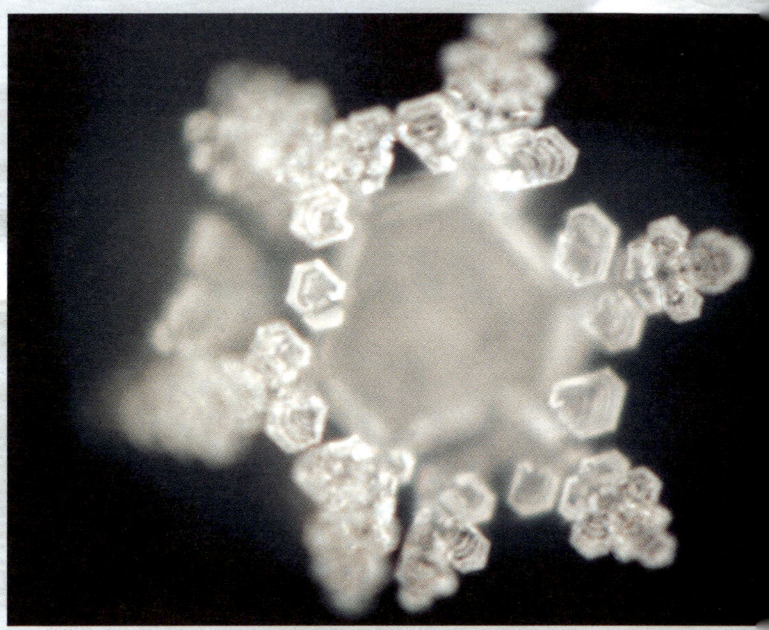

HADO crée des mots

Les mots sont les vibrations de la nature

Ainsi des mots beaux créent une belle nature

Ils sont la racine de l'univers

Masaru Emoto

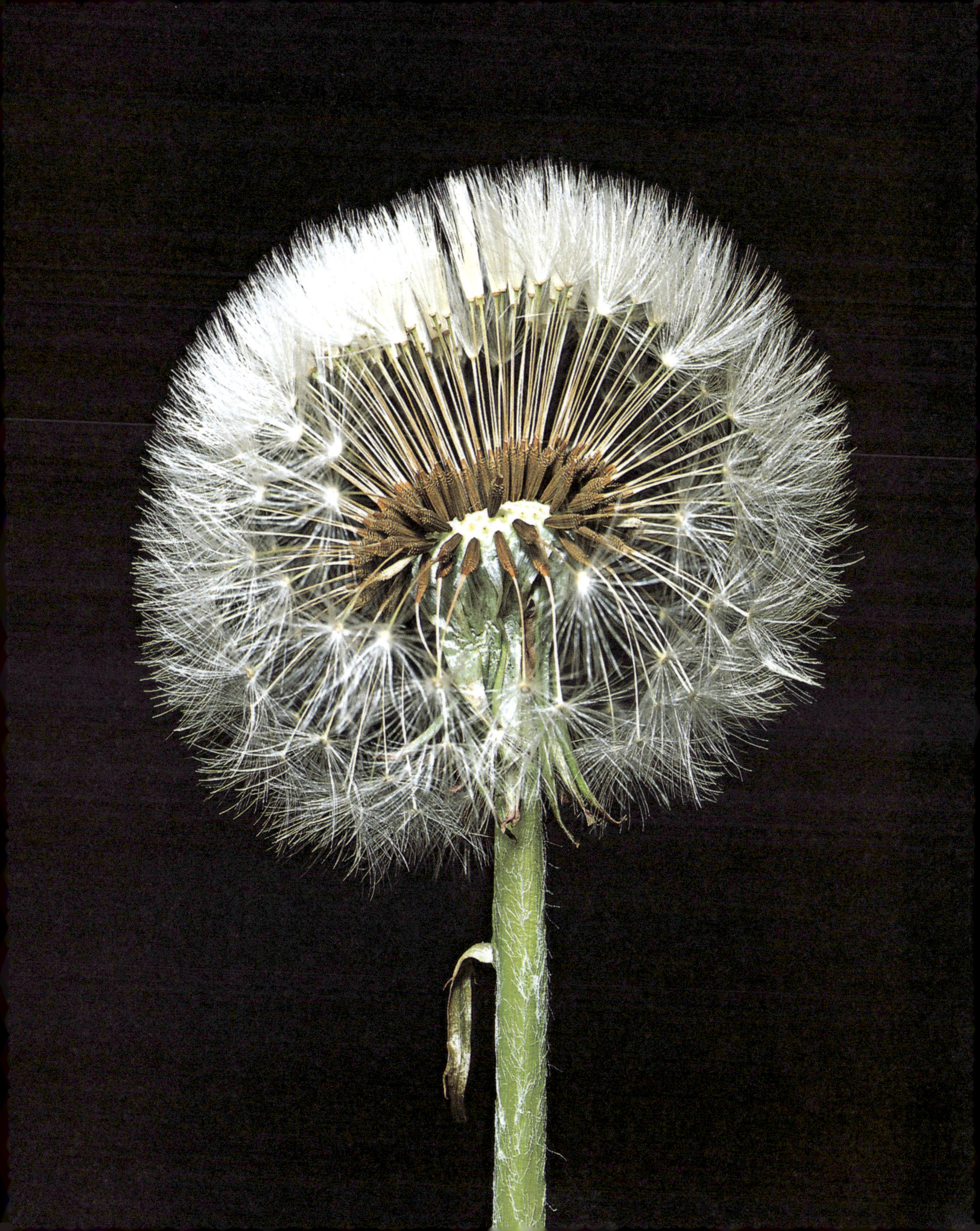

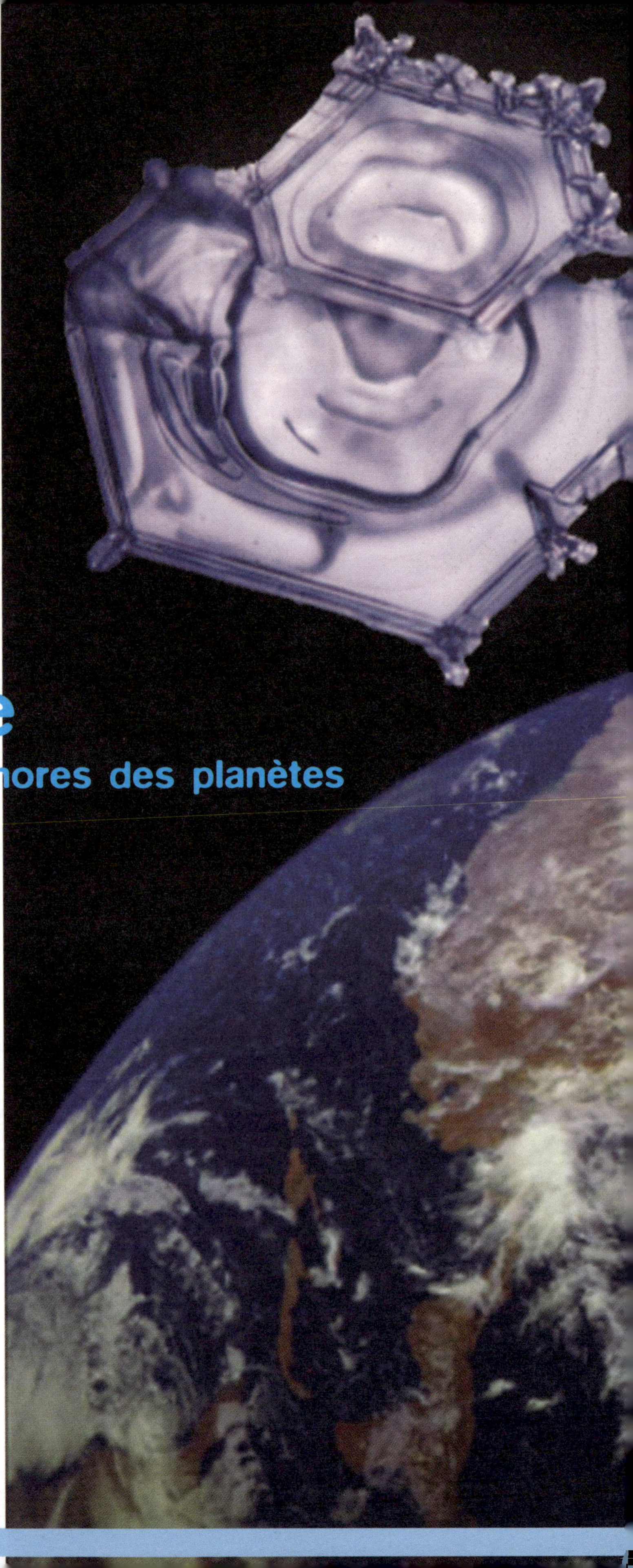

L'eau, la lune et les trajectoires sonores des planètes

L'interaction forte entre l'eau et la lune est universellement connue, car elle se manifeste clairement dans le phénomène des marées sur toute la terre. Avec des instruments de mesure très fins, des chercheurs ont récemment réussi à prouver l'existence des marées même dans une tasse de café !

En nous rappelant que le corps humain se compose à 70 % d'eau, nous pouvons imaginer avec quelle force la lune nous influence. Le savoir à ce sujet a été recueilli par les cultures antiques, conservé par certains peuples à l'état de nature, est redécouvert actuellement par notre civilisation moderne, technicisée, et est confirmé toujours plus sûrement par la science. Nous vivons à une époque très intéressante, dans laquelle le fossé qui existait depuis longtemps entre perception intuitive et connaissance rationnelle commence à se combler.

La lune incarne dans presque toutes les cultures le principe féminin et est affectée au monde des sentiments et aux plans psychiques de l'être humain. Pour cette raison, elle peut être considérée comme un symbole des perceptions intuitives, émotionnelles.

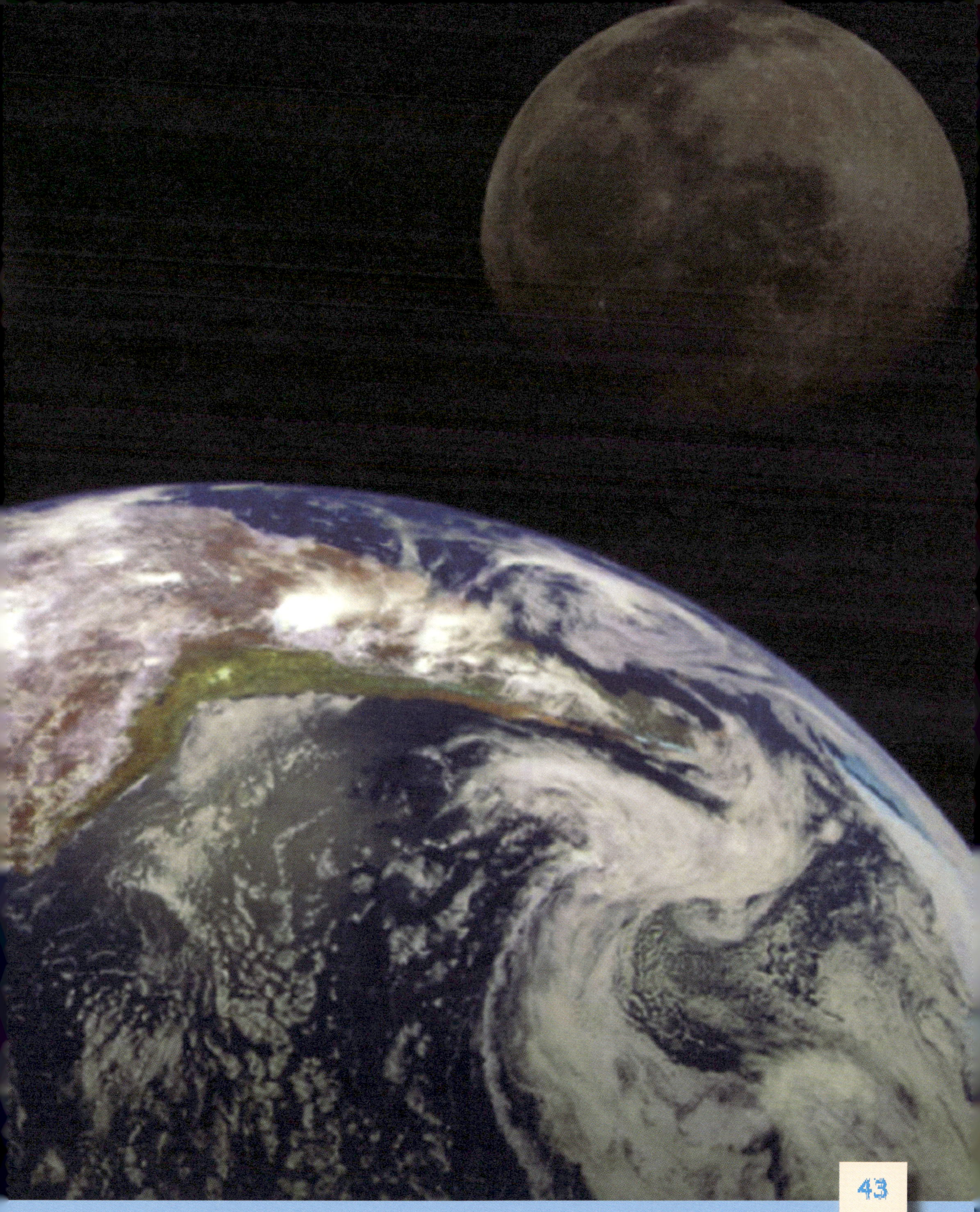

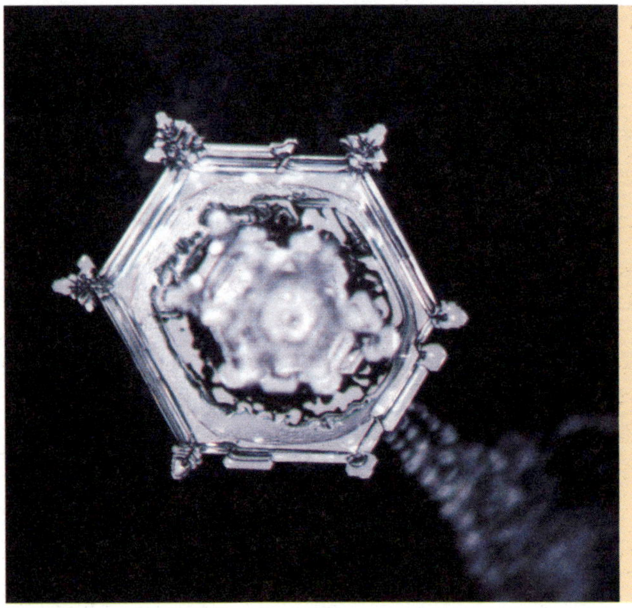

Après avoir fait entendre le morceau numéro huit de mon *CD « Water Siprit », accordé sur la tonalité de Vénus et de Mars, il s'est formé un cristal au sein duquel un nouveau cristal semble naître à son tour. La consonance de Vénus et de Mars est appelée « karuna » dans la mythologie indienne et symbolise l'échange et la compensation entre les énergies masculine et féminine. Ce cristal semble vouloir exprimer cela dans sa forme. Il donne presque l'impression que Mars cherche à fusionner avec Vénus en bas à droite.

Le soleil, en revanche, incarne le pôle masculin opposé et est symbole de raison, d'entendement et de connaissance rationnelle, scientifique.

De l'union de ces deux contraires complémentaires résulte la perception globale, holistique. Elle se produit dans le cœur de l'homme et est nourrie et portée par l'amour.

Une musique harmonieuse et des sons cosmiques mettent le corps, l'esprit et l'âme à l'unisson.

À première vue, cependant, il peut paraître étrange de relier l'eau à la lune, à la musique, aux sons et aux trajectoires des planètes de notre système solaire.

Tout en un

Nous vivons dans un univers dans lequel tout se reflète en tout, et tout est contenu dans tout. Cela signifie qu'une seule cellule du corps contient toutes les informations du corps entier et que notre corps humain comporte à son tour toutes les informations de notre planète, de notre système solaire et même très vraisemblablement aussi de tout l'univers. Cette image du monde que l'on appelle aujourd'hui globale ou holistique est pourtant déjà contenue dans ces paroles du sage chinois Lao zi, qui a vécu il y a plus de 2000 ans : « On peut connaître le monde entier sans jamais passer le pas de sa porte. »

Nous trouvons une autre métaphore très belle sur l'eau dans le livre chinois des transformations, le *Yi King*, où l'eau représente l'un des huit signes originels. Par analogie, elle y est celui qui coule toujours et remplit tous les endroits et tous les creux ; qui ne craint pas les courants les plus forts, ni les chutes d'eau et reste toujours fidèle à sa nature première et fluide. Dans la philosophie et la médecine chinoises, chacun des cinq éléments (eau, bois, feu, terre, métal) est mis en correspondance avec des organes fonctionnels et sensoriels précis ainsi que des qualités psychiques et émotionnelles comme les couleurs et les sons guérisseurs. À l'élément Eau correspond le bleu pour la couleur, les reins et la vessie pour les organes fonctionnels, l'oreille comme organe sensoriel et le sens de l'ouïe.

L'eau et la Lune sont donc en résonance avec l'âme et les sentiments. Il en va de même de la musique et des sons. Les hommes de presque toutes les cultures le savaient et ont utilisé de tout temps la musique et les sons dans leurs cérémonies religieuses, leurs méditations et leurs pratiques thérapeutiques. Car de même que l'eau relie les continents de la terre, les sentiments d'amour et de gratitude peuvent unir l'humanité dans le monde entier. Et la musique a ce don magnifique d'ouvrir « le cœur et les sentiments » des hommes et de les harmoniser. En contemplant les merveilleux cristaux d'eau du chercheur japonais Masaru Emoto, qui a beaucoup étudié l'effet de la musique harmonique sur l'eau, ces correspondances peuvent enfin être vérifiées et attestées visuellement.

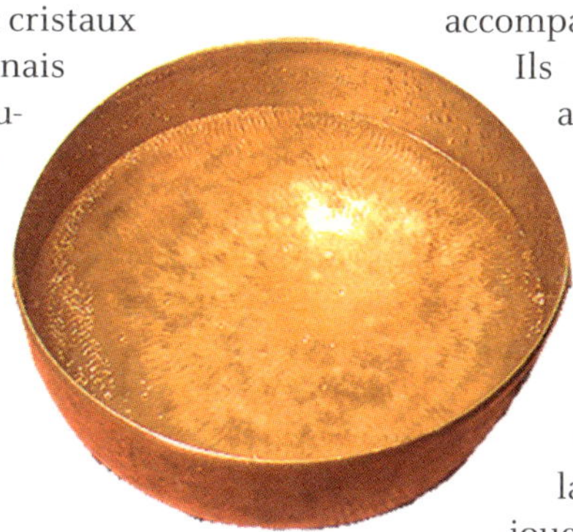

Des sons qui guérissent

La thérapie par la musique et les sons, qui s'est répandue de plus en plus ces dernières années, utilise de manière ciblée cette faculté de la musique et obtient des résultats positifs. On a souvent utilisé à cet effet des instruments archaïques des peuples primitifs ou des cultures anciennes. Pour moi, les bols chantants tibétains sont à cet égard les instruments les plus fascinants.

Dans l'Himalaya, ces bols sont confectionnés de manière traditionnelle dans un alliage généralement composé de sept métaux. De tout temps, les hommes ont établi la correspondance suivante entre ces métaux et notre système solaire :

Or – Soleil
Argent – Lune
Mercure – Mercure
Cuivre – Vénus
Fer – Mars
Étain – Jupiter
Plomb – Saturne

Avant d'être travaillé, cet alliage dont les proportions exactes sont gardées secrètes comme celles d'une recette précieuse, est exposé pendant trois nuits à la pleine lune afin qu'il en prenne l'énergie. L'origine des bols chantants se perd dans l'opacité des traditions mystiques anciennes dont certaines remonteraient à 7 000 ans (Veda).

Il y a 2 600 ans, Bouddha Gautama aurait déjà utilisé des bols chantants pour accompagner la méditation. Ils sont encore employés aujourd'hui à cet effet dans les couvents de l'Himalaya et dans de nombreuses régions d'Asie afin d'apaiser, de clarifier et de concentrer les pensées et les sentiments pendant la méditation. On en joue aussi souvent pendant les cérémonies religieuses. Dans la culture occidentale des XXe et XXIe siècles, ils ont trouvé une place sûre non seulement en musicothérapie mais aussi dans les massages, les voyages et les bains sonores.

Il est très facile de jouer des bols chantants tibétains et ils produisent un son multiple, extraordinairement riche en harmoniques. L'interaction de plusieurs bols chantants crée de charmants paysages sonores susceptibles d'harmoniser le corps, l'esprit et l'âme et d'ouvrir le cœur. L'expérience a montré que ces sons peuvent équilibrer les deux hémisphères cérébraux ainsi que nettoyer et revitaliser l'énergie du corps jusqu'au niveau cellulaire. À ce propos, il est utile de se rappeler les cristaux d'eau de Masaru Emoto et le fait que notre corps se compose essentiellement d'eau. Il devient alors clair que l'organisme humain réagit directement aux sons. Le travail avec les vibrations et les résonances sous forme de sons, de couleurs et d'énergies a considérablement gagné en importance dans les pratiques de guérison naturelles et holistiques ces dernières années.

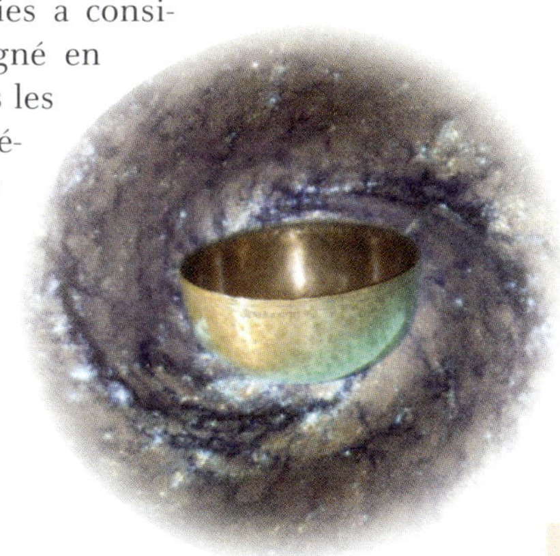

Les bols chantants tibétains ne sont pas seulement utilisés dans la thérapie par la musique et les sons mais aussi dans les massages, les voyages et les bains sonores.

Harmonie des sphères

Dans ce contexte, il est intéressant de noter que les artisans asiatiques, fabricants de bols chantants et de gongs, accordent depuis la nuit des temps leurs instruments à certaines fréquences. Ils savent et ressentent intuitivement quand et comment un son est bien accordé. Il y a près de vingt ans, l'astrophysicien et musicologue suisse, Hans Cousto, a, par des calculs mathématiques et physiques, dégagé les fréquences musicales des trajectoires des planètes de notre système solaire et développé des diapasons exactement accordés à ces fréquences.

Ces calculs reposent sur les recherches de Pythagore et Johannes Kepler, lequel a inventé la notion d' « harmonie des sphères ».

Si l'on compare ces diapasons avec des bols chantants tibétains de grande qualité, on obtient une correspondance parfaite. De manière intuitive, ces artisans de l'Himalaya sont en résonance avec les vibrations des planètes ! Nous pouvons donc découvrir les mêmes fréquences soit par l'intuition, soit par l'intellect et la science. En fait, toutes les grandes civilisations de la terre ont fait reposer leurs musiques sur les sons des planètes. Par exemple, le ton du OM sacré indien est le do # ou son de l'année de la Terre, et le ton de Tao dans la culture chinoise le fa ou fréquence de l'année platonicienne.

Quand l'humanité saura de nouveau accéder aux sons originels, elle fera un saut de conscience inimaginable et rapide.

Prophétie hopi

Dans la musique classique européenne, on retrouve ces correspondances car le diapason de l'époque de Bach et de Mozart était accordé au ton de la Lune et aujourd'hui, les orchestres modernes jouent avec un la normal à 442-443 Hz exactement ajusté au ton de Vénus. Si, comme nous l'avons vu précédemment, l'être humain est une réplique holographique exacte de la terre et du système solaire, il ne peut que choisir consciemment ou inconsciemment les fréquences qui correspondent à sa vibration originelle !

Conformément à ce qui précède, l'une des prophéties des Hopi dit que l'humanité fera un incroyable et rapide saut de conscience lorsqu'elle redécouvrira les sons originels. Ce temps semble poindre actuellement à l'horizon comme une fine lueur d'espoir ! Par d'autres calculs, Hans Cousto a dérivé des vibrations de couleurs des fréquences sonores des planètes. Cela nous permet aujourd'hui d'établir une correspondance précise entre les centres énergétiques de l'aura, ou chakras comme on les appelle, et les planètes. Il n'est guère étonnant que ce rapport établi par voie mathématique coïncide grandement avec ce que nous savons des traditions anciennes.

Le son de la terre

Considérons les vibrations les plus importantes pour notre vie sur terre : le son du Jour de la terre. Ce rythme jour/nuit de 24 heures pulse selon la note sol (en résonance parfaite avec notre ADN) et vibre avec la couleur rouge, ce qui l'accorde avec le chakra racine. Le son de l'Année de la terre, correspondant à une durée approximative de 365 jours, pulse selon la note do # (en Inde : son OM) et vibre avec la couleur verte, ce qui l'accorde avec le chakra du cœur. La fréquence de l'année platonicienne de la terre, qui correspond à une rotation d'environ 26 000 années de l'axe terrestre, pulse selon la note fa (en Chine : ton du Tao) et vibre avec la couleur violette, ce qui l'accorde avec le chakra couronne. Il est fascinant de voir que les trois vibrations de la planète que nous habitons correspondent respectivement à nos chakras racine, cœur et couronne, et donc aux plans physique, psychique et spirituel. Le ton de la Lune qui résulte du rythme d'une pleine lune à l'autre, pulse sur la tonalité du do (c'est-à-dire du baroque et classique), vibre avec la couleur orange et est ainsi en résonance avec le chakra sacré. Le ton du Soleil, qui se déduit de sa longueur gravitationnelle et de la vitesse de la lumière, pulse sur la tonalité du do, vibre avec la couleur jaune et est ainsi en résonance avec le chakra du plexus solaire.

Vibrations des planètes

Ici aussi, nous observons des concordances bienvenues, car comme nous l'avons vu précédemment, la Lune correspond au domaine des sentiments et à l'élément Eau dans l'homme, et son pôle opposé, le Soleil, à l'intellect et au domaine du savoir. Ces cinq fréquences planétaires recouvrent les centres et qualités énergétiques qui déterminent dans une large mesure notre état d'être humain. Les méditations utilisant ces tons accroissent l'harmonie du corps, de l'âme et de l'esprit et conduisent à l'unisson avec le principe universel.

Comment pouvons nous appliquer ces connaissances dans la pratique et les utiliser pour notre santé, notre bien-être et le développement de notre créativité ? La manière la plus belle et la plus créative est sans doute de jouer soi-même activement avec un bol chantant, de le poser sur le corps ou de ressentir ses vibrations harmoniques dans l'aura ! Recevoir un massage ou un bain de sons d'une autre personne ne nuira certainement pas non plus à notre bien-être ! Mais pour la plupart d'entre nous, le plus simple sera sans doute d'écouter un CD. Un autre avantage de cette formule est de pouvoir s'accorder à tout moment un tel massage ou bain sonore dans un environnement habituel et confortable, en se couchant exactement entre les deux hauts-parleurs de la chaîne stéréo. Avec toutes ces méthodes, le corps, l'âme et l'esprit réagissent directement et harmonieusement aux sons et les 70 % d'eau de notre corps commencent à former de merveilleuses structures cristallines. Pour moi-même, j'ai encore découvert une autre application que je pratique régulièrement parce qu'elle me fait énormément de bien. Je place une bouteille de bonne eau de source directement dans le bol chantant (interposer une serviette pour ne pas provoquer de dissonances entre le métal et la bouteille en verre) et l'expose pendant plusieurs minutes aux vibrations. Je choisis un ton de planète approprié avec lequel je souhaite travailler pour mon développement personnel ou ma santé. L'eau laisse alors une sensation encore plus douce, plus énergétique, et enregistre surtout la force de la planète. J'ai fait de très bonnes expériences avec ces « essences de planètes ». Elles sont comparables, dans leurs effets, aux essences florales de Bach, douces et néanmoins puissantes dans leur pouvoir transformateur, et se combinent bien avec d'autres essences.

Il est fascinant de voir que les trois vibrations de la terre correspondent respectivement à nos chakras racine, cœur et couronne, et donc aux plans physique, psychique et spirituel.

Astuce

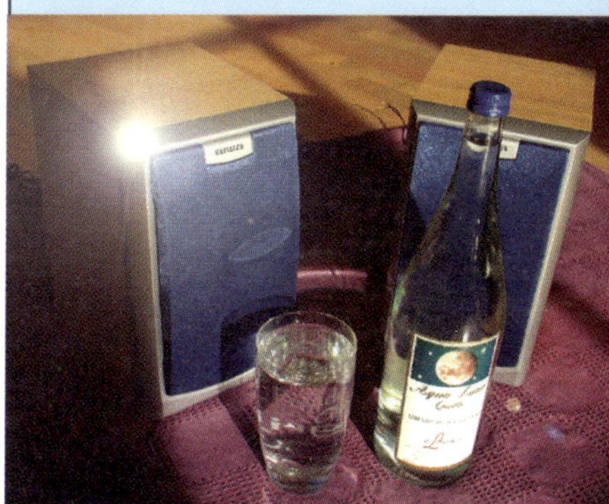

Vous pouvez profiter du pouvoir guérisseur de la musique en exposant l'eau que vous buvez ou l'eau du bain à la musique de votre choix. Placez un verre ou une bouteille de cette eau entre les hauts-parleurs de votre chaîne stéréo. Mettez les morceaux de votre choix au volume habituel. Pour l'eau du bain, placez les enceintes devant la baignoire pleine.

Si vous ne disposez pas de bols chantants, vous avez toujours la possibilité de placer l'eau entre les deux enceintes de votre chaîne stéréo pour l'exposer aux vibrations correspondantes.

Pour terminer, considérons l'eau dans sa fonction de mémorisation de l'information. En buvant de l'eau, nous n'absorbons pas seulement un liquide mais aussi des vibrations de la vie et de la nature, car l'eau mémorise dans son cycle infini toutes les informations. Ainsi, une eau de source saine contient toutes les informations des feuilles et des fleurs sur lesquelles elle est tombée sous forme de pluie ainsi que des minéraux et des pierres à travers lesquels elle s'est infiltrée. Elle renferme les vibrations du vent, de la mer, du soleil, et dans le cas idéal, de tout l'écosystème Terre, et nous rappelle ainsi notre origine et notre chemin d'évolution de l'être unicellulaire à l'être humain. Malheureusement, cela n'est plus le cas de l'eau qui coule de nos robinets, dans la plupart des villes. En raison du traitement chimique et de la pression dans les canalisations, l'eau perd souvent sa force et ses informations vivantes.

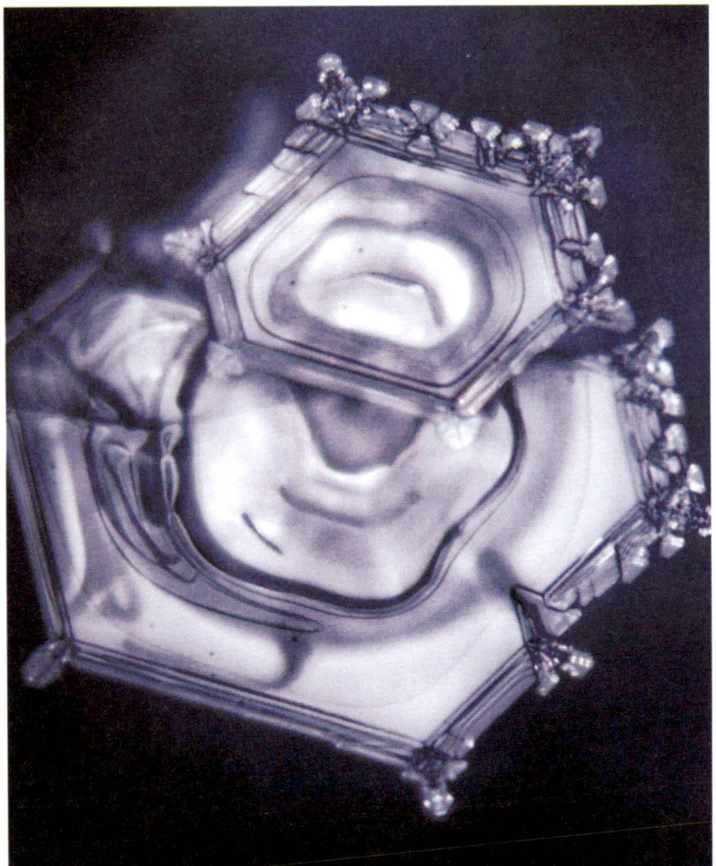

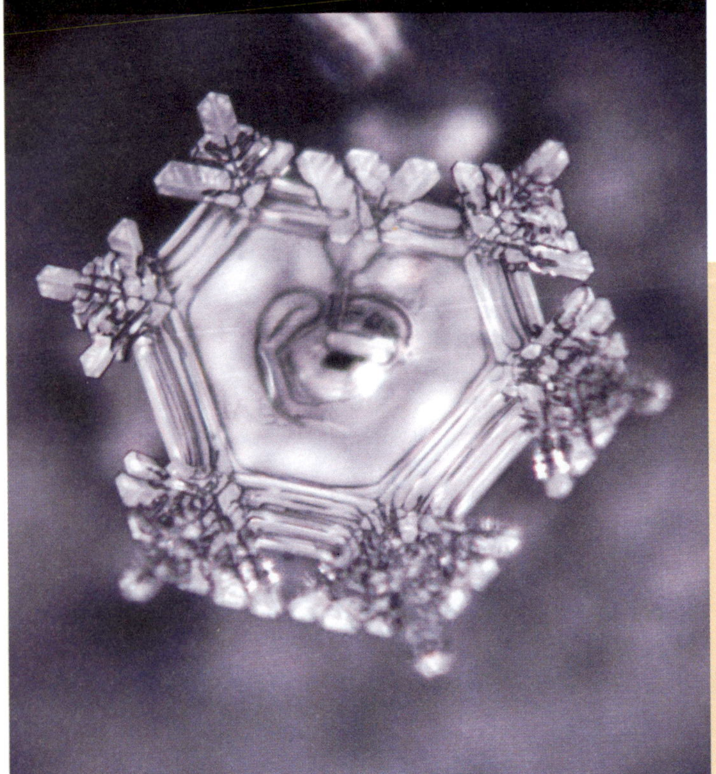

Haut : après l'écoute du morceau 1 du CD « Chakra Sounds », ce cristal est né de l'interaction entre deux éléments. Le morceau donne à entendre des bols chantants accordés au son de la terre ainsi qu'un gong lunaire. L'eau semble apprécier, et forme une terre et une lune dans le nouveau cristal. Bas : même CD, titre 12 (chakra couronne). Les formes cristallines rappellent les feuilles de lotus du chakra couronne. Le son de l'année terrestre platonicienne correspond à la rotation de l'axe de la terre (env. 26 000 ans) et donc à la note fa et à la couleur violette.

Depuis peu, on assiste de plus en plus à l'installation d'émetteurs de radiophonie mobile sur des réservoirs ou des châteaux d'eau. La structure cristalline de l'eau s'en trouve presque entièrement détruite et l'eau est informée par des fréquences artificielles, peu conformes à la Création. Heureusement, des pensées et des mots comme amour et gratitude sont en mesure de neutraliser ces vibrations et de redonner vie à l'eau.

Au cours de mes expériences, j'ai découvert une autre possibilité : je joue à l'eau du robinet des sons harmonieux de la nature (pluie, grondement de la mer, gazouillis du ruisseau, oiseaux, etc.) et la verse ensuite dans une cruche remplie de cristaux (p. ex. cristaux de roche, quartz rose, quartz fumé, améthyste, etc.) Si vous placez en outre cette cruche sur une photo de votre paysage préféré (montagne, mer, forêt, etc.) vous pouvez redonner à votre eau potable de la force de vie et des informations. Je vous souhaite une relation vivante, créative, pleine d'amour et d'humour avec cet élixir de vie qu'est l'eau en vous et dans notre environnement commun.

L'Auteur

Après plusieurs années de travail en musicothérapie avec des enfants et des adultes mentalement retardés, Sayama a choisi depuis 15 ans le domaine de la thérapie par les sons et utilise un ensemble de méthodes holistiques (Tai Chi & Qi Gong, méditation, travail énergétique, aromathérapie, etc.) visant à harmoniser le corps, l'esprit et l'âme ainsi qu'à épanouir et à accroître le potentiel créatif humain.

En 1991, Sayama a créé le label musical « sayama-music » et a réalisé depuis de nombreux CD dont certains comme « Reiki-Hände », « Feng-Shui-Harmony », « Water Spirit » et « Chakra Sounds » sont devenus des best-sellers même sur le long terme. Ses productions musicales se caractérisent par des arrangements pleins de sentiment réalisés avec des instruments acoustiques provenant de différentes cultures du monde et accordés sur les sons des planètes selon H. Cousto.

Sayama donne régulièrement des concerts (p. ex. concerts de pleine lune, Water Spirit, concerts du son OM), anime des séminaires, tient des conférences sur des thèmes tels que les bols chantants tibétains, le Qi Gong, la méditation avec les sons et l'harmonie des cinq éléments. Sa spécialité est la séance individuelle avec massage sonore.

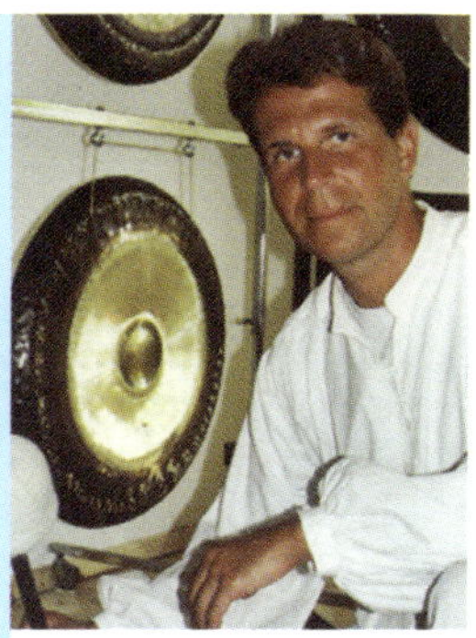

Richard Hiebinger
Sayama
Né en 1964.

« Le son de l'être résonne sans discontinuer. La question est de savoir si, en tant qu'instrument, nous sommes accordés de manière à ce qu'il sonne en nous et que nous l'entendions. »

Karlfried Graf Dürckheim

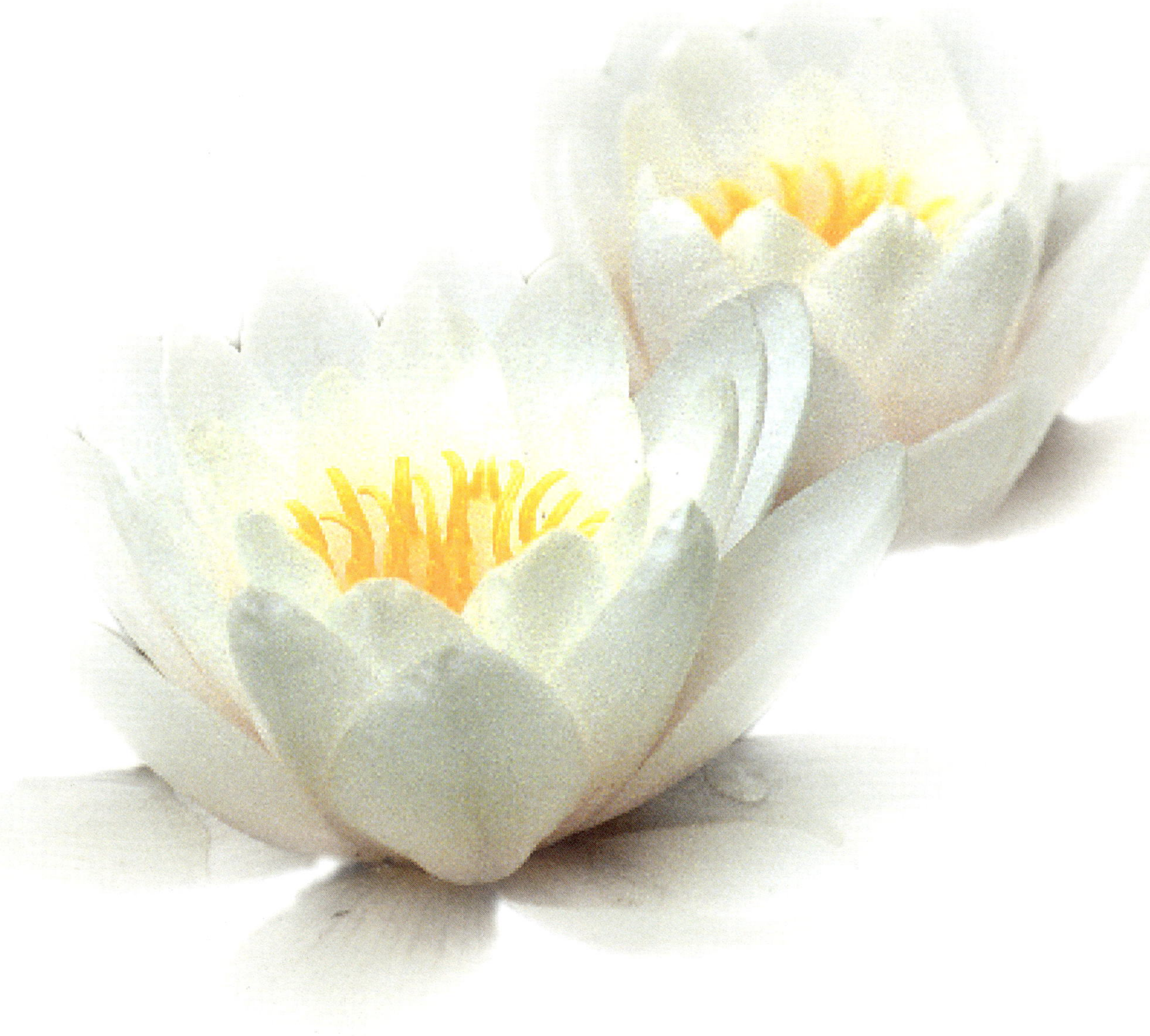

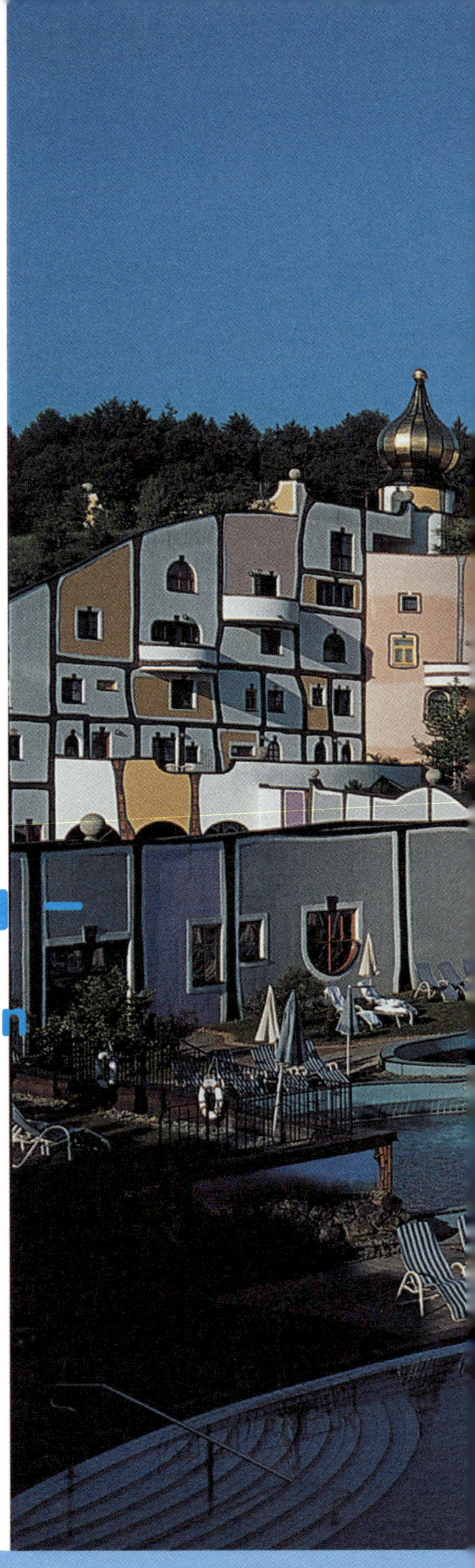

Guérir avec l'eau – guérir par l'information

Développement d'une médecine immatérielle

« Information », un maître mot du siècle. Toute la société de l'information est mobilisée et tout savoir est toujours et partout disponible. Sur le thème « guérir par l'information », toute une série de pratiques anciennes viennent à l'esprit : beaucoup de chamans soignaient déjà dans les temps anciens par une vision purement spirituelle et souvent sans l'aide de substances matérielles ; la manière de guérir dans le bouddhisme Theravada n'avait elle aussi, tout d'abord, que des fondements spirituels, tels que la connaissance de l'origine du mal. Mais lorsque nous parlons aujourd'hui de la guérison par l'information, nous voulons parler d'autre chose. Qu'y a-t-il vraiment de nouveau ?

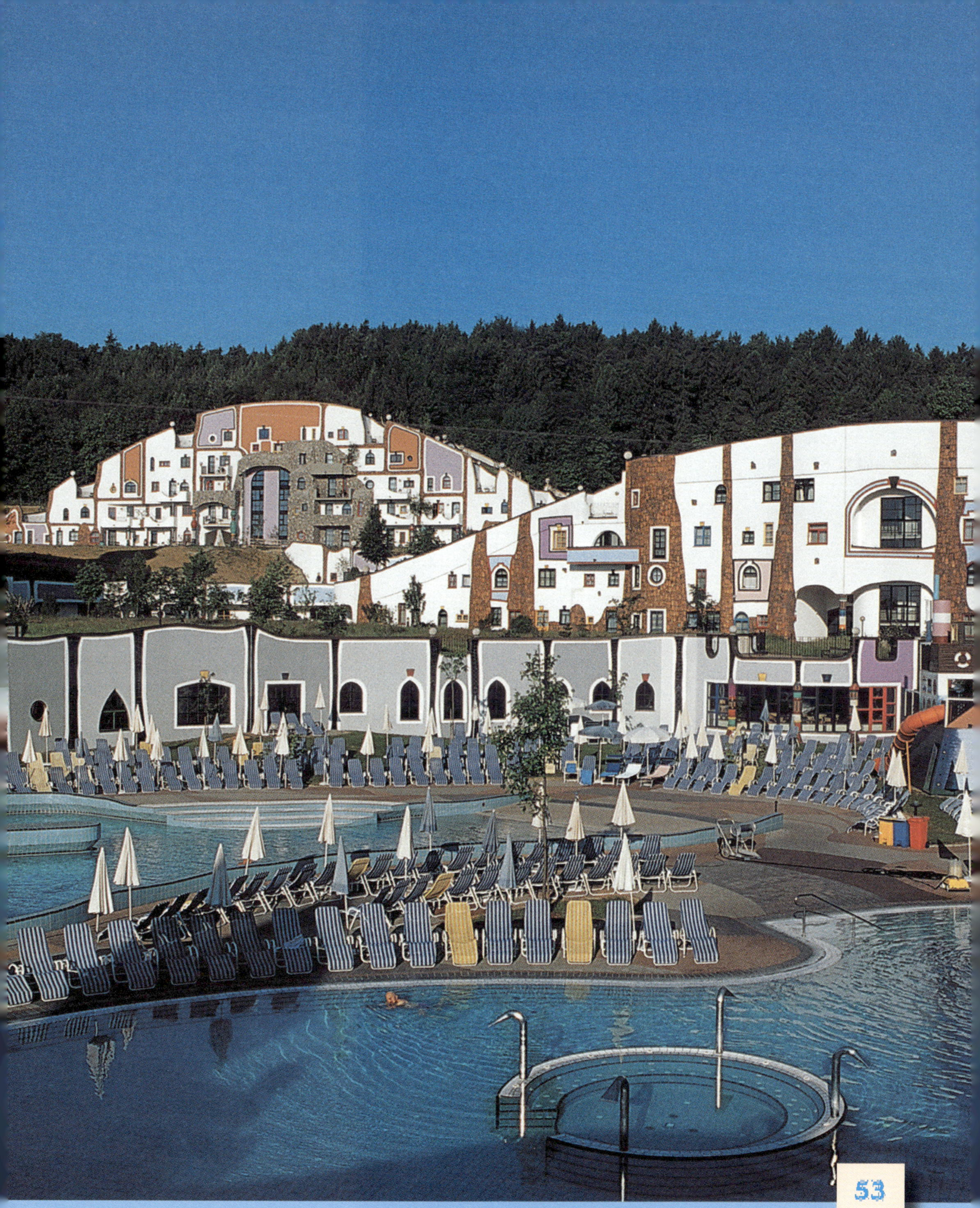

Ce qui est nouveau, surtout, c'est le sens que nous mettons aujourd'hui dans la notion d'« information ». La guérison ne dépend pas fondamentalement d'un savoir disponible mondialement. La pensée actuelle repose sur la conscience – la nouvelle physique la partage également – que ce que nous appelions encore récemment la « matière solide » ou la « substance matérielle » n'est en réalité qu'un effet de notre perception du monde. Car tout, jusqu'à l'atome le plus matériel dans son apparence, repose au bout du compte sur de l'énergie pure à des niveaux vibratoires variables, et sur un grand nombre de champs de force. La nouveauté, c'est aussi que l'on peut maintenant représenter de manière plausible et mesurer avec précision beaucoup d'« informations » subtiles, telles que l'état énergétique d'une eau. Et il existe aujourd'hui un nombre croissant de personnes qui ont un accès plus facile à leur intuition et même au monde spirituel, et beaucoup d'entre elles collaborent à la question de la médecine de l'information.

Guérir par l'information : l'homéopathie classique a emprunté cette voie depuis plus de 200 ans.

L'homme le plus connu qui, il y a 200 ans, a confronté les esprits à la question est Samuel Hahnemann, le fondateur de l'homéopathie. Il fabriquait des « dilutions » aqueuses de remèdes qui ne contenaient pratiquement plus de substance concrète – mais qui étaient justement les plus efficaces dans cet état. Une provocation absolue pour la médecine classique, et pour toute la pensée matérialiste ! Mais l'évolution se poursuivit : alors que Hahnemann œuvrait au moins encore avec de véritables médicaments, nous en sommes arrivés au point où nous préférerions laisser dans leurs prés les plantes dont nous voulons recueillir l'« information » sous forme d'une essence, si tant est que nous utilisons encore des plantes « réelles » pour

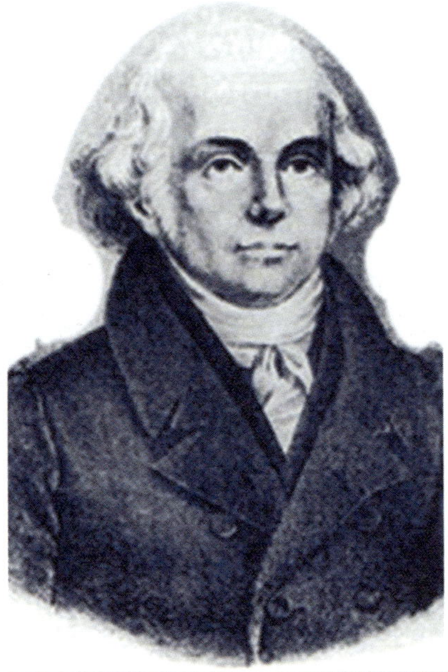

Le docteur Samuel Hahnemann (1755-1843), fondateur de l'homéopathie.

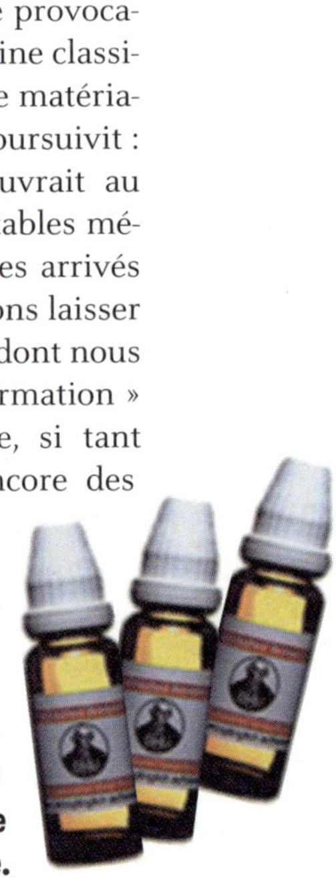

Les remèdes homéopathiques se présentent souvent dans des flacons de ce type.

fabriquer une eau aux vertus thérapeutiques. Je voudrais décrire ci-dessous quelques étapes sur ce chemin qui nous éloigne de plus en plus des concepts matérialistes traditionnels. Mais auparavant, permettez-moi une question :

Comment transformer une simple eau en remède ?

Tout d'abord, l'eau, dès qu'elle sort de terre, contient de nombreuses informations : n'oublions pas qu'elle a une histoire, acquise au fil de centaines, voire de milliers d'années. Les lieux où une eau mûre et ancienne paraît au grand jour ont de tout temps fait l'objet d'une vénération particulière. Certaines sources ont aussi des effets thérapeutiques manifestes et prouvés. Des sanctuaires, des stations thermales et des lieux de pèlerinage se sont constitués autour. Néanmoins, il faut encore savoir ceci : il ne suffit pas qu'une eau jaillisse fraîchement d'une source pour être porteuse d'informations favorables à la santé.

Il est évident que déjà une simple eau chargée des informations données par la nature n'est pas seulement une nourriture mais peut aussi être un excellent remède. Nous savons aussi depuis peu qu'en principe nous mourons aujourd'hui de soif devant des cruches pleines, parce que nous ne buvons plus l'eau simple et naturelle d'une source mais déversons toutes sortes de cochonneries inutiles dans notre eau : du sucre, de l'acide carbonique, des arômes artificiels – les sodas en remplacement d'une eau de source sont une façon simple et discrète de se rendre bien malade.

Si l'on veut utiliser l'eau comme un remède, on peut lui ajouter de nouvelles informations, comme cela se fait dans

Au cours des millénaires, l'eau est devenue porteuse d'une histoire et veut transmettre ce savoir.

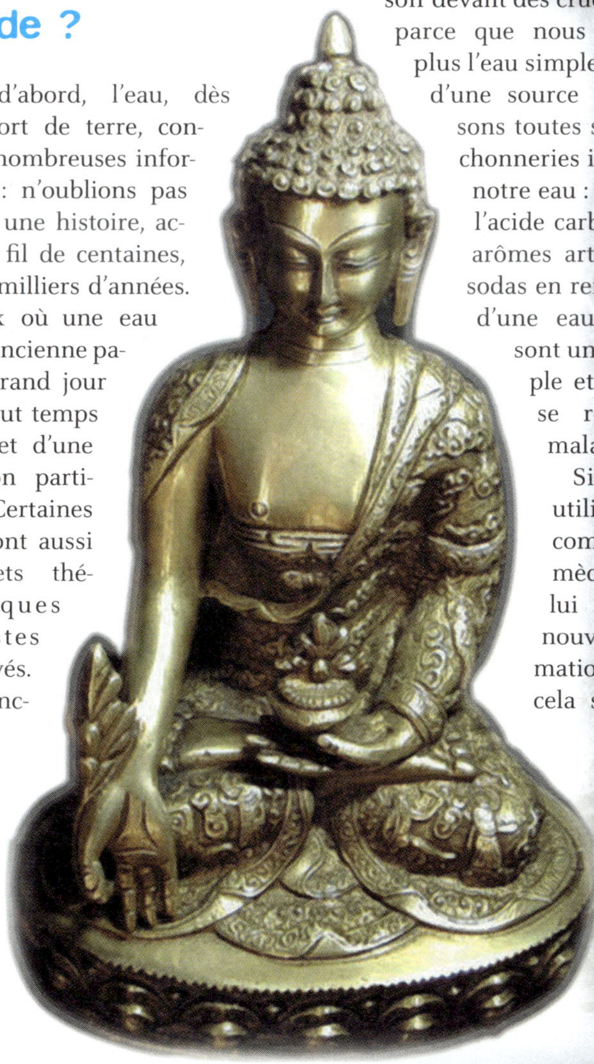

Ce Bouddha est celui de la guérison. Il est chargé et « habité» de cette information.

L'eau a-t-elle une mémoire ? L'eau est-elle animée ou inanimée ?

l'homéopathie, les thérapies florales et les procédés de vivification de l'eau. Pour comprendre la manière dont des eaux thérapeutiques préparées peuvent agir, nous devons toutefois nous distancier de la pensée matérialiste classique. L'eau n'est plus mise que brièvement en contact avec des médicaments, et elle est surtout chargée en énergie.

Des nouvelles connaissances provenant de tous les domaines de la science expliquent ce qui, selon la manière de penser habituelle, paraissait inexplicable ou contradictoire. Par exemple, l'idée que l'eau aurait une mémoire propre. Comment une substance aussi mouvante et adaptable peut-elle posséder quelque chose d'aussi stable qu'une mémoire ? Comment l'eau peut-elle même emmagasiner de l'énergie ? À la recherche de réponses, nous sommes souvent confrontés à de vieux modèles de pensée et à des images surannées du monde. Une question pressante se pose par exemple : l'eau, cette substance que nous considérons d'une manière si technique, est-elle animée et inanimée ? Car nous ne croyons capable de mémoire que ce qui appartient au monde vivant. Le

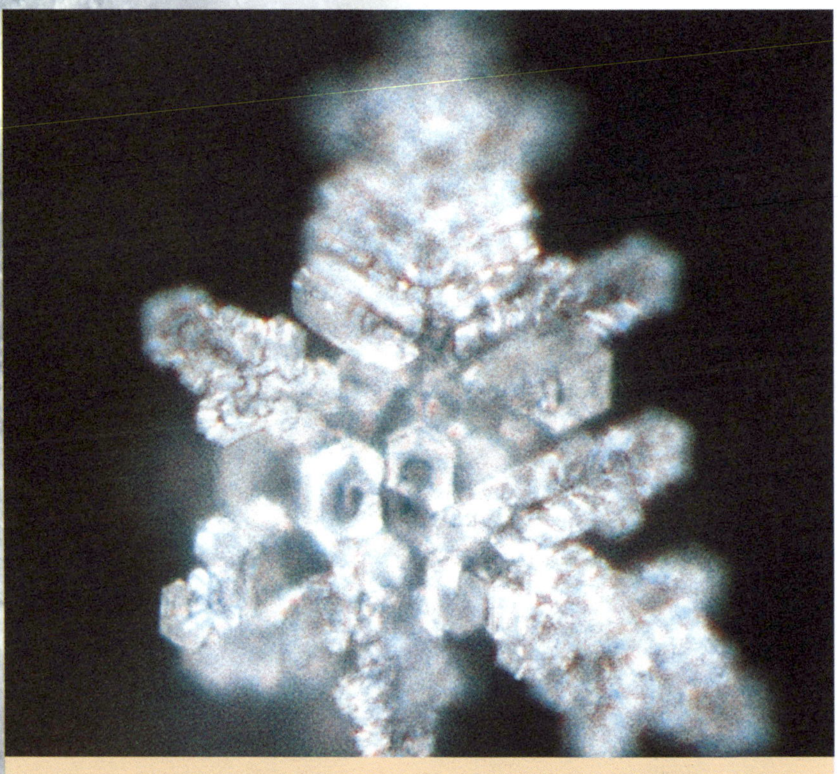

Une goutte de rosée sur une plante des montagnes de Kumano, dans des forêts vierges où habiteraient des dieux depuis des temps immémoriaux. Cette goutte de rosée a l'air d'être un messager direct des dieux, tellement elle paraît lumineuse et traversée de lumière.

mot « mémoire » est associé à « penser ». Or ceci n'est-il pas une caractéristique des êtres supérieurs ?

En fait, il existe un plan de construction pour toutes choses, une matrice créatrice, une sorte d'état idéal. C'est dans ce contexte que se développe chaque être (y compris chaque être vivant). Ce plan de construction, nous nous le représentons soit sous forme de plan divin, soit sous forme de sphère des idées, soit encore comme des champs énergétiques donneurs de forme. Chaque culture, chaque période historique a développé d'autres concepts à cet effet. Mais l'arrière-plan commun est le suivant. Si nous partons de l'état idéal, nous pouvons faire une différence entre « sain » et « malsain ». L'idéal est aussi l'état où tout est sain.

En outre, à partir du moment où tout se ramène à des vibrations et que la matière ne paraît solide que

Bien avant qu'Edward Bach eut fabriqué ses « fleurs de Bach » d'après la méthode solaire, Paracelse et Hildegarde de Bingen recueillaient les gouttes de rosée. De cette manière, ils disposaient d'essences florales obtenues à l'aide de la lumière de la lune.

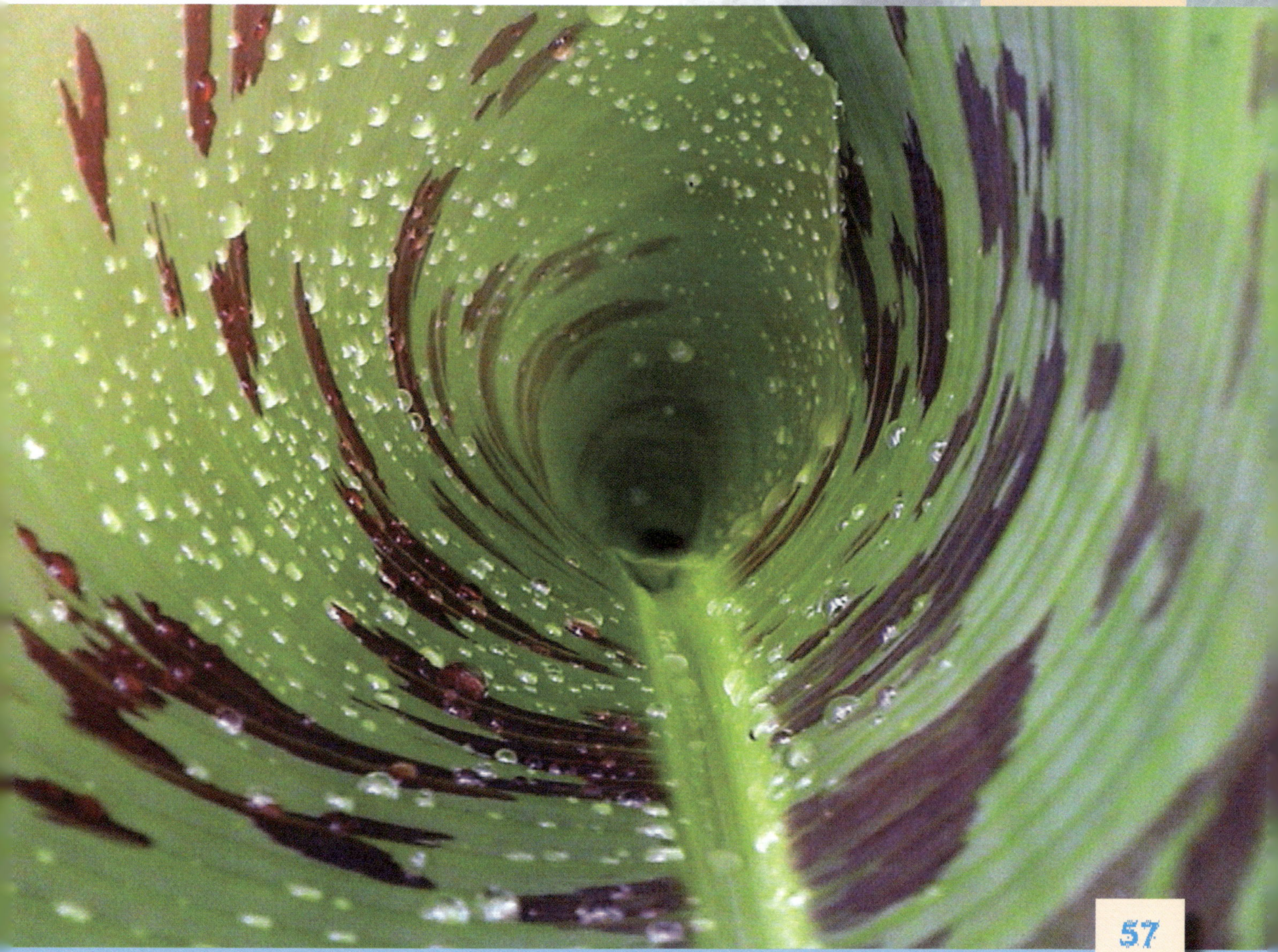

parce que ses vibrations sont très lentes, la distinction dogmatique et rigide entre le corps, l'âme et l'esprit ne tient plus. De ce point de vue, cela n'a donc pas de sens de traiter seulement le « corps » ou seulement le « psychisme ».

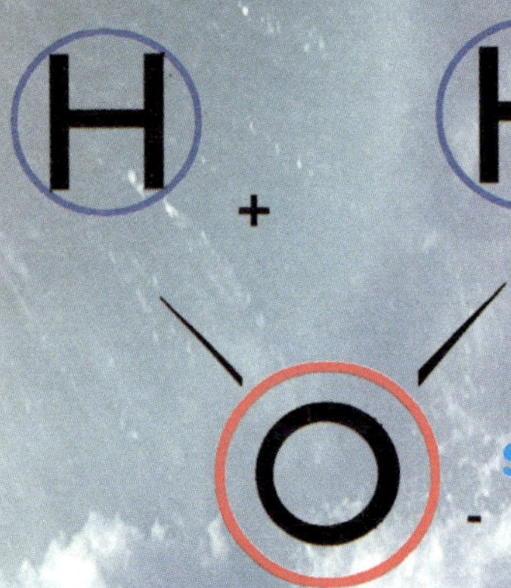

Les deux atomes d'hydrogène (H) paraissent chargés positivement et l'atome d'oxygène (O) négativement.

Comment les informations s'impriment-elles dans l'eau ?

L'eau est un porteur idéal d'information, en raison justement de sa mobilité !

Grâce à la structure toute particulière de la molécule d'eau, de très nombreuses informations peuvent être captées, stockées et propagées. Cette structure est toute simple : tout le monde connaît la célèbre molécule H_2O. Elle se compose de deux atomes d'hydrogène (H) et d'un atome d'oxygène (O). L'oxygène attirant les électrons de l'hydrogène, paraît donc chargé négativement. Les atomes d'hydrogène, en revanche, semblent avoir une charge électrique positive.

Ce qui est passionnant, c'est que cette molécule n'est pas aussi symétrique qu'un cercle par exemple. Elle présente un certain déséquilibre spatial. En effet, les deux atomes d'hydrogène forment ensemble un angle saillant (104°), ce qui crée une « polarisation » : le champ électromagnétique n'étant pas partout pareil et neutre autour de la molécule, on parle d'un « dipôle », avec une charge plus positive d'un côté et une charge plus négative de l'autre. Cette propriété fait sans doute que la position de la molécule dans l'espace n'est ni due au hasard, ni même indifférente.

Cette structure conduit à la formation de « liaisons hydrogène pontales » entre l'oxygène négatif et l'hy-

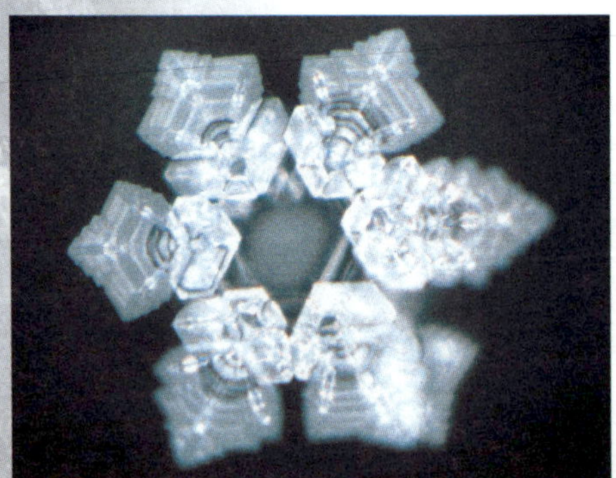

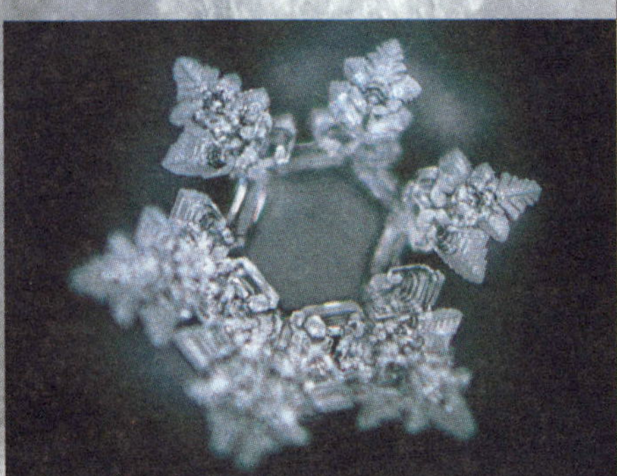

Trois nouvelles essences florales de Findhorn produites selon la méthode solaire du docteur Edward Bach. À gauche : ajonc. En haut : primevère écossaise. À droite : fleur de cerisier. Chacune de ces essences présente un air différent, transmet un autre message. Mais toutes exercent un effet thérapeutique. On le reconnaît à la grande finesse des cristaux.

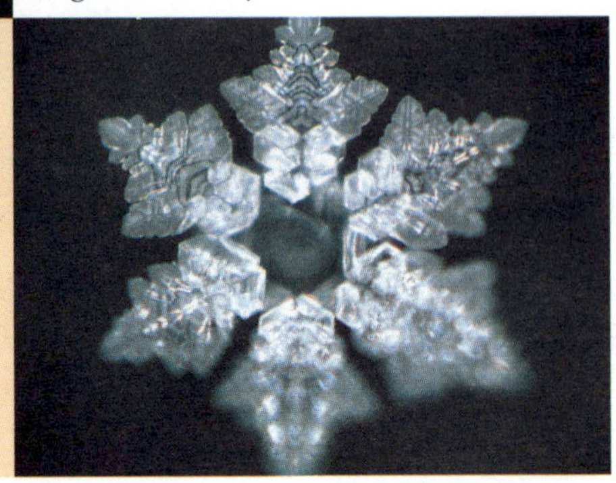

drogène positif de molécules voisines. Ainsi beaucoup de molécules d'eau peuvent se lier ensemble selon les motifs les plus divers : elles forment alors des structures ramifiées ou agrégats. C'est sans doute la formation de ces agrégats qui permet la mémorisation de l'information. Car chaque influence d'ordre énergétique crée un ordonnancement différent des molécules d'eau et suscite même au sein des agrégats des formes vibratoires spécifiques.

Ces vibrations peuvent se caractériser par leurs fréquences. Mais on peut également rendre leur influence visible car ce sont sans doute elles qui, dans les photos des cristaux d'eau de Masaru Emoto, déterminent les formes que prennent les différents échantillons d'eau. Des recherches à tous niveaux essaient actuellement de comprendre comment cela fonctionne exactement.

En tout cas, la transmission à une eau de toutes sortes d'informations (c'est-à-dire d'énergies ou de vibrations) peut se produire de différentes manières. Bien sûr, ces informations inscrites dans l'eau peuvent se transmettre à leur tour à l'homme, dans le domaine médical par exemple sous forme de bains thérapeutiques, d'essences et de médicaments. Nous ne donnerons ici qu'un petit aperçu de la manière dont on peut se représenter et expliquer sous une forme quelque peu imagée et plausible cette transmission de l'information.

C'est la part spirituelle du médicament qui agit

Dans la production des médicaments, il y a toujours eu une tendance qui cherchait à « dégager par distillation » l'essence, ou l'esprit, du remède en question. Paracelse, inventeur de la spagyrie et Samuel Hahnemann, fondateur de l'homéopathie, en sont des exemples notoires.

En homéopathie, on dynamise les substances de départ au cours de dilutions successives. Leur effica-

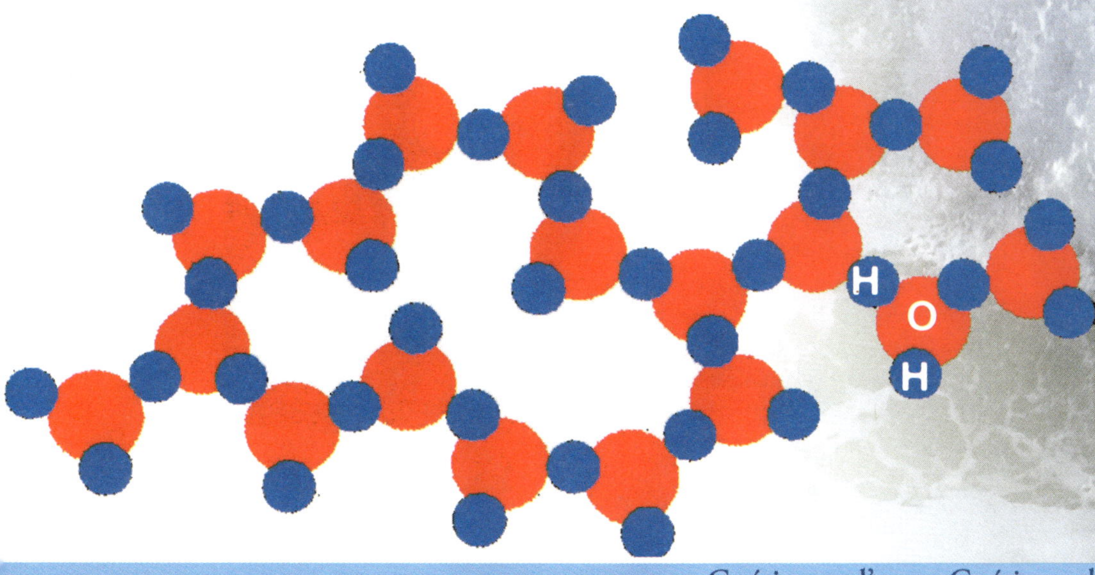

Le modèle de l'eau sous forme d'agrégat montre la disposition des molécules dans l'espace. Celle-ci détermine sans doute le stockage de l'information.

cité s'en trouve accrue. Ainsi l'effet d'un médicament est d'autant plus fort que sa dilution est plus élevée. L'effet, lui n'est pas dilué, tout au contraire ! Mais il ne se déploie qu'à partir du moment où la substance est agitée ou triturée. C'est pourquoi beaucoup d'homéopathes recommandent d'agiter le flacon d'un remède liquide avant usage afin de l'activer encore une fois.

Pour le raisonnement classique fondé sur la matière, cela paraît insensé car à partir de la dilution C12 à $1:100^{12}$, il est certain qu'il n'existe plus aucune molécule de la substance de départ dans le médicament. Du point de vue de la médecine officielle, un tel produit ne devrait donc avoir aucun effet thérapeutique. Mais si nous recourons à cette notion d'information, nous comprenons plus facilement comment cela peut fonctionner. Lorsque le liquide est agité, l'information véhiculée par la substance de départ est transmise à l'eau ; les agrégats de molécules d'eau se regroupent conformément à la nouvelle information. Ils enregistrent alors dans leur mémoire le pouvoir d'action du médicament afin de le retransmettre au moment de son administration.

Une eau de source fraîche, des fleurs et de la lumière solaire sont les « ingrédients » des fleurs de Bach au pouvoir guérisseur.

Essences florales – l'esprit des fleurs dans l'eau

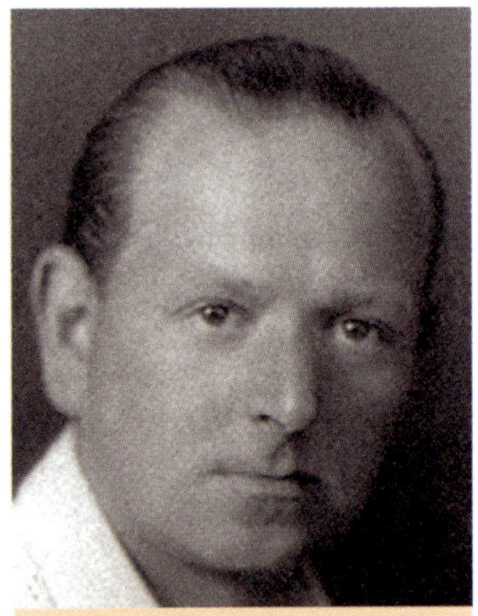

Dr Edward Bach 1886 - 1936

Dans les années 1930, le médecin anglais Edward Bach avait trouvé une méthode simple pour rendre accessible sous la forme d'un remède « l'essence » d'une plante, c'est-à-dire les informations thérapeutiques qu'elle contient. Ce sont ces remèdes qu'on appelle les « essences de Bach ». Elles sont obtenues selon la méthode de la « macération solaire ». On prend un grand récipient en verre rempli d'eau de source pure, et on le pose à l'endroit où la plante en question pousse. Puis on cueille les fleurs, les dépose à la surface de l'eau et laisse le soleil les éclairer. De cette manière les informations de la fleur sont transmises à l'eau par la lumière du soleil.

Edward Bach a trouvé une correspondance entre les plantes et les problématiques psycho-somatiques. Son

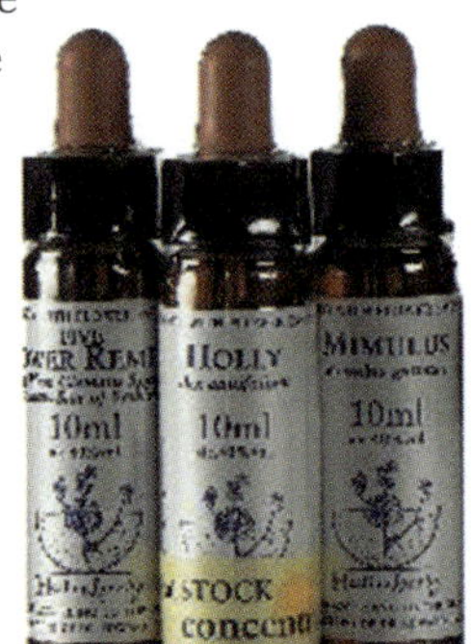

Essences de fleurs de Bach.

livre *La Guérison par les fleurs* décrit très bien sa tentative de guérir toute la personne – ou plutôt tout l'être vivant – par l'intermédiaire de la psyché. Car depuis, les fleurs de Bach ont également trouvé leur application dans la médecine vétérinaire. Même les plantes y réagissent très favorablement.

Bach déjà pensait que les 38 essences trouvées n'étaient pas tout. D'autres plantes s'y ajouteraient sûrement. Effectivement, d'autres essences florales furent développées selon la même méthode. Les plus connues sont sans doutes celles de Findhorn. Emoto en a examiné quelques unes d'après sa méthode et obtenu de merveilleuses images de cristaux. Il écrit : « Chaque cristal est si beau qu'il pourrait nous ensorceler. Rien qu'à les regarder, l'âme et le corps sont soignés. »

Bea Mark, thérapeute munichoise en médecines naturelles et auteur d'un livre sur les fleurs de Bach, m'a expliqué : « Une différence entre les essences florales anciennes et celles d'aujourd'hui réside dans le fait que le médiateur que nous utilisons maintenant est la lumière du soleil alors que Paracelse et Hildegarde de Bingen récoltaient encore les gouttes de rosée. C'étaient également des essences de plantes mais leur médiateur était la lumière de la lune. »

Un pas de plus en direction d'une médecine de l'information est franchi par des producteurs comme Bea Mark qui préparent les essences florales d'après la « méthode des cristaux ». Dans ce système, la substance dont on recherche l'information et l'eau à laquelle l'information est transmise n'entrent plus en contact. La fleur n'est pas cueillie. On tire l'information directement de la plante vivante.

Les motifs vibratoires des plantes sont transmis à l'eau et provoquent la guérison.

Pour le dire simplement, le processus est le suivant : on remplit d'eau de source la géode d'un cristal, c'est-à-dire une pierre creuse de forme ronde tapissée à l'intérieur de cristaux, et on la tient sous la fleur, de façon que la lumière du soleil traverse la fleur, tombe sur les pointes des cristaux et se reflète dans l'eau.

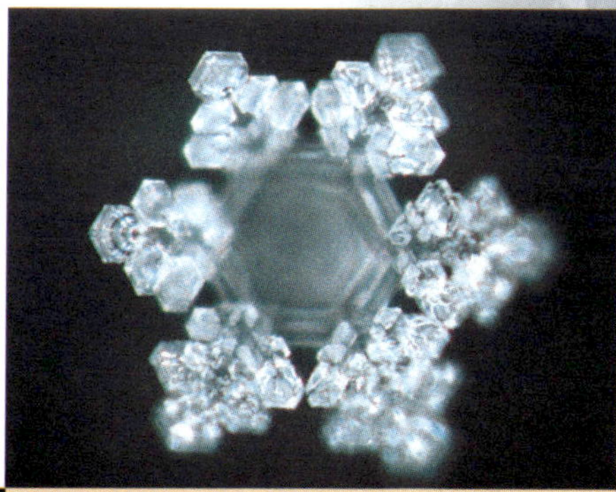

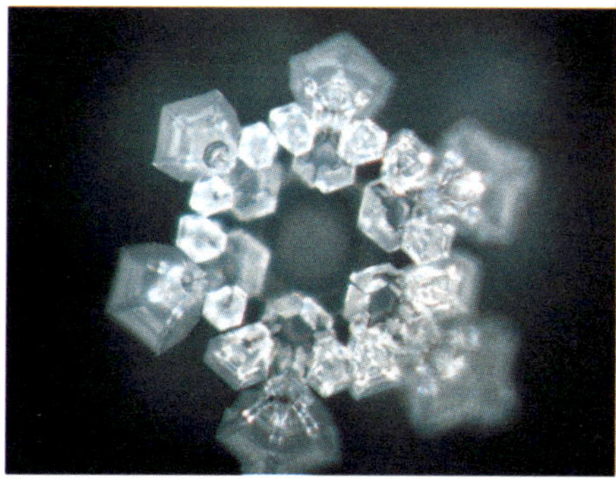

Trois autres images de cristaux réalisées à partir des essences florales de Findhorn. A gauche : nombril de Vénus (Umbilicus rupestris) – en haut : valériane – à droite : sureau. Rien que la vue de ces images n'est-elle pas déjà salutaire ? Contemplez la valériane quand vous vous sentez stressé. Ne rayonne-t-elle pas un calme concentré ?

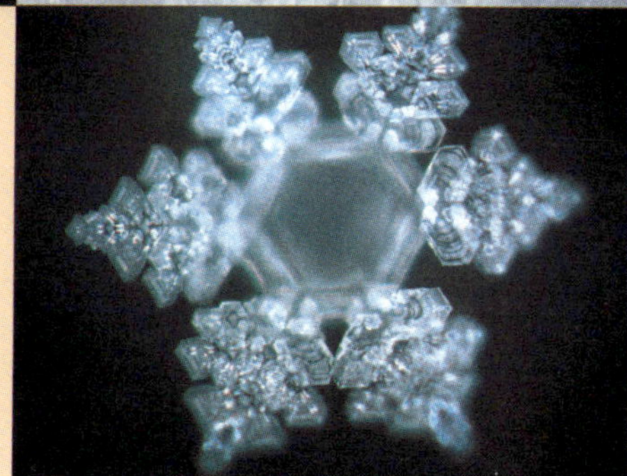

Il en résulte un flux d'énergie entre la fleur, le cristal et l'eau. Aucune explication matérialiste ne peut rendre compte de la façon dont agissent de telles essences. Pourtant, leur effet est rapide et profond. J'ai pu l'expérimenter sur mon propre corps, ou plutôt sur mon propre psychisme, car ces essences agissent en même temps sur les plans de l'âme et de l'esprit. Ce sont les informations qui guérissent. Le motif vibratoire de la plante se transmet à l'eau, l'eau recueille les motifs, les enregistre et les rayonne à son tour. Nos corps énergétiques peuvent réagir rapidement à de telles informations et entrer en résonance avec elles, donc se réorganiser positivement.

Grâce à cette méthode de production de cristaux, il est possible aujourd'hui d'obtenir des essences de plantes protégées et extrêmement rares. Même des essences d'animaux comme les dauphins sont devenues possibles. Il n'existe malheureusement pas encore de photos des cristaux de ces toutes nouvelles essences.

L'eau potable et ce que nous pouvons en faire

Maladie et guérison – question immense dans notre vie, à laquelle l'eau qui contient des informations thérapeutiques peut apporter une aide importante. Mais sans aller jusque là, la vie quotidienne tout ordinaire n'existerait pas sans eau. Nous prenons de plus en plus conscience de l'importance de l'eau potable à travers la question de sa disponibilité et de sa qualité. De nombreuses méthodes de mesure et d'analyse permettent de vérifier la qualité de l'eau sous différents aspects : devons-nous boire l'eau en bouteille ou du robinet ? Que dire des bouteilles PET ? Combien de temps l'eau se conserve-t-elle ? etc.

Une question s'impose : si en ajoutant des informations à l'eau nous en faisons des remèdes utiles, ne serait-il pas possible de faire de notre eau quotidienne un aliment précieux ? La question de la qualité spirituelle de l'eau n'est-elle pas au moins aussi

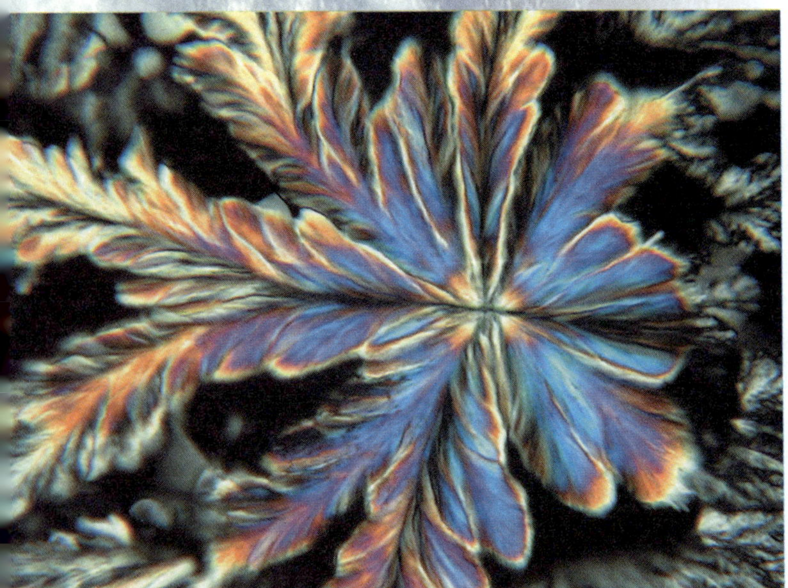

Comme d'un autre monde : l'eau de la source Vulkania à Blumau, présentée par l'institut ARC Seibersdorf. L'eau est évaporée et les substances minérales résiduelles sont photographiées sous le microscope. Cette image montre en quelque sorte la charpente osseuse, tandis les photographies de cristaux reproduisent l'aura.

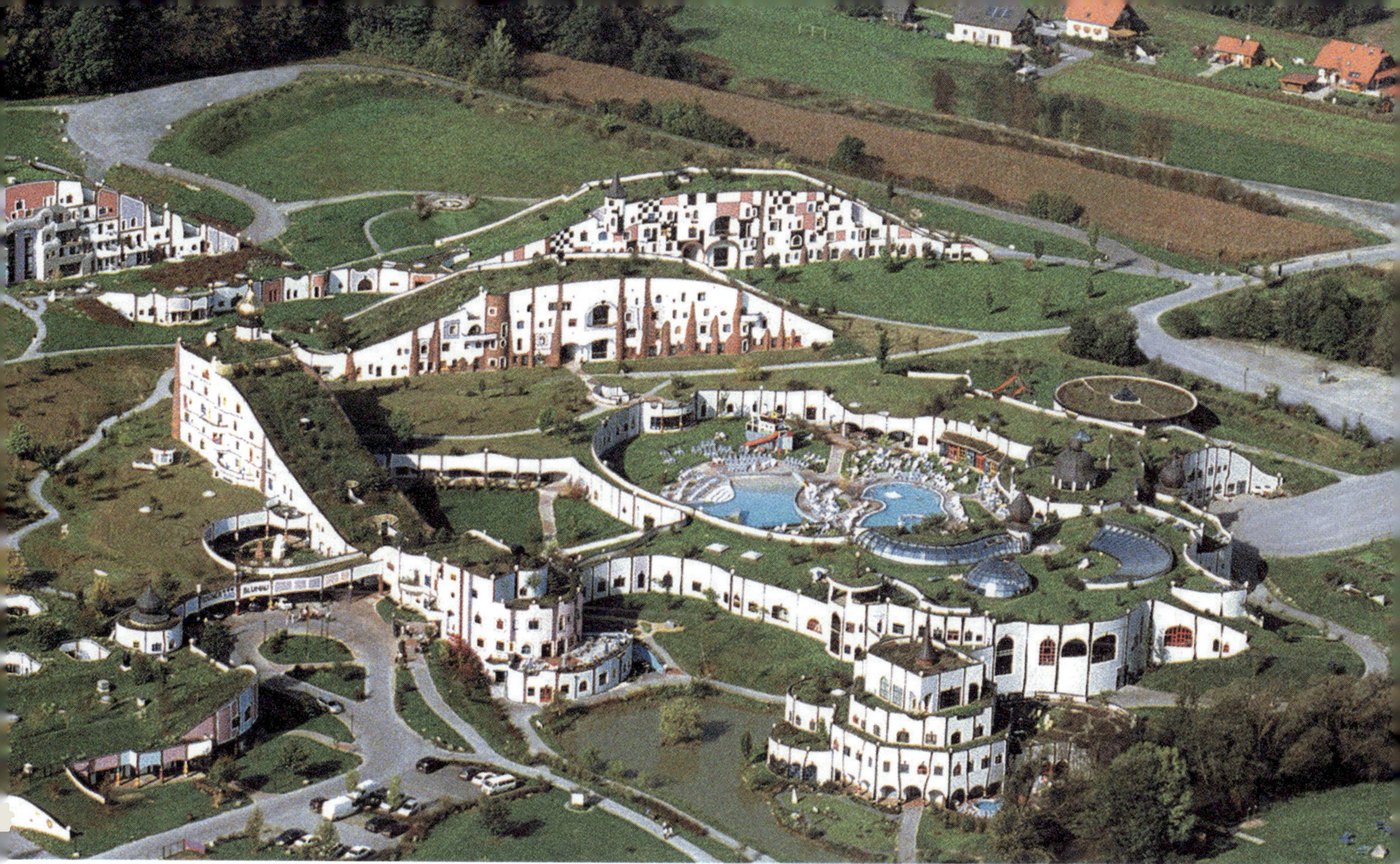

importante que celle de sa qualité matérielle ? Et enfin, que pouvons-nous faire très concrètement ?

Il y a quelques années, le chercheur japonais Masaru Emoto, a commencé à nous présenter un grand nombre de possibilités, et comme à l'époque de l'homéopathe Hahnemann, beaucoup furent indignés et d'autres enthousiastes. Mais nous y reviendrons. Considérons pour l'instant des eaux naturelles spécifiques.

Bad Blumau : la sagesse des profondeurs

Lorsqu'on arrive à Bad Blumau, on se trouve transposé dans un autre monde, un paysage de contes de fées. Bien que la station thermale comprenne un important complexe hôtelier, on n'en voit presque rien. Les différentes maisons sont intégrées au paysage avec partout des formes fluides. Tout cela dans une richesse de couleurs qui ne paraît jamais chaotique. J'ai compris pourquoi Friedensreich Hundertwasser, qui fut chargé de la conception, disait que la ligne droite produisait un effet artificiel si elle était l'unique élément dans le tracé des plans. L'architecture offre un équilibre harmonieux et une impression de mouvement : formes fluides d'un côté, structures claires de l'autre. En

Bad Blumau vu d'en haut. L'artiste Hundertwasser a créé ici une « nature habitée ».

Peut-être le contact avec cette eau éveillera-t-il en nous un profond respect pour la création.

ce sens, l'architecture renforce l'effet thérapeutique des bains.

À Bad Blumau, des sources chaudes et profondes sont amenées à la surface. La source Vulkania arrive avec une pression considérable, à une température de 107 °C, depuis une profondeur de 3000 mètres. L'eau est si minéralisée qu'il n'est pas nécessaire d'y ajouter du chlore pour la désinfecter.

À qui cette eau est-elle bénéfique ? Au cours des années, quelques effets importants ont été démontrés : l'eau guérit parfois d'une manière presque miraculeuse des maladies cutanées et des rhumatismes. Le directeur médical, Wolfgang Kölbl, dit : « Nous essayons bien sûr de comprendre scientifiquement ce phénomène afin de publier des résultats clairs et recherchons à cet effet des méthodes d'analyse appropriées. L'eau de Vulkania est très profonde et ancienne. Elle s'est formée je dirais il y a 100 000 années. Elle contient un « savoir » immense et c'est en cela qu'elle est efficace. L'important est l'information enregistrée. L'analyse chimique en dit moins que par exemple la mesure de la biorésonance. »

Kölbl est à la fois un médecin désireux de savoir, qui veut des faits, et un philosophe, voire un mystique. Dans une conversation plus longue, il a dit une fois : « Une eau comme celle de la source Vulkania veut venir aux hommes. Je crois que les sources arrivent à la surface quand nous en avons besoin. L'impulsion part de la source : elle cherche des hommes, de sorte qu'elle est poussée vers le haut parce que l'époque en a besoin. Nous vivons une période critique et aurons besoin, dans un avenir proche, de substances curatives et de connaissances sur la

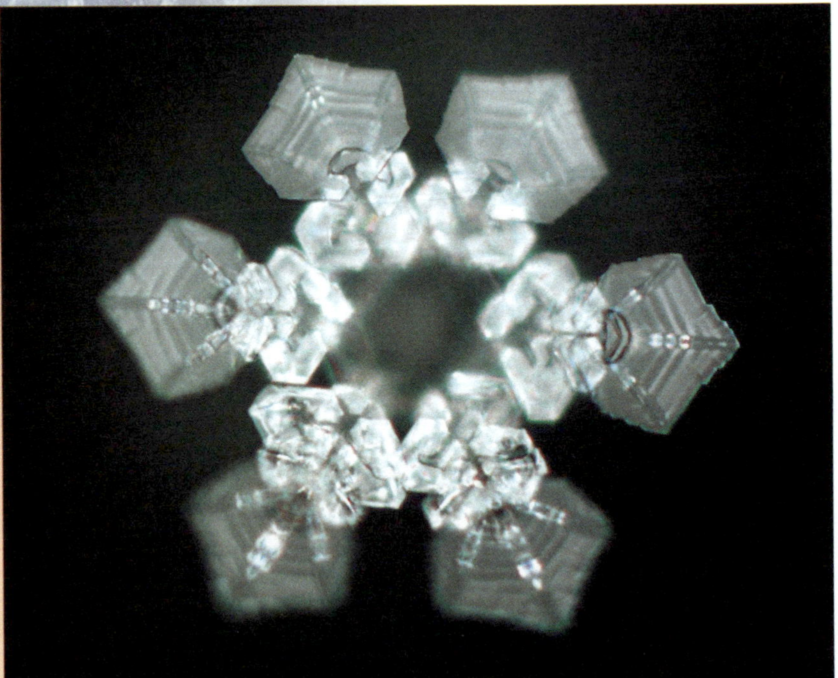

L'eau de la source Saint Léonard est une pure eau artésienne. Sa structure de base est très claire, comme si elle incarnait la sagesse et la maturité de l'âge. Elle me paraît pleine de dignité et m'inspire le respect. C'est la plus ancienne des quatre sources trouvées à saint Léonard. Sa qualité thérapeutique est authentifiée depuis 1734.

croissance et la réalité. »

Des paroles encourageantes en contrepoids à l'atmosphère pessimiste et aux peurs de fin du monde de beaucoup de nos contemporains. Peut-être que le contact avec cette eau éveille en nous un profond respect pour la création. Alors nous ne prenons plus comme allant de soi les cadeaux que la vie nous donne, la vie elle-même étant déjà un cadeau. Cela favorise la gratitude et l'amour. Kölbl l'exprime ainsi : l'eau est en fait le symbole de l'amour. Elle ne s'arrête pas mais continue toujours. Elle recueille tout et ne juge pas, est tolérante, infiniment tolérante, et c'est cela le véritable amour... L'amour doit être réintroduit dans notre monde. »

Saint-Léonard : une eau de source vivante

La région des sources de Saint-Léonard près de Rosenheim est une réserve classique d'eau potable. C'est sans doute un ancien lieu de force car des fouilles ont permis d'y découvrir des objets de l'âge de la pierre. Les Celtes et les Romains ont séjourné ici, et un peu plus loin, dans la forêt, se dressait un ancien temple de Mithras. La source de Léonard, cependant, était tombée dans l'oubli, jusqu'à ce qu'elle fut redécouverte en 1734 par un homme très malade. Il pria saint Léonard qui lui apparut en rêve et lui prescrivit de boire de l'eau qu'il trouverait à côté de la chapelle Saint-Léonard. « L'homme, un certain Christoph Riel, creusa la terre et trouva la source de Léonard. Il en but matin et

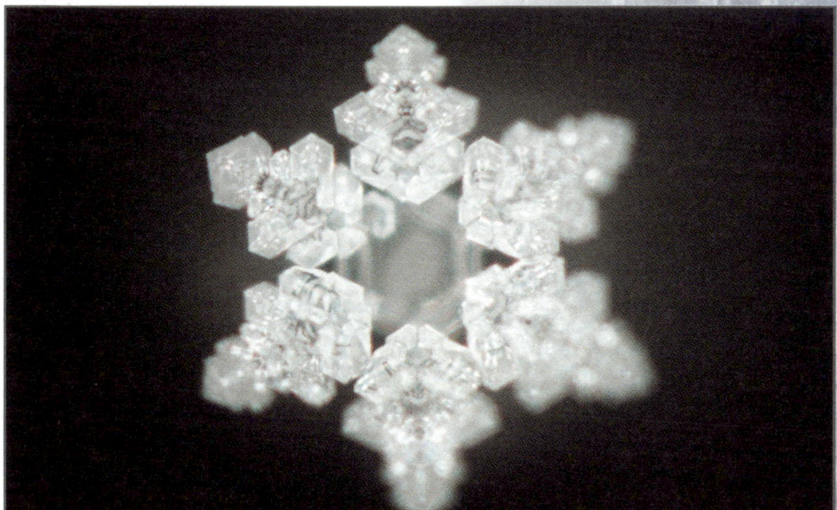

Aqua Luna de Saint Léonard : un cristal touchant, qui rayonne de l'amour. La source Aqua Luna, c'est-à-dire la source Lune-Eau, fait honneur à son nom ! Un phénomène étonnant fut en effet mesuré à cette source : à la pleine lune, son énergie est trois à quatre fois supérieure.

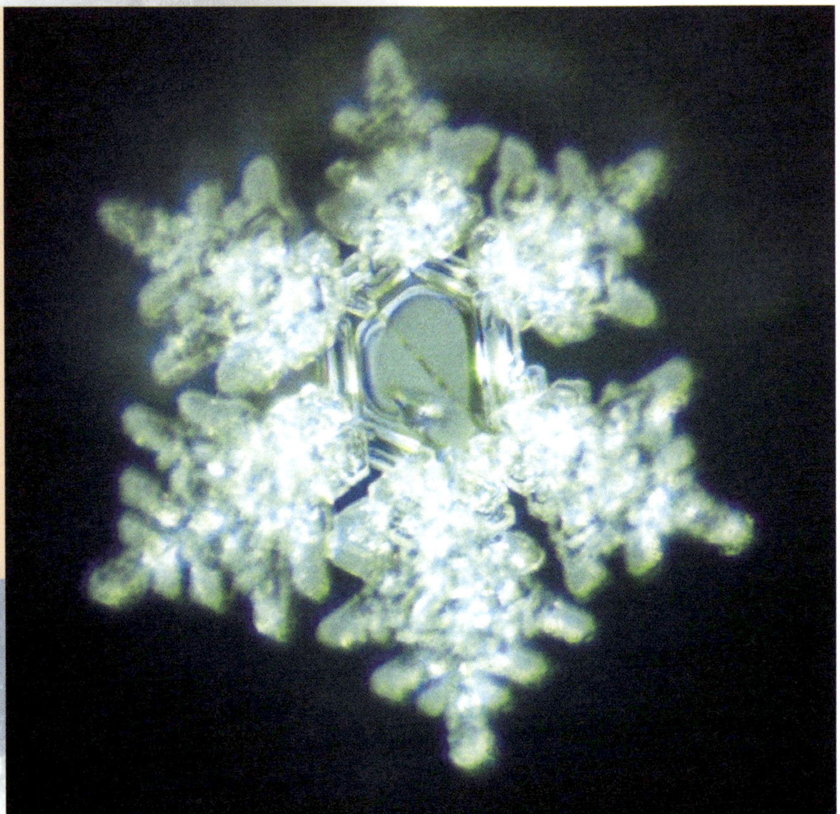

La source du Soleil de Saint Léonard : ce cristal paraît très expansif, mais dès le premier coup d'œil, j'ai été étonnée de le voir s'étendre surtout dans une direction. Ensuite, j'ai observé le milieu. Ne forme-t-il pas l'image stylisée d'un cœur ? Curieusement, cette eau a déjà fait ses preuves dans des problèmes cardiaques.

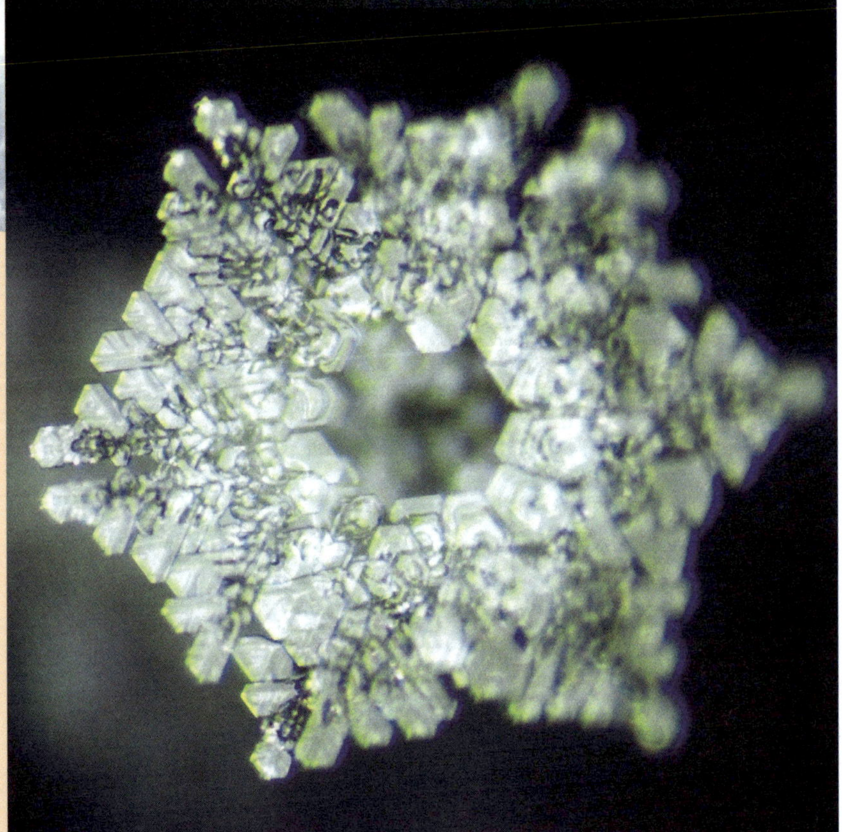

La source de Lumière de Saint Léonard : ce cristal exprime très clairement sa nature lumineuse. La source porte certainement son nom à juste titre, avec ce rayonnement qui part d'elle. On dirait même que de nouveaux cristaux se forment en son milieu et poussent vers l'avant. Il semble impossible de tailler une pierre aussi joliment que le fait ici la nature.

soir, ses calculs disparurent et depuis, il est de nouveau en bonne santé. »

Hans Abfalter senior, l'actuel gérant de la source, a rencontré cette eau par une voie analogue. Souffrant de gros problèmes de santé, il était sur le point de se faire opérer du genou et de certains disques intervertébraux. Avant la date de l'opération, il rencontra une ancienne connaissance qui était devenue thérapeute de médecine douce. Elle lui dit sans détour que l'un de ses deux reins ne fonctionnait pas suffisamment et lui déconseilla de boire de « l'eau minérale » parce que les minéraux se déposeraient encore davantage en lui. Lorsque quelques semaines plus tard, Monsieur Abfalter se vit proposer le territoire de la source dans son travail, cela fit tilt en lui. Il apporta au thérapeute une bouteille de cette eau pour qu'il la teste. Ce dernier fut stupéfait de l'intensité du rayonnement énergétique et découvrit également que cette eau emporterait les calculs de monsieur Abfalter – et c'est ce qui arriva.

La famille Abfalter acheta évidemment la source. Depuis, trois autres sources ont été trouvées : la source Aqua-Luna, la source de Lumière et la source du Soleil. Malgré l'entreprise de mise en bouteille à 100 mètres à l'aval, on peut aller à l'endroit où l'eau sourd de terre et se remplir ses propres bouteilles.

Abfalter voulut évidemment en savoir davantage sur l'effet guérisseur de l'eau. Il fit faire plusieurs analyses dont une mesure biophysique des fréquences selon la méthode du physicien Paul Schmidt ainsi qu'une analyse biosensorielle par Madame le docteur Kempe de l'institut Ludwig-Boltzmann. Les deux méthodes ont confirmé l'excellent effet guérisseur des sources. Les résultats permettent également de dire quelle source convient particulièrement à quels troubles.

Éduquez vos propres facultés de perception.

« Ce qui compte plus que toutes les connaissances scientifiques, dit Abfalter, c'est le ressenti personnel. Essayez les eaux ! Laquelle est la plus douce en bouche, la plus agréable. C'est celle-là qui est la bonne pour vous. Rééduquez vos propres facultés de perception. Nous avons juste désappris. »

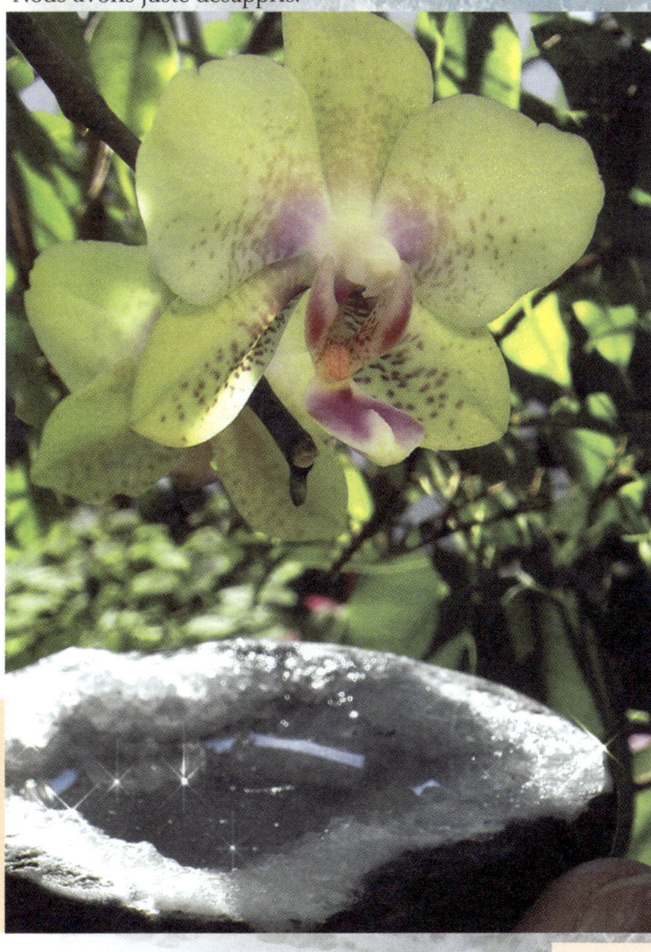

Production d'une essence d'orchidée selon la méthode des cristaux. Une géode de cristal de roche remplie d'une eau de source pure est placée sous la fleur. La lumière du soleil transporte les informations à l'eau.

Vivifier soi-même l'eau du robinet

Est-ce vraiment possible ? Comment pouvons-nous réinsuffler un soupçon de vie à cette eau poussée sous haute pression à travers les conduites, afin qu'elle transmette à notre corps une information vivifiante ?

L'une de manières les plus simples d'améliorer l'eau est d'utiliser des couleurs.

Une remarque avant de commencer : dans la nature, le plastique n'existe pas. L'eau des bouteilles en plastique transmet les vibrations du plastique. On peut protéger son corps de cette information ainsi que des solvants et des adoucisseurs contenus dans les bouteilles en PET. Il vaut mieux une eau en bouteille de verre. Même l'eau normale du robinet est généralement préférable à l'eau en bouteilles de plastique.

L'intérêt d'activer une eau provenant du robinet dépend en premier lieu de la qualité chimique et physique de cette eau. Ces données peuvent être obtenues par exemple auprès des distributeurs d'eau. Mais il faut savoir qu'une vivification de l'eau n'en élimine pas les substances nocives.

Une méthode extrêmement nouvelle permet de travailler sur une eau chimiquement très pure. On obtient cette eau par distillation ou osmose inverse. Cette eau ne contient plus rien : plus de substances nocives, de minéraux, mais aussi plus aucune de ses informations initiales qui font d'elle un apport naturel de vie, un transmetteur d'énergie de vie. D'Amérique surtout, nous vient la tendance de boire de l'eau « pure », peut-être parce que là-bas, toute initiative de pureté peut devenir moderne. Aucun pays de la terre n'est plus désinfecté que les États-Unis. Quoi qu'il en soit, même du point de vue médical, la question de savoir si l'eau distillée peut être un « stimulateur de vie » est très controversée. Compte-tenu de tout ce que nous connaissons en matière de transmission de l'information, il ne semble pas avantageux de remplacer une eau de source vivante par de l'eau chimiquement pure.

Dans la plupart des communes, l'eau potable n'est pas si mauvaise. La ville de Munich fait même de la publicité pour son eau : sa teneur en substances nocives, en nitrates, etc., est très faible.

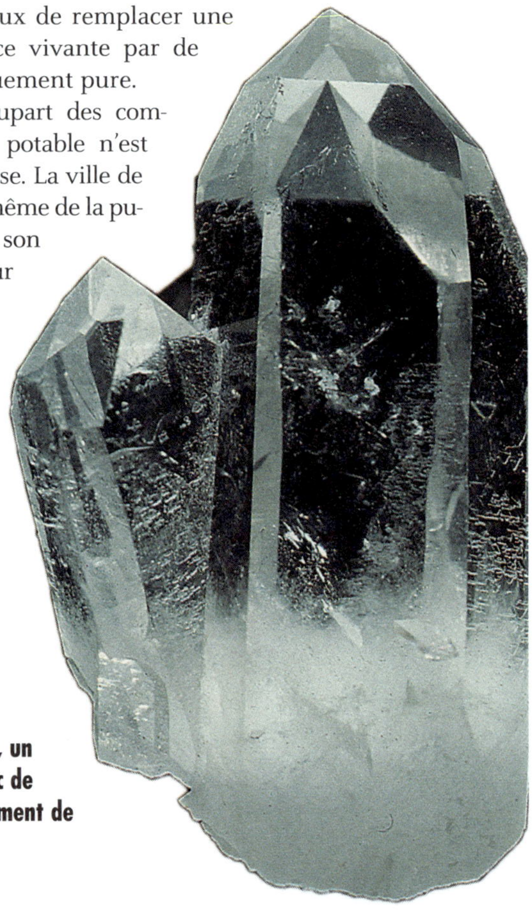

Depuis les temps anciens, le cristal de roche est considéré comme une pierre thérapeutique. Il remplissait deux fonctions. D'une part, il servait à éliminer du corps les mauvaises énergies. Comme il se chargeait lui-même de ces énergies, il devait, après la cérémonie thérapeutique, être fortement (énergiquement) purifié. D'autre part, un guérisseur ou un chaman pouvait ensuite le recharger avec de puissantes énergies de guérison. Ainsi, il donnait constamment de l'énergie à celui qui le portait sur lui.

Cependant, l'eau du robinet n'a qu'une teneur en information relativement faible. Mais sur ce point, nous pouvons agir et donner nous-mêmes à l'eau une information de grande qualité.

Depuis les recherches d'Emoto, nous savons par quels procédés l'eau peut se charger en vibrations : par des sons, des caractères d'écriture, des images et la parole que nous lui adressons. Mais dans tous ces modes d'activation, c'est notre intention effective qui compte le plus. Nous nous tournons consciemment vers l'eau. Un principe de base nous guide : « L'énergie suit l'attention ». Le simple fait de se tourner avec amour vers l'eau contribue donc déjà en lui-même à l'amélioration de l'information par notre eau de boisson.

Voici une autre méthode pour introduire de l'information dans notre eau de boisson : beaucoup de personnes déposent dans l'eau des pierres, des cristaux, et surtout des pierres précieuses. Mais je ne le conseillerais qu'à ceux qui ont développé une sensibilité suffisante pour sentir quelle pierre leur fait effectivement du bien. Il faut surtout avoir à l'esprit que les pierres ont été autant malmenées que l'eau, souvent déjà lors de leur extraction, de leur transformation ou dans le commerce – et elles portent ces énergies négatives en elles. Certains livres renseignent bien sur l'effet guérisseur des pierres.

Il faut songer que, par nature, chaque pierre est une entité distincte et porte des informations différentes en elle. Une obsidienne est totalement différente d'un quartz rose, mais même chaque quartz rose est un individu unique ! En fait, les quartz conviennent le mieux : ils ressemblent un peu à l'eau et sur-

Étant nous-mêmes composés en grande partie d'eau, nous, les êtres humains, devrions manipuler l'eau avec amour et responsabilité.

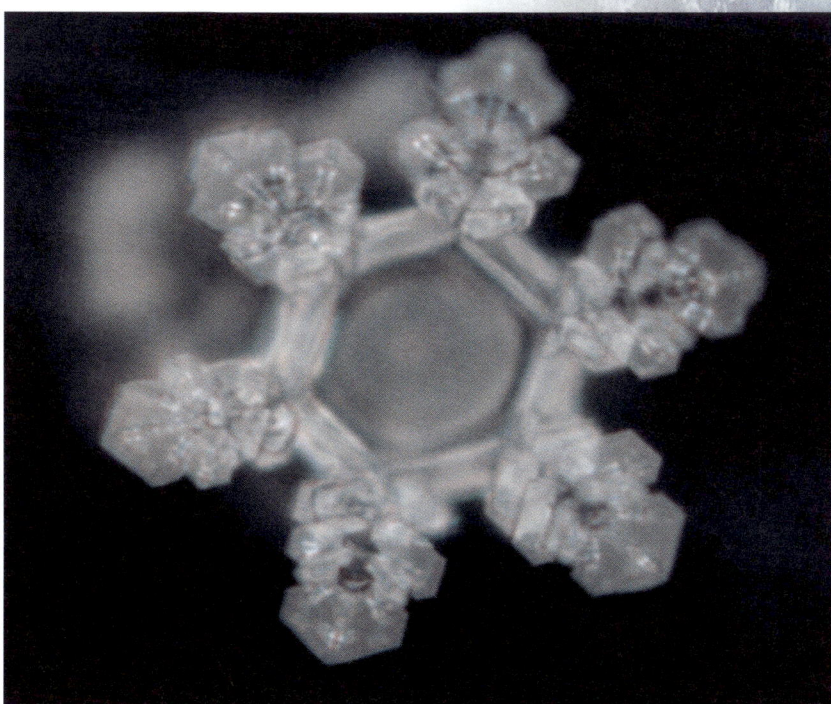

Un petit cristal de roche a été déposé dans de l'eau, qui a donné ce cristal clairement structuré.

tout, le cristal de roche clair est facile à « informer », par exemple à la lumière du soleil ou de la lune. D'une manière générale, il est important de pratiquer régulièrement un nettoyage énergétique des pierres que l'on utilise pour préparer l'eau.

L'une des manières les plus simples d'améliorer l'eau est d'utiliser des couleurs. Posez votre carafe d'eau sur un beau linge de couleur, jouez un peu avec, faites des expériences : quelle qualité de couleur voulez-vous aujourd'hui prendre en vous ? Plutôt le rouge constructeur ou le vert plus doux, qui apporte des forces de vie, ou l'effet thérapeutique du violet ?

Depuis que je connais les merveilleuses images des cristaux d'eau de Masaru Emoto, j'aime poser mon verre d'eau sur l'une de ces images. J'en ai copié et laminé certaines à cet effet. Ainsi, l'eau peut prendre en elle l'information des dauphins joueurs, folâtres et sauteurs, ou l'énergie de l'eau après la prière. On peut bien sûr aussi montrer des mots à l'eau, comme l'a fait Emoto, ou des signes géométriques qui revêtent pour nous, personnellement, une signification particulière.

Les nuits de pleine lune, je sors volontiers une carafe remplie d'eau, ce qui l'enrichit beaucoup. On peut également faire l'essai avec des constellations de planètes intéressantes. De cette façon, on aiguise sa conscience des phénomènes cosmiques. De Saint-Léonard, nous connaissons par exemple le remplissage en pleine lune : des mesures ont montré que cette eau est presque quatre fois plus énergétique que mise en bouteille les autres jours et qu'elle contient un spectre élargi de fréquences.

Sur le chemin spirituel : parler avec l'eau

Pour finir, la manière la plus simple, la plus fondamentale et sans doute aussi la plus ancienne d'améliorer l'eau est la prière, quel que soit le sens que chacun d'entre nous peut lui donner. Parler à l'eau dans le recueillement, avec gratitude, respect et amour – c'est cela sans doute le plus important pour retrouver un rapport avec l'eau. C'est aussi la transmission d'information la plus directe et la plus personnelle pour améliorer la qualité de l'eau, au-delà de tous les aspects matériels.

De cette manière, vous n'aidez

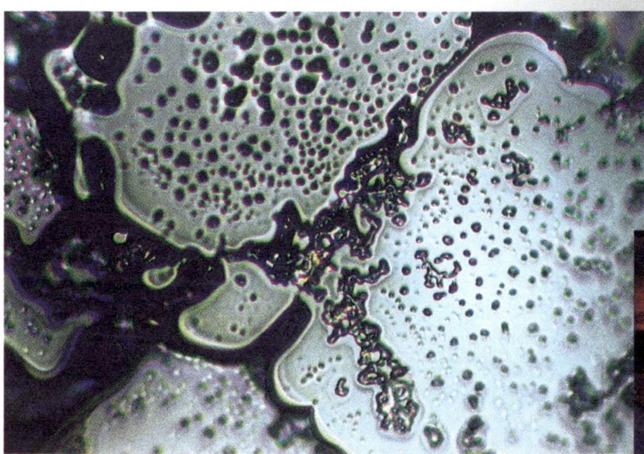

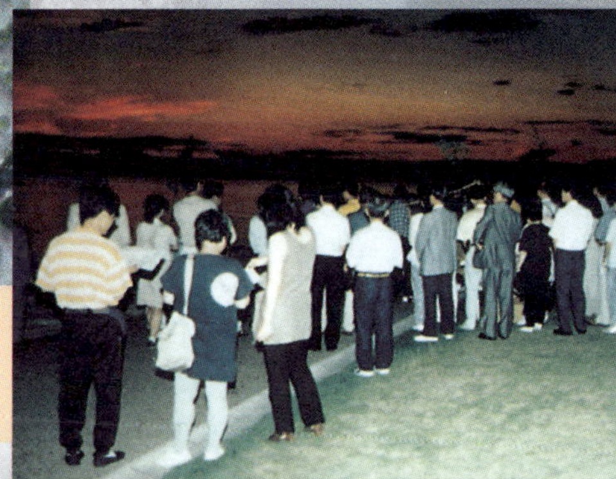

La force de la prière : de l'eau issue du lac japonais de Biwa, avant la prière (gauche) et après (droite).

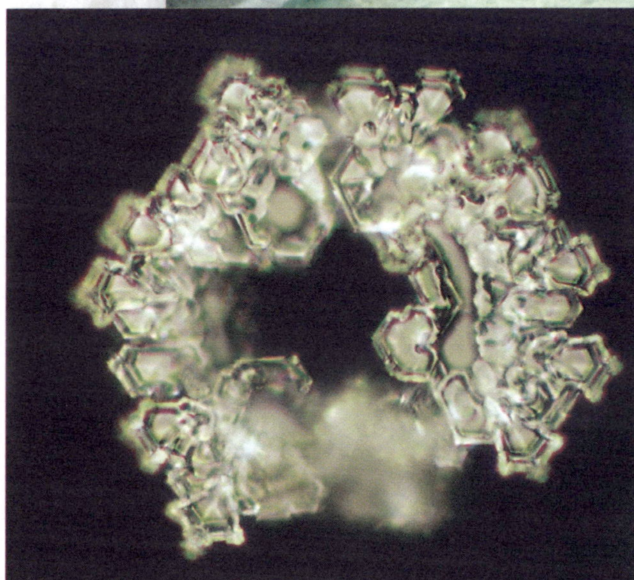

pas seulement l'eau mais vous vous aidez vous-même. Finalement, nous, les êtres humains, sommes comme d'innombrables autres êtres de cette terre tout simplement des créatures faites d'eau. Manipuler l'eau d'une manière spirituelle, responsable et pleine d'amour – aucune mesure aussi précise soit-elle, aucun remède aussi fort soit-il ne peut le faire à notre place. Et le plus beau cadeau de cette méthode est qu'en plus de nous donner une boisson chargée de vie et d'informations précieuses, elle nous éduque dans notre cheminement spirituel.

L'eau reflète le fait que nous sommes en relation avec tout. Elle dit : souviens-toi, tu es un avec le Tout – et ceci est l'information la plus importante.

L'Auteur

Delia Rösel a d'abord étudié la philosophie. Parallèlement, elle a commencé à travailler avec des handicapés. Depuis 1988, elle pratique des thérapies douces, avec une compétence notamment en médecine chinoise, en homéopathie, en kinésiologie et en The Work of Byron Katie.

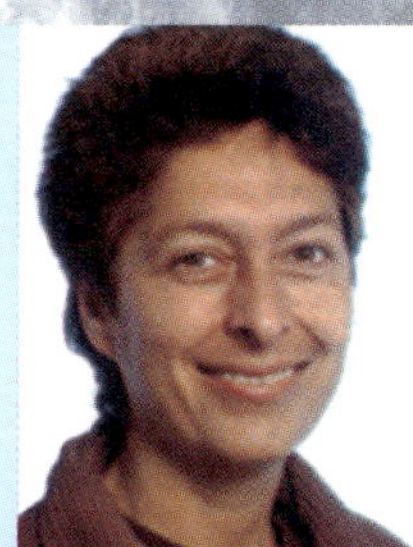

Delia Rösel, Heilpraktikerin, née en 1956.

La fontaine romaine

monte le jet et en tombant, arrose

et remplit la coupe de marbre ronde

qui, se couvrant d'un voile d'eau, déborde

dans le réceptacle d'une autre coupe.

La seconde donne, devenant trop riche,

à la troisième son onde bouillonnante

et chacune donne et prend,

et coule et repose à la fois.

Conrad Ferdinand Meyer (1882)

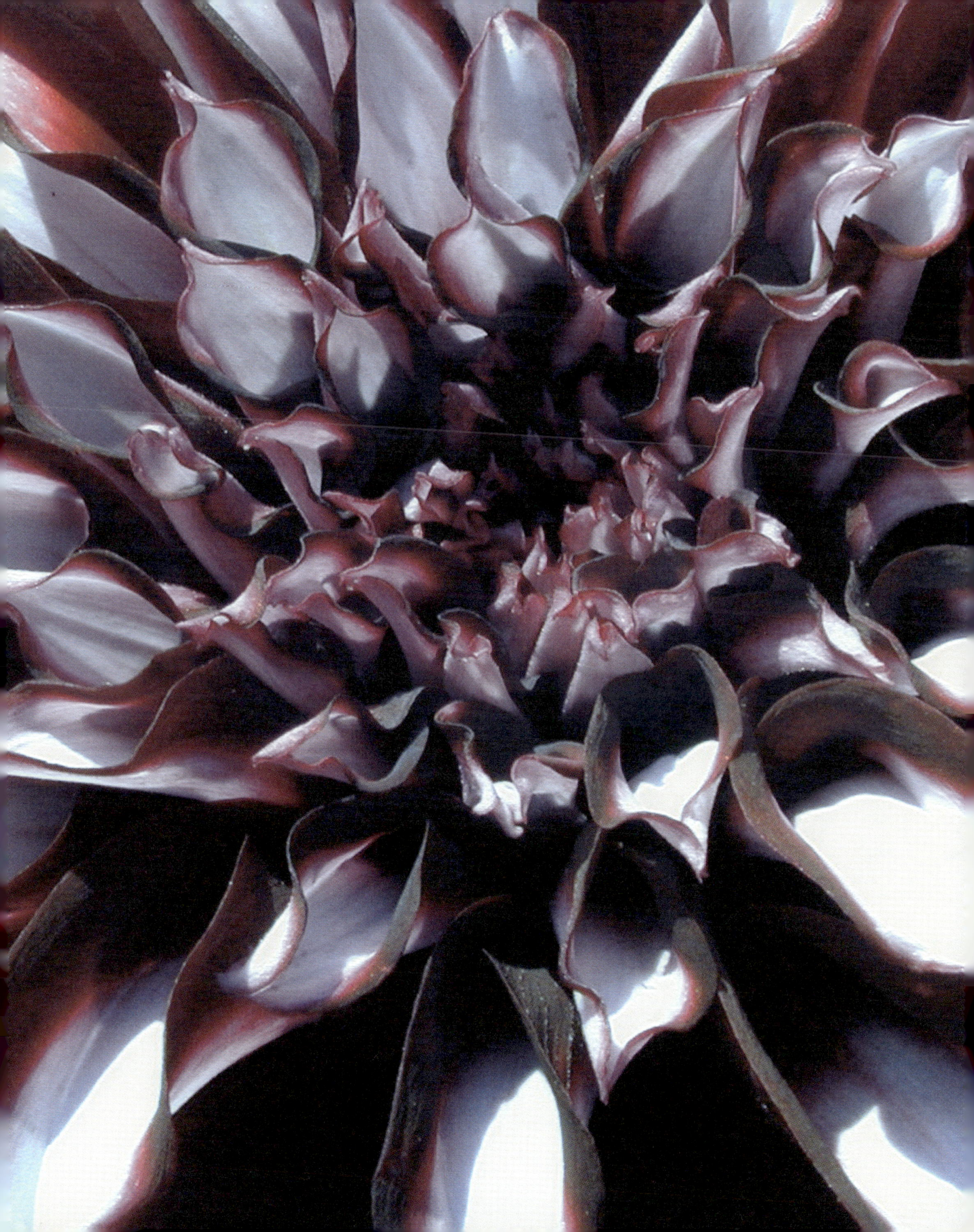

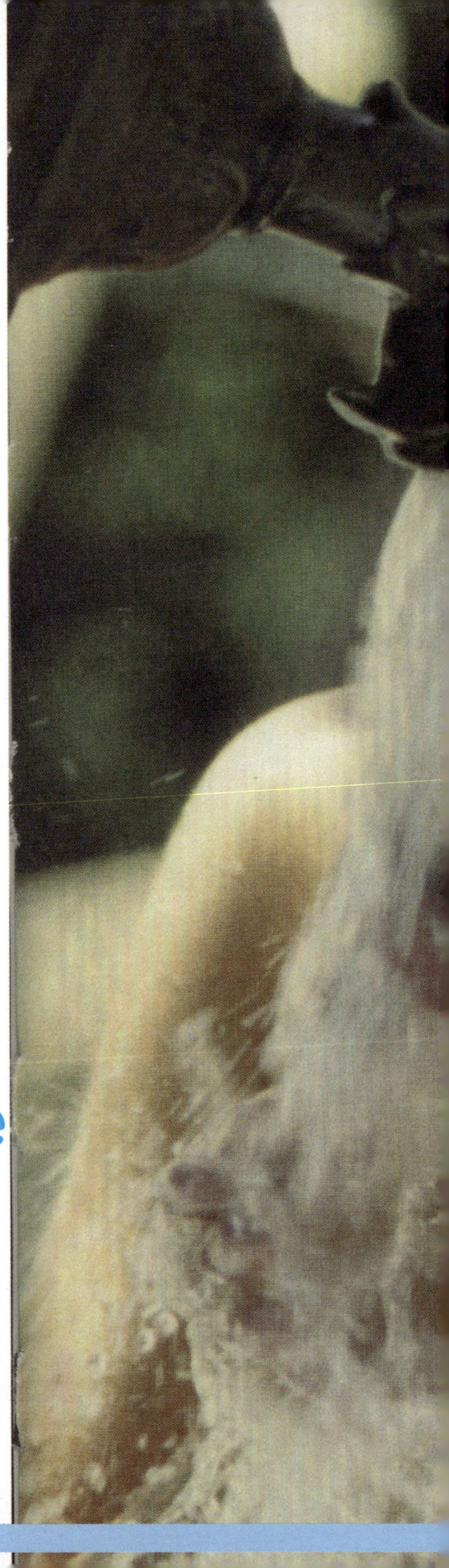

L'Eau Source de santé

L'importance de l'eau pour notre santé est souvent encore totalement sous-estimée. Comme tous les processus métaboliques ont constamment besoin de liquide, il est de la plus grande importance que la « mer originelle », dans laquelle nagent nos cellules, soit disponible en quantités suffisantes. Afin de mieux comprendre le rôle que joue l'eau pour notre santé, il est important de connaître les processus physiologiques en nous. Plus nous sommes informés sur la genèse des maladies, plus nous pouvons contribuer à réduire le coût de notre propre santé.

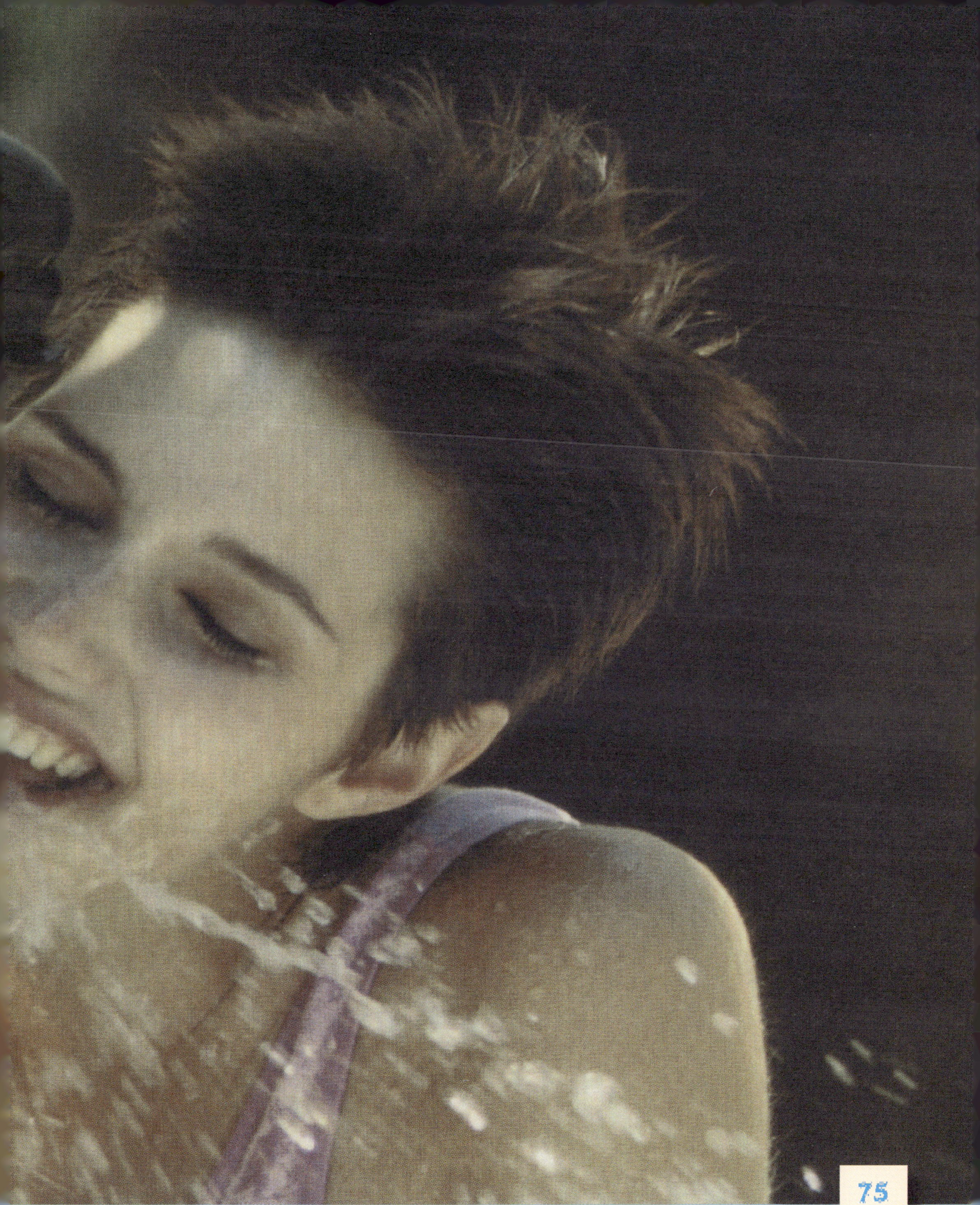

Qu'est-ce qui nous rend malades ?

La plupart des gens pensent que la maladie vient du dehors, ou tombe du ciel. Que des ennemis nous attaquent. Si au Moyen Âge c'étaient encore les mauvais esprits et les démons, ce sont aujourd'hui les champignons, les virus et les bactéries. La vérité est ailleurs : toute maladie a son origine dans le psychisme, et est donc de nature immatérielle. Évidemment, les efforts du corps pour combattre la maladie se manifestent toujours sur le plan physique et sur ce plan, nous pouvons contribuer pour une grande part à influencer positivement le cours de la maladie.

Notre corps dispose de moyens infinis pour entretenir ses 80 milliards de cellules. Toutes les maladies bénignes peuvent être considérées comme des tentatives d'éliminer les déchets (rhumes, impuretés de la peau) ou de tuer des substances indésirables par une augmentation de la température. Ce n'est que lorsque notre corps est endommagé pendant des années ou que des substances extrêmement toxiques y pénètrent que ces mécanismes de maintien de la santé ne fonctionnent plus. Il apparaît tout d'abord des troubles de l'état général, puis la maladie se déclare et devient peut-être même chronique. Bien que des agents pathogènes soient toujours présents, il est rare qu'ils déclenchent des symptômes lorsque le système immunitaire est intact. Il en va de même du cancer. Dans presque chaque corps humain, un cancer se forme plusieurs fois par jour, c'est-à-dire que des cellules dégénèrent. Chez certains, le cancer s'installe, chez d'autres non. Pourquoi en est-il ainsi ? Ici aussi, le système immunitaire joue le rôle le plus important. Comment alors renforcer le système immunitaire ? En premier lieu, un métabolisme intact est le garant d'un entretien optimal des cellules du corps. Un métabolisme intact suppose une élimination optimale des déchets et des substances toxiques. C'est seulement ainsi que notre corps peut fonctionner au mieux. Mais comment pouvons-nous influencer favorablement notre métabolisme ? Que pouvons-nous faire pour qu'il soit pleinement au service de notre santé ?

Mégalopolis, la ville du corps

Pouvez-vous vous représenter un regroupement de 80 milliards de personnes ? Une mégalopole, c'est-à-dire une agglomération de plusieurs grandes villes ? Sans doute pas. En ce moment, 6 milliards de personnes vivent sur la terre. Au vu de ces chiffres, il n'est pas difficile de se représenter le travail que votre corps accomplit à chaque seconde de son existence. Car 80 milliards environ de cellules correspondent entre elles à chaque seconde. C'est l'intelligence du corps qui est à l'œuvre, nous-mêmes n'avons plus voix au chapitre.

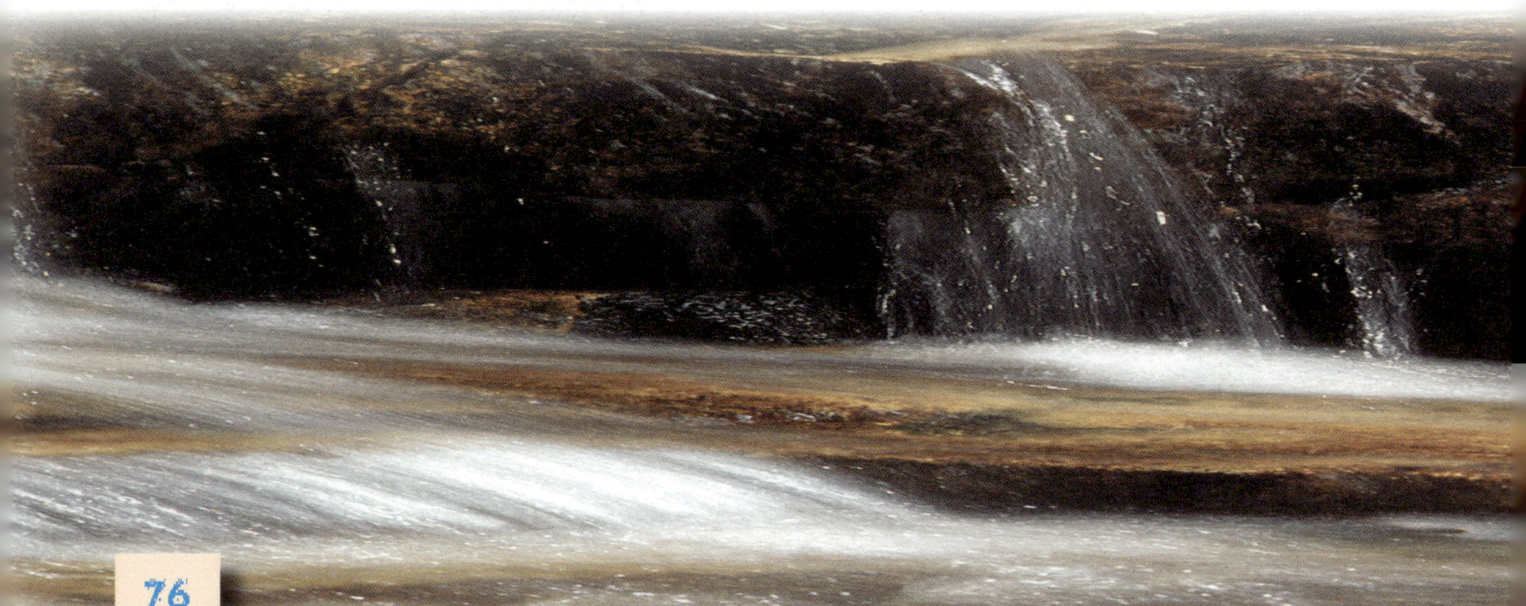

Notre ville, dans laquelle vivent des gens de toutes professions, est cernée tout autour par un mur de protection, la peau. Les aliments et autres matériaux proviennent pour l'essentiel de l'extérieur. De la nourriture est évidement produite aussi à l'intérieur des remparts, par la fabrique chimique du corps. Le moyen de transport, dans cette ville, est l'eau. Une grande partie des matériaux est acheminée par l'intermédiaire d'un fleuve qui coule au milieu de la ville, puis ces matériaux sont déchargés et distribués.

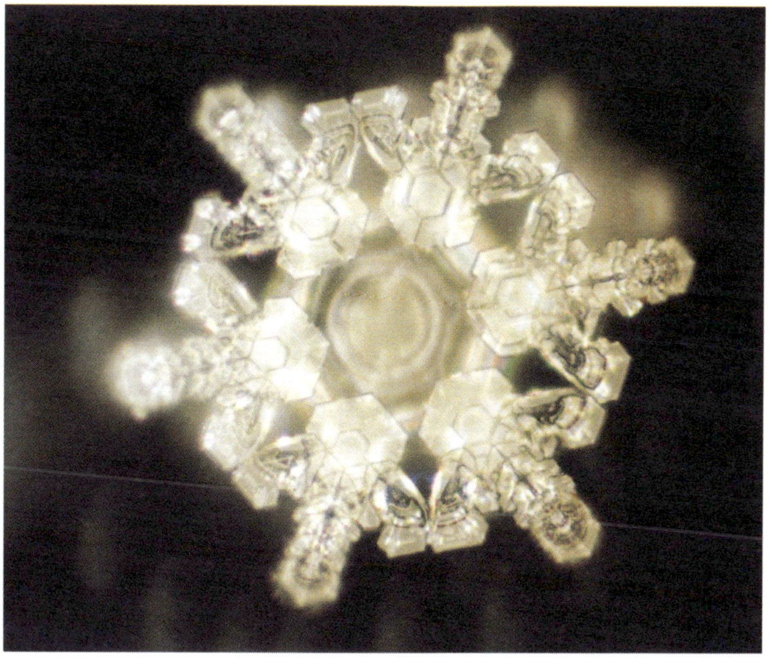

Eau de source fraîche, jaillissant au pied d'une montagne. Un cristal lumineux est né. Il exprime la force et la beauté originelles de la nature.

Un peu plus en aval du fleuve, les déchets sont chargés sur des bateaux qui quittent la ville, emportés par le courant. Certaines marchandises entrent dans la ville par les portes pratiquées dans le mur d'enceinte et certains déchets ressortent aussi par là. Au sein de la ville, un système de distribution étudié permet de tout acheminer là où il faut. Un système d'évacuation tout aussi bien pensé emporte tout ce qui n'est plus utilisable vers l'extérieur, de façon à ce qu'il ne se constitue aucun amoncellement d'ordures. Pour quelle raison existerait-il dans une ville aussi bien organisée des gens qui meurent de faim, des bâtiments qui s'effondrent ou des tas d'ordures et des foyers de germes nauséabonds menaçant des quartiers entiers ? Une raison toute banale : livrez à cette ville des matériaux de mauvaise qualité ou bloquez les voies de transport, par exemple en stoppant l'arrivée d'eau.

Cependant, tant que la ville reçoit tout ce dont elle a besoin et que l'eau coule suffisamment, tout se déroulera sans problème. Chaque être humain est une telle ville qui fonctionne à la perfection. Nous disposons de l'infrastructure

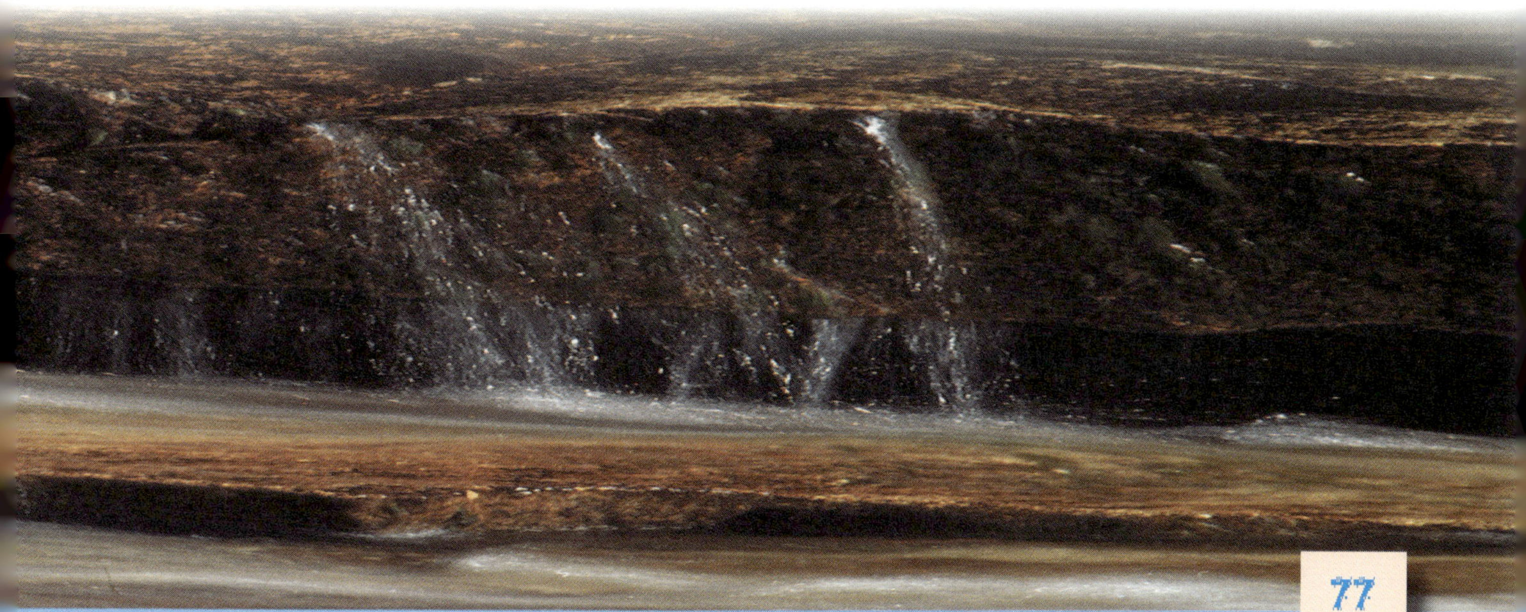

la plus étudiée que l'on puisse imaginer. Aucun ordinateur ne peut rivaliser. Grâce seulement à la présence d'une quantité et d'une qualité d'eau suffisante dans le corps, tous ces processus peuvent se dérouler sans problème.

Le mouvement intérieur

Le moindre processus en nous repose sur le mouvement. L'être humain est un être de mouvement. C'est pourquoi il ne fonctionne jamais aussi bien que lorsqu'il est en mouvement. Cela est vrai de votre système immunitaire, des organes internes, du système du cœur et de la circulation, du système digestif, de l'appareil moteur avec ses muscles, os et articulations, des nerfs, des organes d'élimination et de détoxication, du cerveau et des sentiments. À travers le métabolisme, vous pouvez tout influencer par le mouvement. Regardons de plus près ce qui se produit dans ces processus métaboliques. Pour fonctionner comme prévu, le métabolisme a besoin de matériaux de construction et d'outils : hydrates de carbone, lipides, protéines, vitamines, enzymes, oligo-éléments, minéraux et fibres. Ces éléments doivent être absorbés et transportés aux endroits voulus. Ils servent à la fabrication, dans les laboratoires du corps, des cellules, des hormones, des enzymes, des protéines, de certaines vitamines ainsi que de beaucoup d'autres substances. Les cellules vieilles meurent et sont recyclées. Ce processus, comme celui de la production d'énergie, génère des déchets. Ceux-ci doivent être éliminés du corps à l'aide d'organes spécifiquement chargés de la détoxication (reins, intestin, peau, poumon). Vous commencez à vous faire une petite idée de tout ce qui se déplace dans le corps à chaque seconde. Le moyen de transport qui rend tous ces déplacements possibles est l'eau. Elle coule en transportant toutes les substances importantes. Notre corps dispose d'un système de conduites géant afin que chaque cellule reçoive les matériaux nécessaires.

Il est clair que l'approvisionnement dépend de l'état des conduites. Beaucoup de facteurs que nous pouvons contrôler directement influencent l'état du système de conduites, c'est-à-dire de nos vaisseaux sanguins. Vous apprendrez à connaître tous ces facteurs. Mais l'un d'entre eux est primordial pour qu'il y ait circulation : le mouvement. Il est, on peut le dire ainsi, le secret à la base de toute la vie. Le mouvement est vie, l'immobilité est mort ! Cela est toujours vrai. Votre musculature est le moteur de tout mouvement. Les muscles font en sorte que le sang, la lymphe et tous les autres liquides du corps soient déplacés à travers le corps et ils soutiennent le travail du cœur. C'est pourquoi un mouvement bien dosé du corps fait aussi du bien au muscle cardiaque. Conséquence : le pouls au repos passe de 80 à 60 ou de 60 à 50 pulsations. Le mouvement stimule la circulation sanguine, provoquant un rinçage de nos conduites. Toutes les cellules sont alors alimentées en oxygène, toutes les substances nutritives parviennent à leur lieu de travail. Les émonctoires fonctionnent à plein régime,

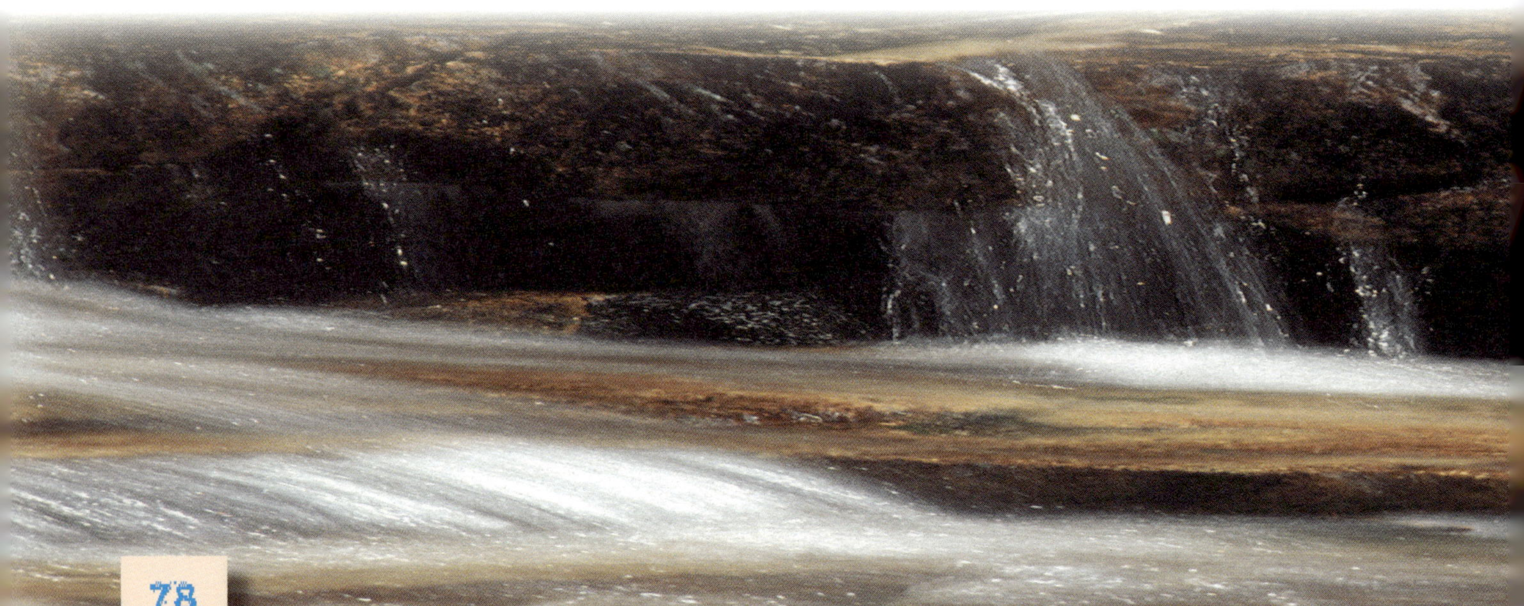

les hormones et enzymes nécessaires sont produits. Et comme tout se met correctement en mouvement, il se produit quelque chose de phénoménal : notre corps sent ici ou là que les conduites pourraient en fait être plus grandes ; que davantage de conduites amélioreraient encore la distribution, que certaines zones ne sont pratiquement pas irriguées et qu'il est absolument nécessaire de remettre en marche des restes de conduites encore présents. Il donne aussitôt les instructions pour démarrer les travaux nécessaires. Les vaisseaux s'agrandissent, de nouveaux vaisseaux s'y ajoutent, le système des conduites est étendu. Les os deviennent plus forts, les cartilages articulaires et les disques intervertébraux plus épais afin de mieux résister aux contraintes. Les organes sont transformés pour un travail plus efficace. Ce meilleur approvisionnement explique également pourquoi les os d'une personne entraînée guérissent beaucoup plus vite que ceux d'une autre peu sportive. Pour donner une idée de la dimension de ces modifications positives : un muscle en mouvement est 200 fois plus irrigué qu'un muscle au repos. Ou pour le dire clairement : vos cellules sont alimentées 200 fois plus vite en matériaux de construction et en oxygène. Les déchets sont eux aussi éliminés jusqu'à 200 fois plus rapidement. Il est difficile de se le représenter, mais tous les vaisseaux mis bout à bout, du plus gros au plus fin, donnent une longueur totale égale à 1,5 fois le périmètre de la terre, soit soixante mille kilomètres ! Ils consti-

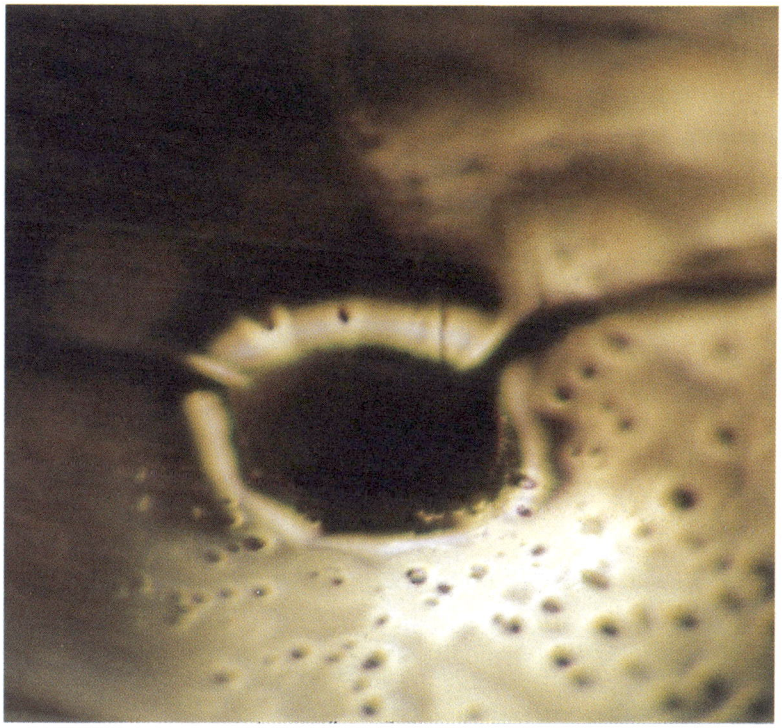

Eau sale et chargée de substances nocives dans le cours inférieur d'un fleuve. Eau sans structure et d'une certaine manière impuissante. Une telle eau aurait besoin de beaucoup de sollicitude.

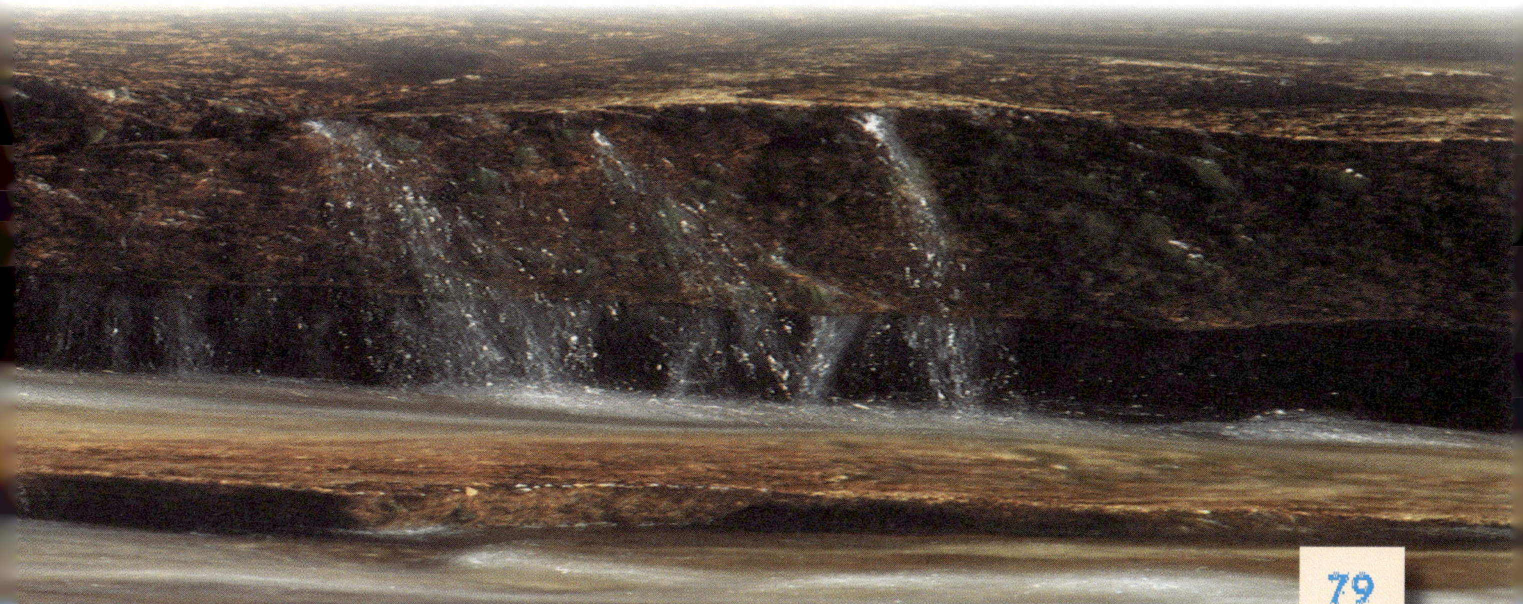

tuent les routes sur lesquelles s'effectuent tous les transports à l'intérieur de notre corps.

Nous pouvons maintenant circuler pendant des heures sur ce chantier intéressant et découvrir en permanence de nouveaux travaux d'adaptation, déclenchés uniquement par la mise en mouvement de notre corps et ne pouvant s'accomplir que si suffisamment d'eau sous forme de sang vient rincer ces soixante mille kilomètres de conduites.

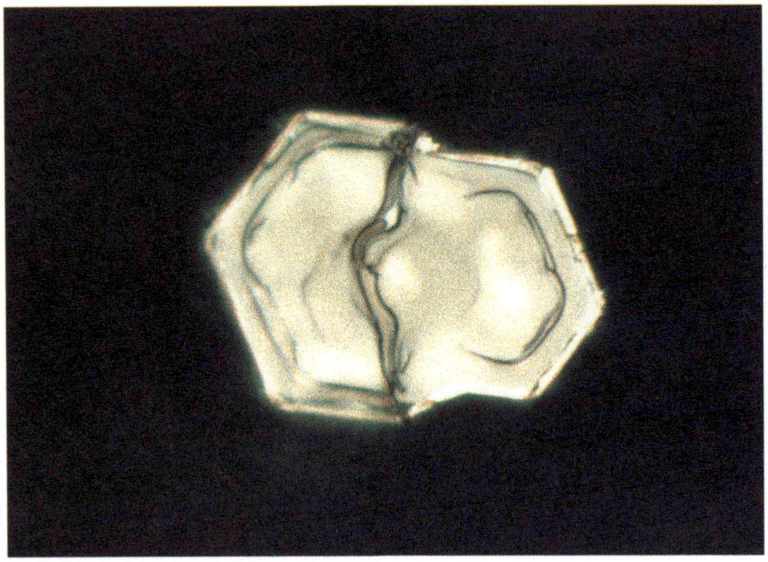

L'eau d'un lac de barrage a du mal à former des cristaux. Dès que l'eau ne peut plus couler librement, elle perd de son énergie vitale.

Le mouvement est presque perpétuel. Une fois enclenché, le système se meut de plus en plus. Activé chaque jour, il provoque une joie enivrante. L'activité physique facilite et multiplie le mouvement en nous. Si le mouvement extérieur fait défaut, le cœur ne maintient que ses fonctions d'urgence. C'est malheureusement un état dans lequel la plupart des gens vivent aujourd'hui sans le savoir. L'alimentation en oxygène est sans doute la fonction la plus gravement touchée. Leur corps ne reçoit plus qu'un approvisionnement de dépannage. Les cellules suffoquent. Veillez donc à ce que le corps ait assez de mouvement pour recevoir l'oxygène dont il a besoin. Ce mouvement aide aussi au transport du sang. Des maladies importantes liées à un mauvais approvisionnement en oxygène sont ainsi évitées, notamment les troubles de l'irrigation, le rétrécissement des vaisseaux coronaires, les maux de tête, l'impuissance, les troubles du sommeil et beaucoup d'autres. Le moyen de transport, sans lequel le corps ne peut être suffisamment alimenté en sang, est l'eau.

L'homme est construit comme un être aquatique

Le mouvement, la satisfaction et une bonne nourriture sont les conditions essentielles pour votre santé. La santé va avec la beauté. Bien sûr, une beauté saine commence à l'intérieur. Si l'intérieur de votre corps est propre, votre peau sera belle parce qu'elle ne doit pas éliminer de déchets. C'est pourquoi l'état de la peau,

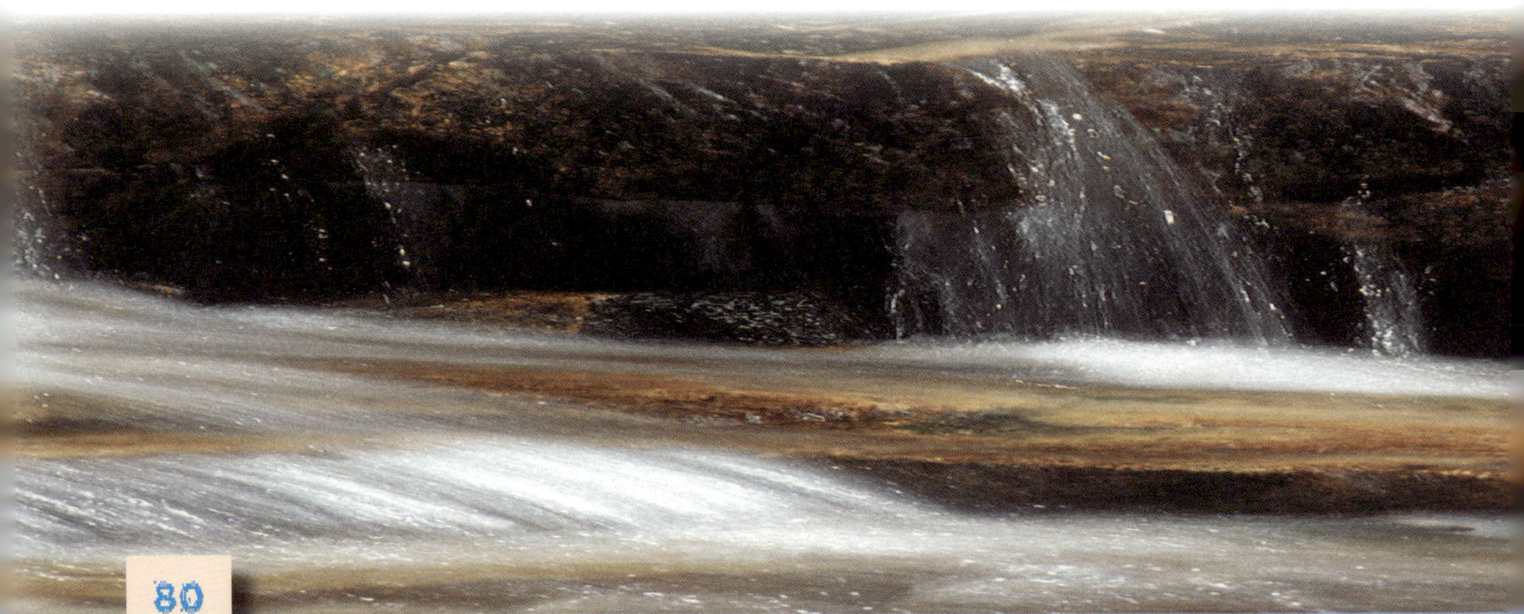

c'est-à-dire la beauté extérieure, reflète toujours la beauté intérieure. Si votre corps contient par exemple assez d'eau, votre peau est élastique et lisse et vos yeux rayonnent. Le fonctionnement du corps n'est optimal que lorsque sa teneur en eau est adéquate. La réalité est souvent différente. Chez les bébés, la part de l'eau dans le corps est encore de soixante-quinze pour cent, mais elle diminue constamment avec l'âge. Chez l'adulte, des valeurs inférieures à cinquante pour cent ne sont malheureusement pas l'exception. Déjà les jeunes peuvent présenter un manque d'eau.

L'eau, moyen de transport

L'eau est le moyen de transport numéro un pour toutes les substances dont les cellules ont besoin mais aussi pour les déchets à évacuer. Si les voies de transport ne sont pas intactes parce qu'il manque de l'eau les déchets restent sur place. La médecine parle alors d'encrassement, par exemple par des cristaux d'acide urique qui peuvent déclencher des crises de goutte. D'une personne dont le cerveau est devenu un vrai dépôt de sel, on dira par exemple qu'elle s'est sclérosée. Le chirurgien ne peut plus gratter les dépôts trop fortement incrustés sur les muscles. Il doit découper les zones atteintes. Les dépôts s'accumulent dans les vaisseaux jusqu'à ce qu'ils déclenchent un jour un infarctus, une crise d'apoplexie ou une embolie pulmonaire. Contemplez une pomme qui a reposé pendant un certain temps dans une pièce sèche. Son aspect n'a plus rien de frais. Elle n'est ni croquante, ni juteuse, mais toute ridée. Ne se pourrait-il pas qu'il en aille de même pour les êtres humains ?

Comment boire ? Et que boire ?

Beaucoup pensent avoir satisfait à leurs obligations s'ils boivent deux litres par jour. Déjà cela, peu de gens le font. Et ceux qui atteignent la quantité prescrite y parviennent souvent de telle manière que cela ne sert pas à grand-chose. Car il n'est pas très utile d'ingurgiter un litre matin et soir. L'eau ne fait alors que passer puisque l'offre momentanée est trop élevée et ne peut pas être pleinement utilisée. Il est beaucoup plus efficace de boire un verre d'eau aussi souvent que possible, tout au long de la journée. Cette eau a alors assez de temps pour passer des vaisseaux sanguins dans les espaces intercellulaires et de là s'infiltrer dans les cellules. Personne n'impose volontiers à sa machine à laver une eau dure et calcaire. De même que l'eau douce assure une meilleure qualité de lavage parce qu'elle pénètre mieux dans les tissus, de même une telle eau parvient dans votre corps aux « endroits les plus éloignés ». Buvez donc une eau calme et douce, aussi pauvre que possible en calcium et en sels minéraux.

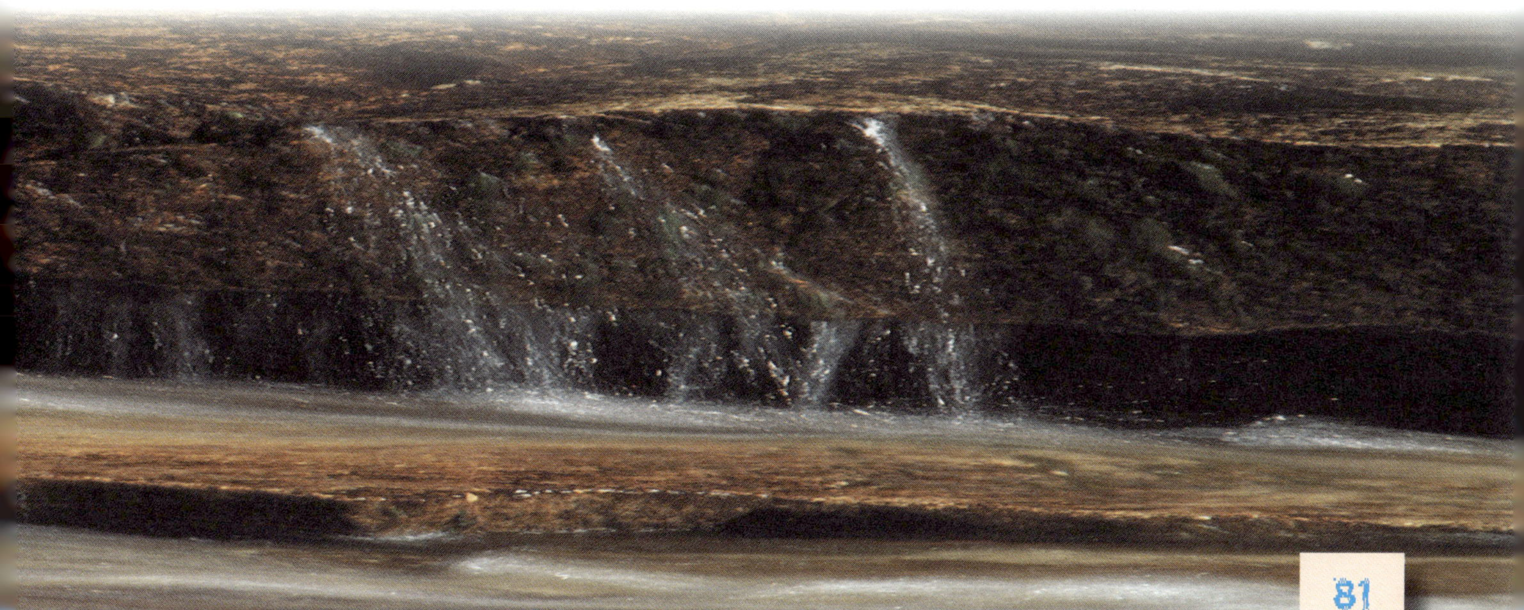

Cette recommandation contredit l'opinion courante qui recommande exactement l'inverse : les marchands d'eaux minérales basent leur publicité sur les concentrations élevées en sels minéraux. Cette tendance culmine dans des boissons « pour la forme », fortement enrichies en sels minéraux. Toutefois, de plus en plus de thérapeutes pensent qu'un excès de bien peut se tourner en son contraire. Ils estiment que l'assimilation de substances minérales absorbées hors de leur contexte biologique n'est pas optimale et que ces substances ne parviennent donc pas jusqu'aux cellules. Au contraire, ces éléments en excès peuvent souvent ne pas être complètement éliminés et s'accumulent de plus en plus dans les espaces intercellulaires qui se transforment avec le temps en une sorte de marécage et finissent par entraver les processus métaboliques d'une manière nuisible pour la santé.

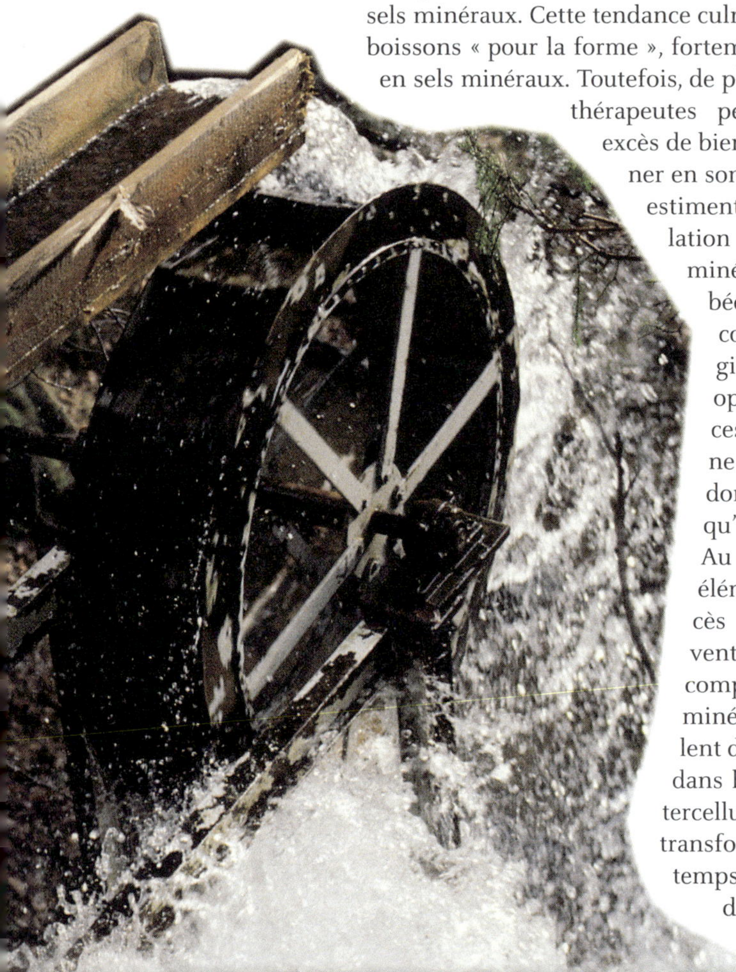

Une eau pure pour une longue vie

Dans les textes chinois anciens, il existe l'expression « Eau de longue vie ». Cette eau était recueillie au prix d'immenses efforts dans les hautes régions montagneuses et seulement mise à disposition des couches supérieures de la société. C'était de l'eau de pluie ou de rosée issue de la fonte des neiges. Cette eau est pure. À travers les processus d'évaporation et de recondensation en pluie, la nature purifie l'eau. Aujourd'hui, ce n'est malheureusement plus le cas parce que l'atmosphère contient beaucoup de particules en suspension qui polluent la pluie.

Les Chinois sont connus pour leur capacité à tirer partie pour leur santé des expériences accumulées depuis longtemps. Sur quoi repose donc l'effet de longue vie qu'ils décrivent ? Bien que cette pensée soit facile à comprendre du point de vue de la biophysique moderne, elle se heurte, comme nous l'avons dit plus haut, à la résistance de la médecine classique.

Deux arguments surtout sont invoqués contre le fait de boire une eau pure. Premièrement, la différence de pression osmotique. Pour preuve, on se base sur une expérience réalisée en éprouvettes, dans laquelle des cellules animales sont

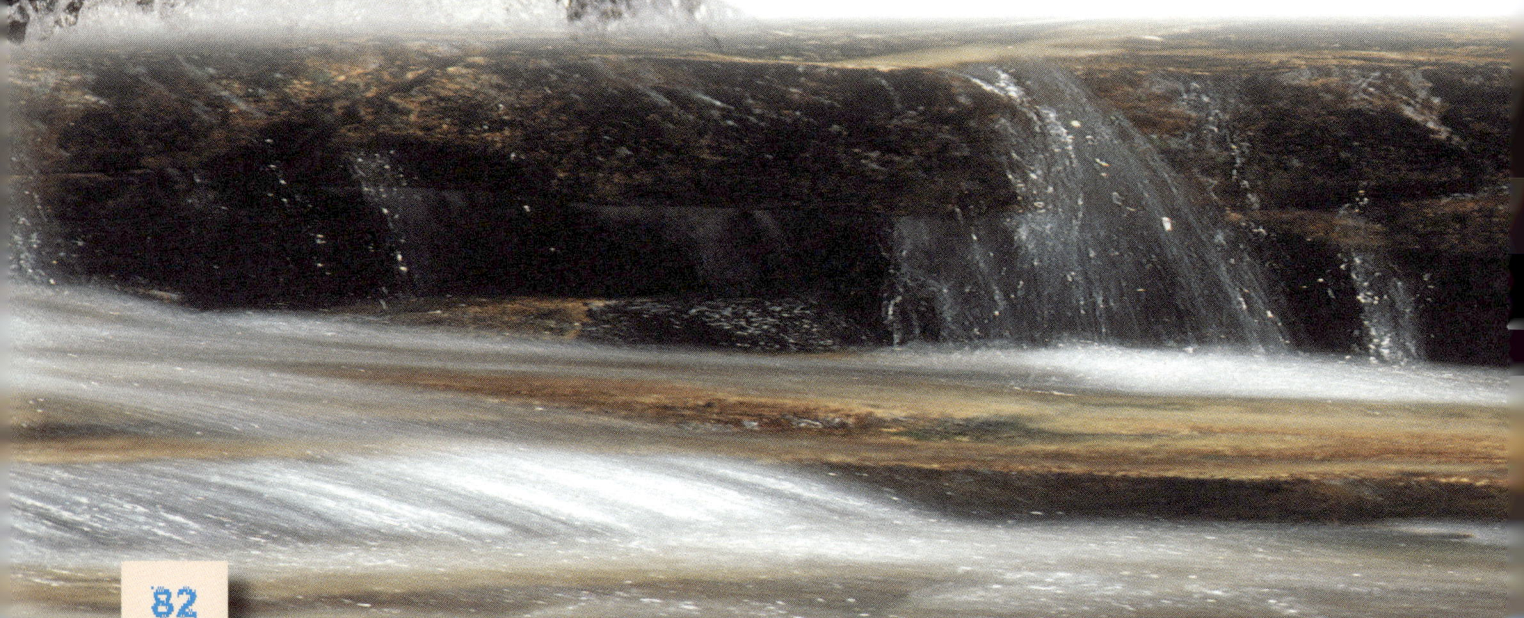

placées dans de l'eau pure. Les cellules gonflent et éclatent. La cause en est évidente : des solutions de concentration différente ont tendance à s'égaliser. De plus en plus d'eau pénètre dans la cellule jusqu'à ce que la membrane ne supporte plus la pression toujours plus forte à l'intérieur et éclate. Les opposants à la théorie de l'eau pure pensent que ce même processus se déroule aussi dans le corps.

C'est évidemment une erreur, puisqu'on part de présupposés faux. Dès la bouche, une telle eau aura déjà perdu sa pureté et plus elle pénètre dans le corps, plus elle se charge d'impuretés. Or là intervient justement l'effet purificateur des Chinois qui conduit à la longue vie.

Le deuxième argument invoqué est de dire que des sels minéraux précieux seraient ainsi éliminés du corps, ce qui conduirait à des carences dangereuses pour la santé. Plus haut, nous avons dit qu'une eau trop fortement minéralisée ou calcaire produisait dans l'espace intercellulaire des sortes de marécages qui inhibent les processus métaboliques. Or le fait de boire de l'eau pure permet justement d'évacuer ces dépôts. Les mesures de l'eau éliminée le montrent.

Le corps ne cède pas les substances minérales contenues dans ses cellules s'il en a besoin. L'intelligence du corps est telle que les sels minéraux éliminés à travers la peau par la transpiration se rediffusent en partie à travers la peau à l'intérieur du corps, en fonction des besoins. Ils sont donc sélectionnés de manière ciblée, et réintégrés. Des scientifiques japonais l'ont constaté dans des études réalisées sur des sportifs. L'effet invoqué par l'opinion courante comme argument contre le fait de boire de l'eau pure est justement celui qui est visé par les Chinois pour une longue vie.

Si la situation n'était pas si sérieuse, on pourrait presque trouver comiques les anecdotes suivantes : aux États-Unis et dans beaucoup de pays asiatiques, de l'eau distillée est vendue comme eau de boisson dans les supermarchés, en Thaïlande, elle est même assortie de l'inscription : Cette eau est bonne pour votre santé ! En même temps, les étudiants en médecine européens apprennent que cette eau peut nuire à la santé et même causer la mort. Dans ma propre famille, nous buvons une telle eau depuis plus de dix ans, et mon mari jusqu'à 3 litres par jour. Il jouit d'une excellente santé et se sent très efficace. Saviez-vous d'ailleurs que le café ou le thé préparé avec de l'eau distillée offre un goût nettement meilleur et que l'on fabrique de bonnes bières et de la nourriture pour bébés avec une telle eau ?

Où trouver de l'eau pure ?

Si vous habitez un pays où cette eau ne s'achète pas encore dans les magasins, vous avez la possibilité de la produire vous-même. Deux procédés, surtout, sont envisageables : vous pouvez la distiller par entraînement à la vapeur ou la filtrer. La distillation par entraî-

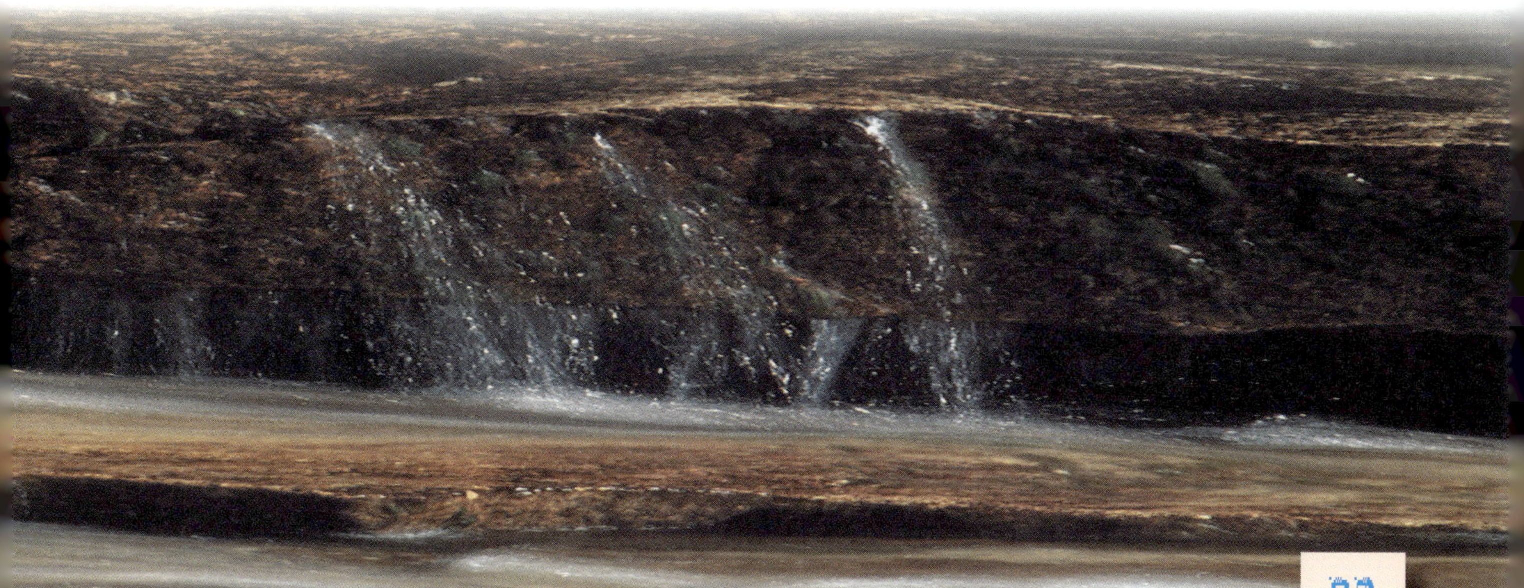

nement à la vapeur est en fait le procédé utilisé par la nature pour purifier l'eau. La seule différence est que cette distillation s'effectue à froid dans la nature et à chaud à la maison. On chauffe l'eau jusqu'à ce qu'elle s'évapore puis on la ramène à son état liquide antérieur en la faisant passer dans des spirales refroidissantes. Toutes les impuretés restent dans le récipient dans lequel l'eau a été chauffée. C'est d'ailleurs un bon test pour votre eau du robinet : remplissez une grande marmite d'eau du robinet et laissez tout évaporer. Puis examinez le résidu déposé au fond de la casserole. Si vous habitez dans une grande agglomération ou dans une région où l'eau est très calcaire, cette expérience suffit en général à ne plus utiliser que de l'eau pure même avec votre café, votre thé ou votre soupe. Comme l'information de l'eau se perd dans la distillation par entraînement à la vapeur, parce que l'arrangement des molécules d'oxygène et d'hydrogène a été perturbé, il est recommandé de recharger l'eau obtenue avec des informations positives en l'exposant au soleil, en la dynamisant par des tourbillons, en l'agitant ou même en lui jouant de la musique. L'autre possibilité consiste à la filtrer. Il existe diverses possibilités de filtrage, mais chacune présente un problème que l'on rencontre aussi avec les aspirateurs. Si l'on veut éliminer toutes les impuretés de l'eau, on aboutit à un conflit : d'une part, le filtre doit être très fin afin qu'aucune impureté ne passe au travers, mais d'autre part, il doit être suffisamment grossier pour que les impuretés retenues ne le bouchent pas aussitôt. Ce dilemme disqualifie tous les systèmes de filtrage dont les fabricants s'efforcent évidemment d'avancer les meilleurs arguments pour tourner en avantage cet inconvénient non soluble physiquement. Ils ont inventé à cet effet la notion d'eau morte. Une eau sans minéraux serait morte, et pour éviter cela, les filtres n'éliminent pas tous les minéraux. Or la vitalité de l'eau dépend d'autres facteurs.

Quels sont les critères d'une eau « vivante » ? Une eau extraite de fruits ou tirée d'une source est-elle vivante parce qu'elle a quelque chose en elle qui donne de merveilleux cristaux ? Cependant, l'existence de cristaux ne reflète pas la vitalité d'une eau mais sa capacité à transmettre l'information contenue en elle. Nous devrions diriger notre attention sur le plan subtil de l'eau et ne pas seulement nous casser la tête pour savoir de combien d'impuretés et de minéraux nous pouvons la purifier en la filtrant. Celui qui veut une eau propre, débarrassée de ses impuretés, peut l'obtenir par osmose inverse. Ce procédé consiste à faire couler l'eau le long d'une membrane filtrante extrêmement fine que l'eau traverse en partie sous l'effet de la pression. Les pores en sont si fins que la pureté obtenue est identique à celle d'une eau distillée. Mais comme l'eau coule le long du filtre, celui-ci ne peut jamais se boucher. Les filtres à osmose inverse peuvent être adaptés sous l'évier au réseau

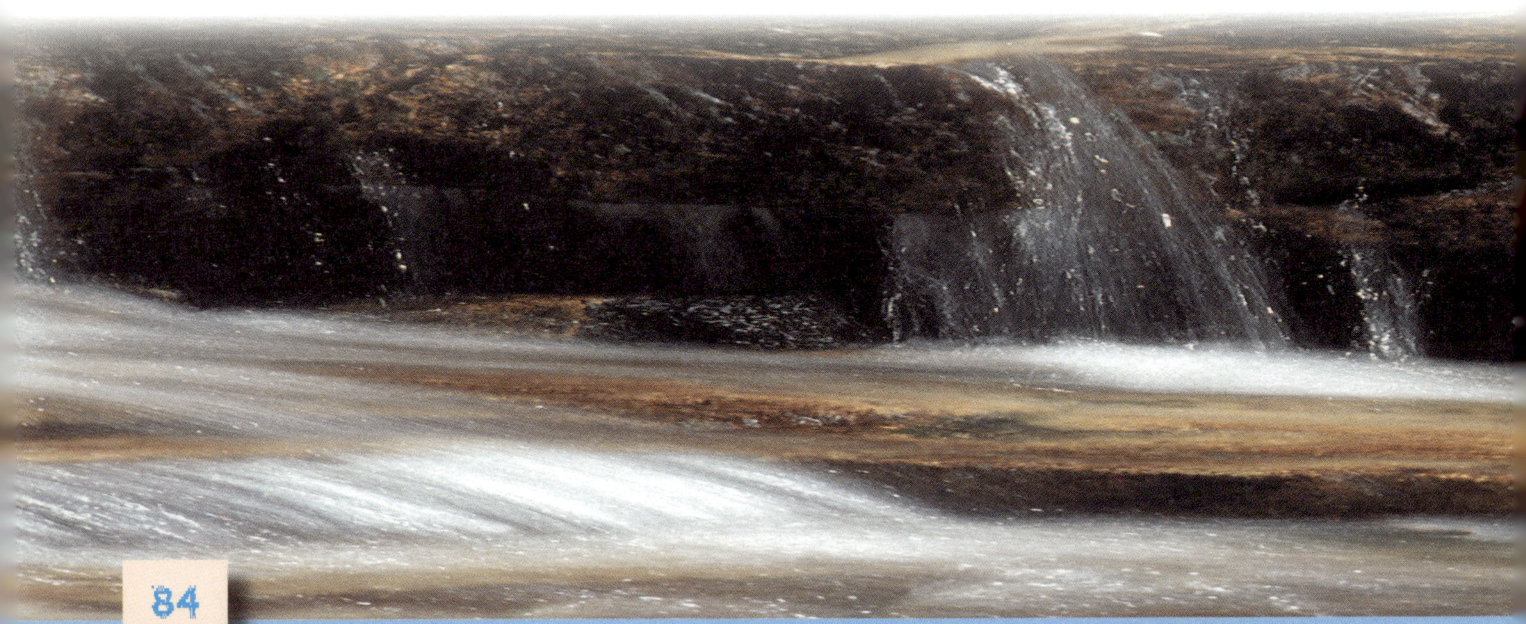

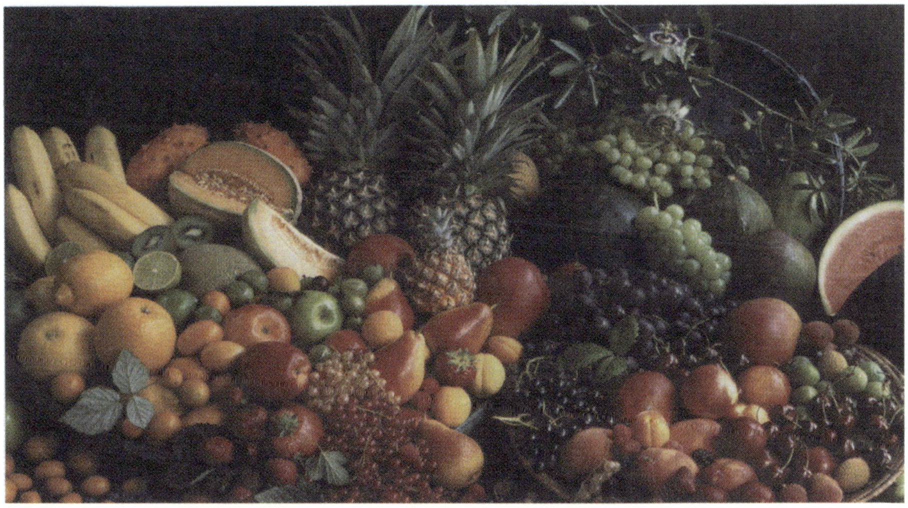

Le meilleur cadeau à faire à votre corps ! Un plein panier de fruits à déguster. Ainsi vous pouvez manger de l'eau et prodiguer à votre corps la qualité d'eau dont il a besoin.

d'eau potable. Pour donner à l'eau filtrée une information saine, vous pouvez visser sur le robinet un jet qui injecte des tourbillons ou bien vous pouvez communiquer des informations à l'eau selon l'un des procédés décrits dans ce livre.

Manger de l'eau vaut mieux qu'en boire

De préférence, votre corps se fournit en eau dans les fruits et les légumes, là où l'eau est liée biologiquement à tous les sels minéraux, les oligo-éléments et les vitamines, ainsi qu'à toutes les substances végétales encore inconnues auxquelles le corps s'est adapté depuis des millions d'années, et qu'il peut utiliser de cette manière en vue de sa construction. La meilleure méthode pour alimenter votre corps en eau consiste donc

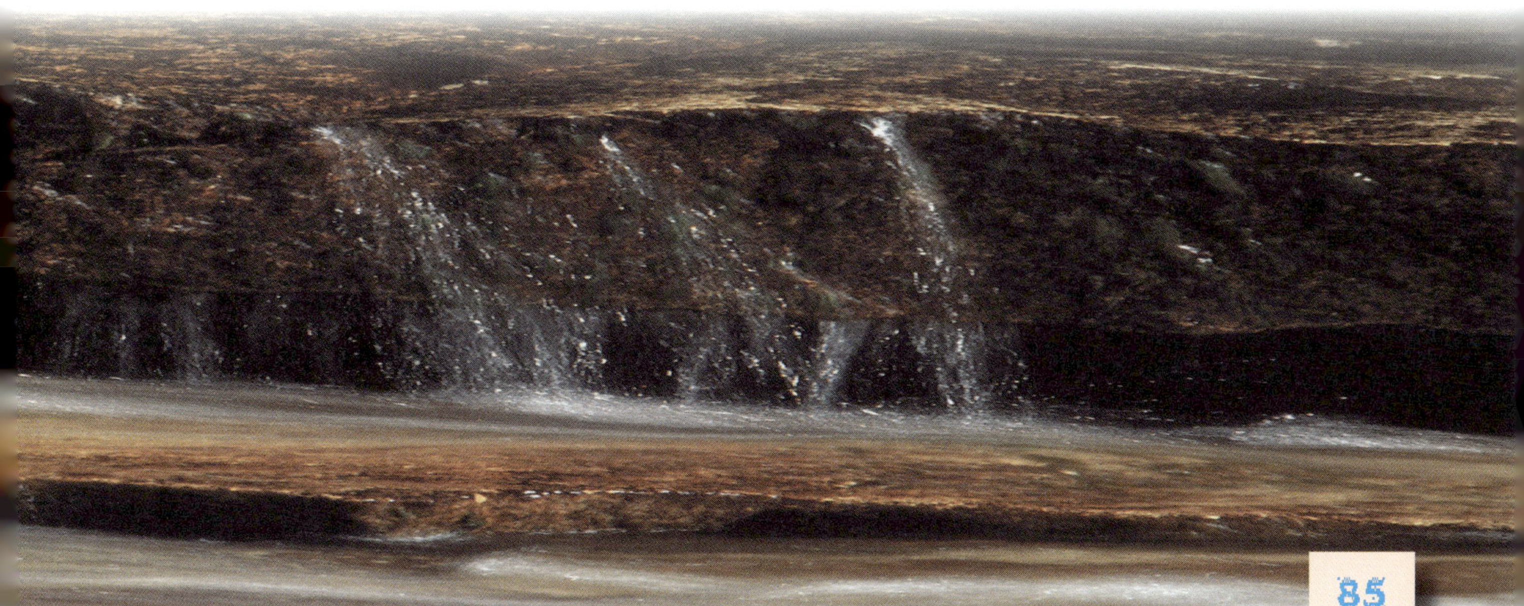

Eau distillée ayant « vu » le film « Life ». L'eau est animée et forme un merveilleux cristal.

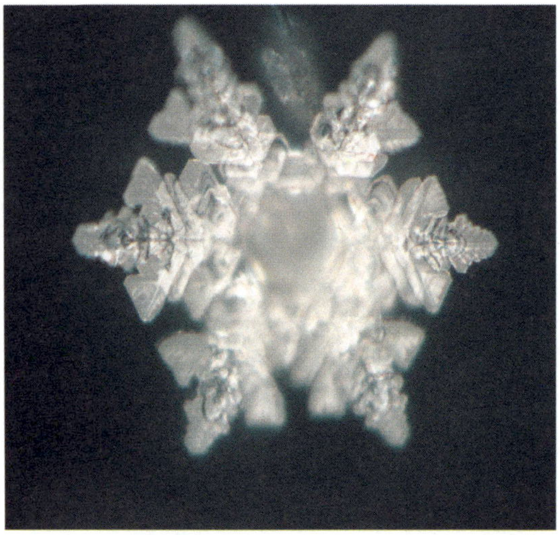

à manger une telle eau. Vous êtes parfaitement équipé à cet effet. Cette eau parvient plus lentement et plus régulièrement dans le sang. En même temps, les sels minéraux sont proposés dans une composition biologique. Les légumes, les fruits et les salades se composent à plus de 90 % d'eau. Les melons, les oranges et le raisin en comprennent même 98 %. Donc, mangez de l'eau chaque fois que vous en avez la possibilité. Boire devient ainsi un vrai plaisir gustatif. Une délicieuse salade de fruits au petit déjeuner ou une pomme en en-cas vous gardent en bonne forme.

Comme la cuisson retire l'eau de tous les aliments, les fruits, les salades et les légumes devraient être consommés aussi frais que possible. Mais le poisson et la viande perdent eux aussi leur eau à la chaleur. Plus la température est élevée, plus la perte est grande. C'est pourquoi il faut veiller à toujours cuire à la température minimale, avec cet autre avantage que l'on préserve ainsi des saveurs inconnues avec une cuisson habituelle.

... et répétons-le... pensez à boire beaucoup !

Si vous absorbez trop peu d'eau pendant des décennies, ou si vous la buvez de manière à n'en profiter qu'à moitié, les conséquences en seront toujours plus visibles dans la seconde moitié de votre vie. Ce manque d'eau est encore renforcé par la triste réalité qui veut que les personnes âgées ne se font plus à manger et préfèrent se nourrir de plats cuisinés qui ne contiennent bien souvent que relativement peu d'eau.

Alors, changez la donne. Plus vous prenez de l'âge, plus vous devez boire et manger des produits frais. Cela vous rapproche d'un grand pas de votre but de rester en bonne santé et vif de corps et d'esprit.

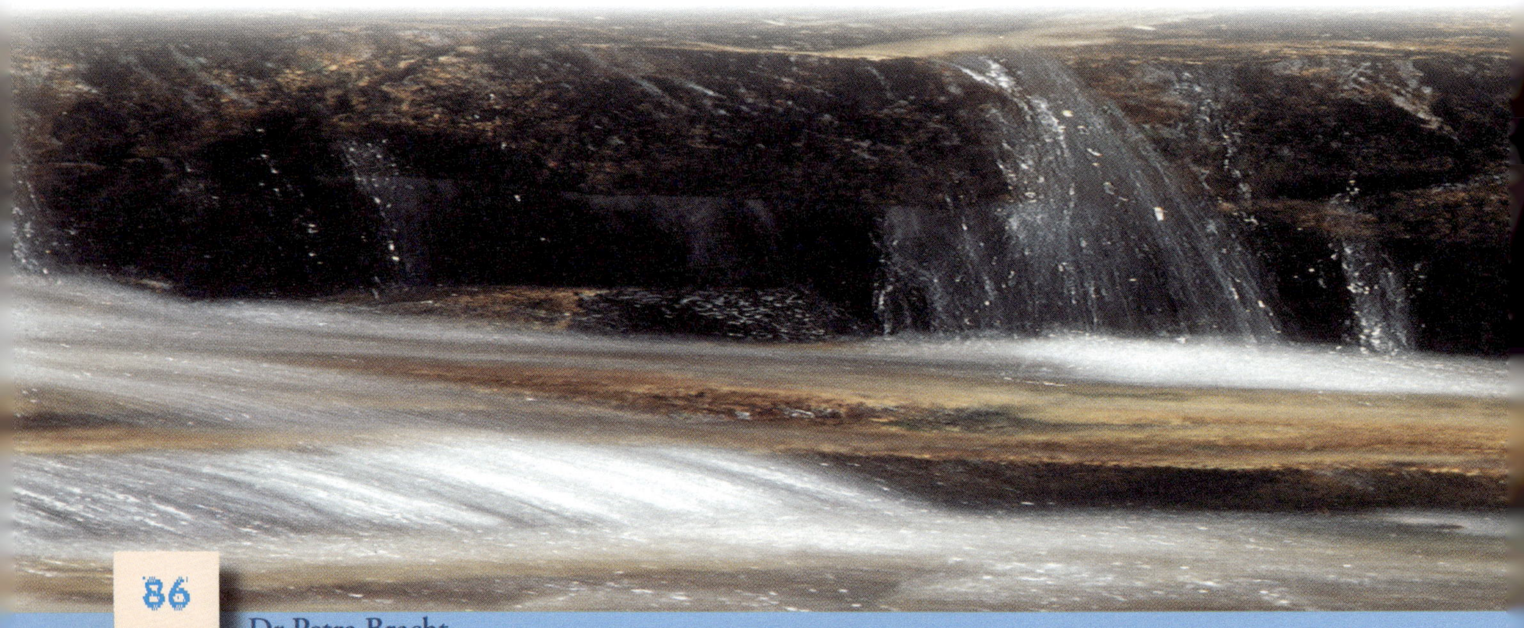

Le lavement intestinal - se détoxiquer par l'eau

La thérapie de base de toute détoxication selon des méthodes naturelles repose sur les effets de l'eau décrits ci-dessus. Qui ne connaît pas le bon vieux lavement. Les hommes l'utilisent depuis des milliers d'années pour favoriser les processus de guérison. Aujourd'hui, il revient à l'ordre du jour, quoiqu'avec une technique tout autre. L'hydrothérapie du côlon, développée spécifiquement pour les astronautes américains, permet un nettoyage hygiénique de l'intestin presque jusqu'aux pores.

L'effet de rinçage permet d'éliminer de vieux restes de selles qui occasionnent régulièrement de nouvelles intoxications. Grâce aux processus osmotiques en jeu, les toxines qui se trouvent au-delà du gros intestin peuvent être éliminées en profondeur, rapidement et sans aucun effet secondaire. Dans des cas aigus, les symptômes de rhume des foins ou de migraine ont même déjà pu être éliminés dès la première application.

Avec cette méthode, les fumeurs ne ressentent presque plus de sensation de privation lors du sevrage. L'intestin dispose d'une surface d'échange géante avec l'intérieur du corps d'environ 300 mètres carrés. Lors de l'hydrothérapie du côlon, les déchets du métabolisme et les substances toxiques accumulées peuvent à partir de cette surface diffuser dans l'eau injectée par le lavement et quitter ensuite le corps par le rectum. En d'autres termes, vous offrez pendant un court moment à votre corps des possibilités de transport qui lui manquaient.

Justement, quand votre façon de vivre ou de vous nourrir n'est pas encore optimale, cette douche intérieure vous donne la possibilité géniale de vous libérer une ou deux fois par an des restes accumulés du métabolisme.

L' Auteur

Petra Bracht est médecin généraliste et pratique les médecines naturelles. Elle écrit dans différentes revues spécialisées et a publié un livre. Après avoir enseigné pendant huit ans la Santé et l'Alimentation à l'Université Johann-Wolfgang-Goethe de Francfort-sur-le-Main, elle effectue aujourd'hui un travail scientifique en tant que professeur invité et maître de conférences. Petra Bracht a en outre eu l'occasion d'animer des tables rondes à la télévision allemande en sa qualité d'experte de la santé.

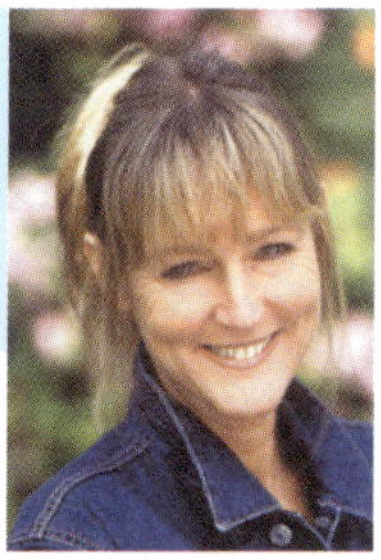

La doctoresse Petra Bracht

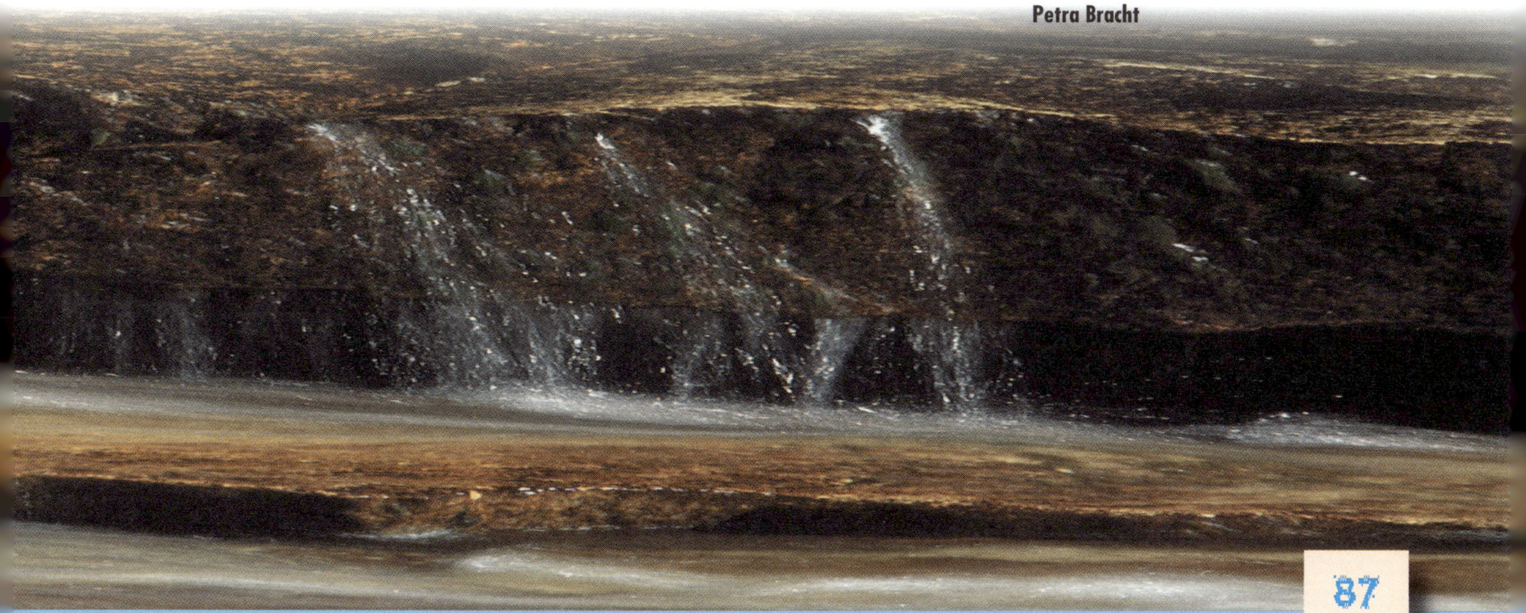

Nous vivons dans un univers invisible et inaudible de champs électromagnétiques, et nous-mêmes, nous sommes des exemples lumineux de vibrations énergétiques. Toute émotion non dénouée crée un motif énergétique dysharmonieux que nous rayonnons dans l'univers.

Docteur Roy Martina

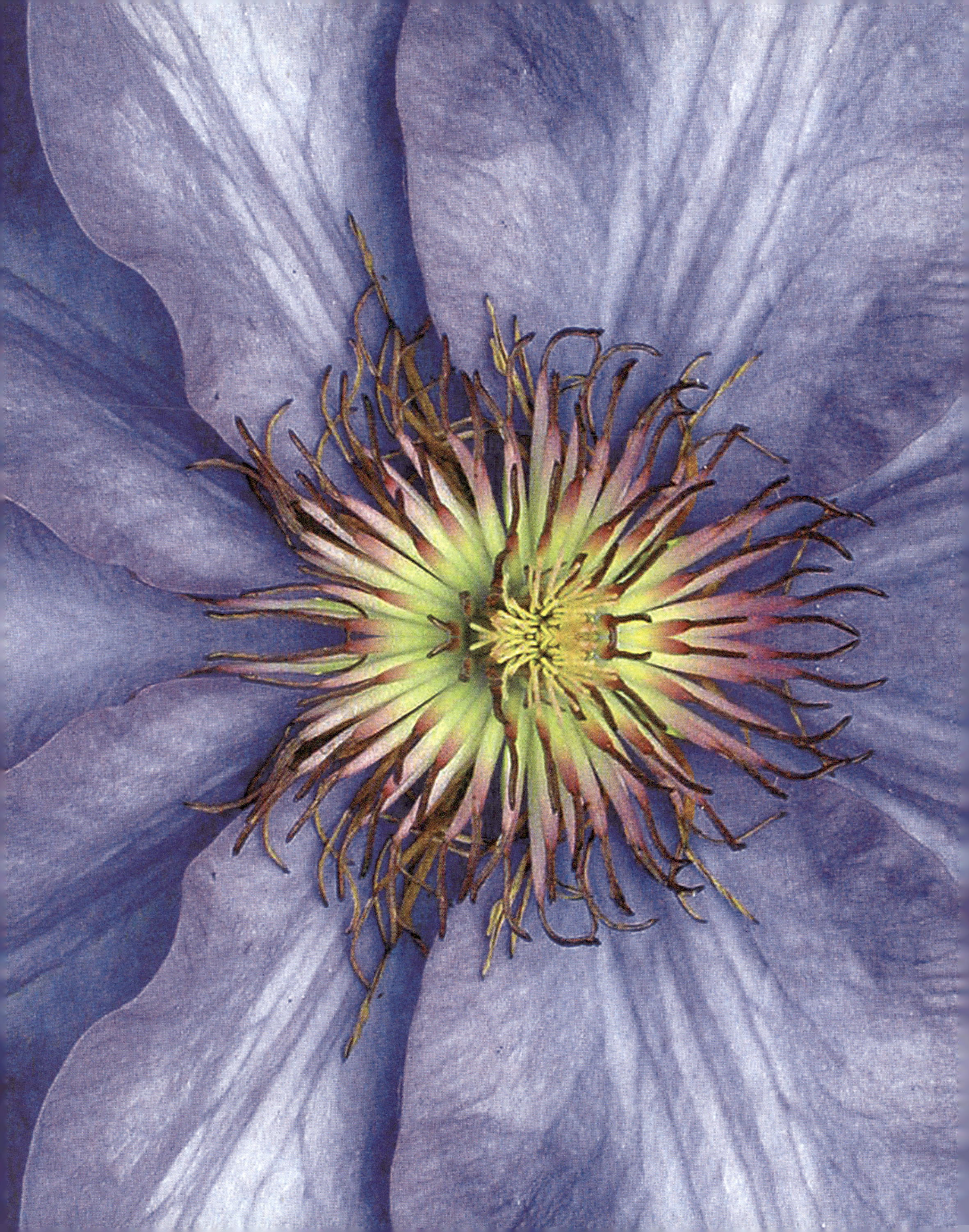

La neige – un hexagone

Au milieu de l'hiver 1611, le mathématicien et philosophe de la nature Johannes Kepler traversa un jour un pont tandis qu'une neige fine tombait sur lui. « Tous les flocons étaient hexagonaux, avec des rayons empennés, écrivit-il. Comme il arrive toujours, lorsqu'il commence à neiger, que les particules de neige ont la forme d'une petite étoile à six branches, il doit y avoir une raison précise à cela. Car si cela se produisait par hasard, pourquoi ne tomberait-il pas aussi des heptagones et des octogones... ? ».

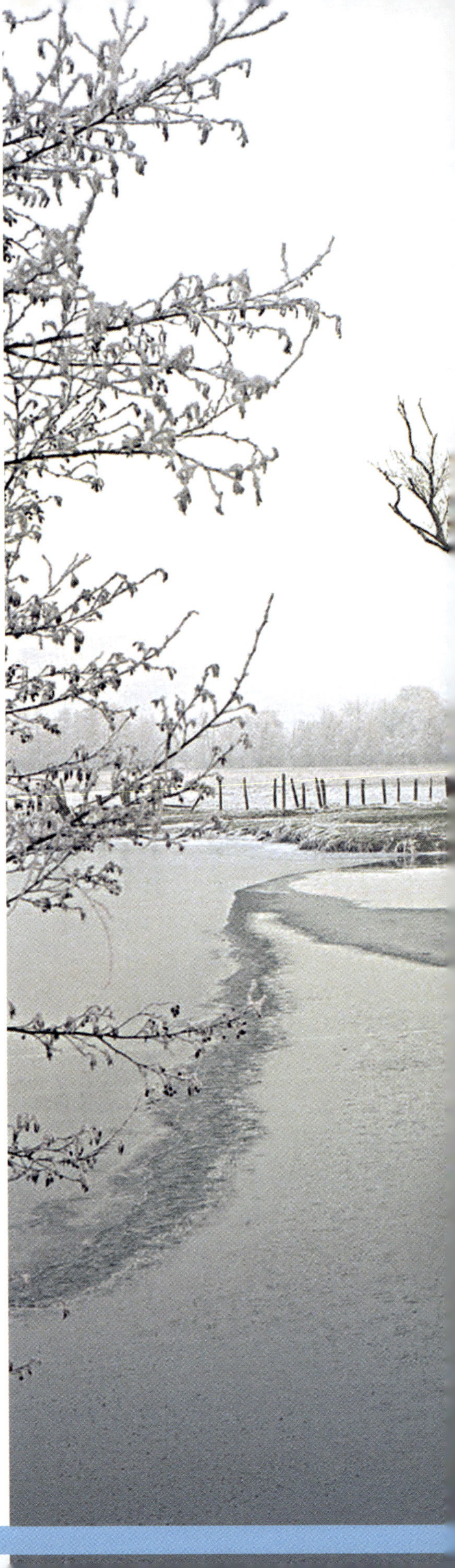

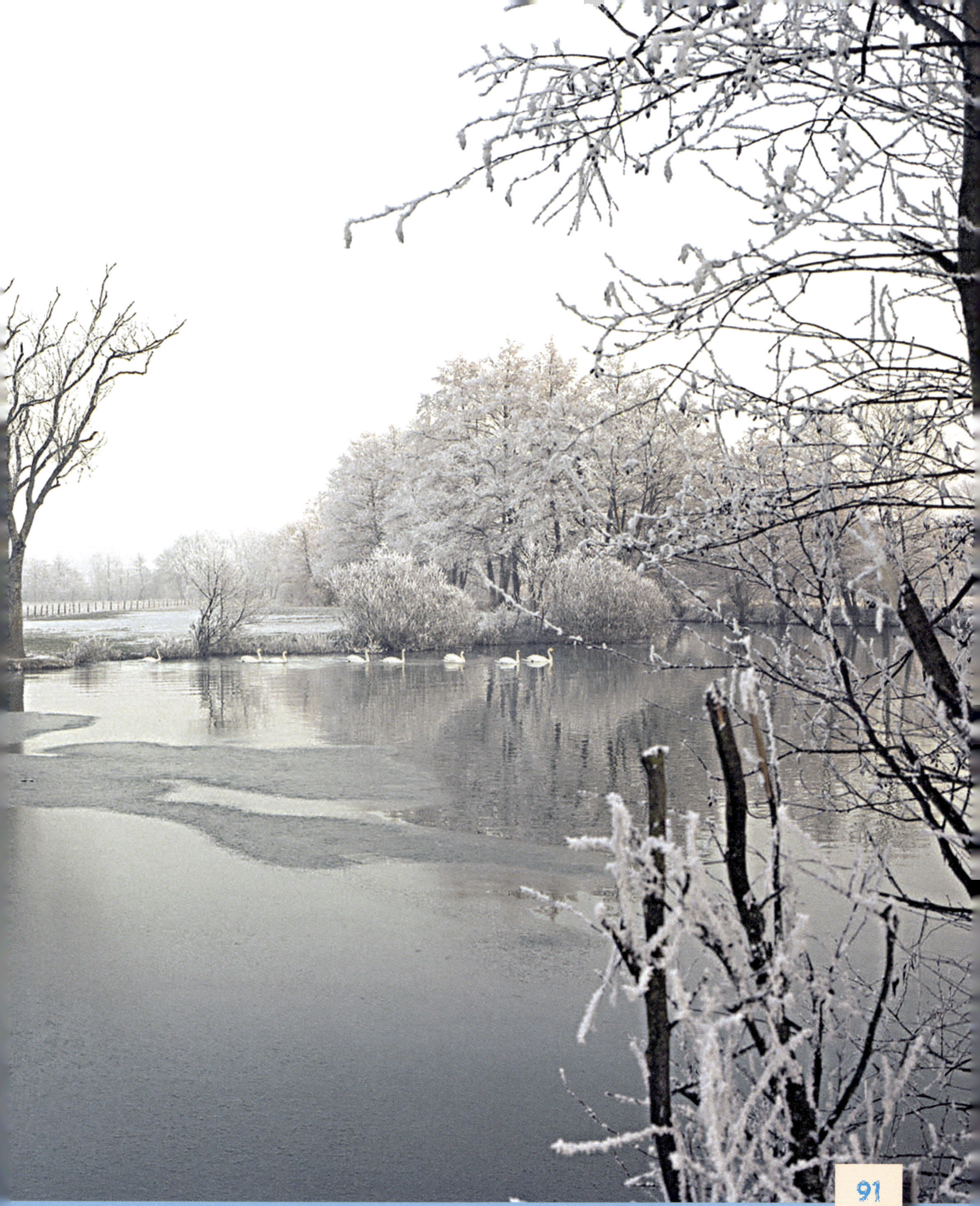

Il y a 400 ans, personne n'avait encore la moindre idée de la manière dont la matière est construite, dont se développent les cristaux et à quelles lois internes obéissent les formes des cristaux. Dans les temps modernes, Kepler fut le premier à y réfléchir sérieusement et à développer un modèle cohérent. Mais il faudra encore attendre 300 ans avant que le physicien Max von Laue ait pu démontrer à Munich la justesse du modèle de Kepler. Heureusement pour nous, Kepler avait rédigé ses réflexions en 1611 : d'une part, il avait ainsi transmis une pensée entièrement nouvelle et d'autre part, nous pouvons comprendre par ses écrits pourquoi tous les cristaux de neige (ou cristaux de glace, ou cristaux d'eau) – et donc aussi les images fascinantes de Masaru Emoto – présentent toujours une symétrie hexagonale.

Kepler avait dédié son texte écrit en latin, « De nive sexangula » (De la neige hexagonale), au conseiller de la cour et célèbre philosophe Ritter Wackher von Wackenfels en guise de « cadeau de nouvel an ». Il voulut faire plaisir à ce nihiliste passionné en lui offrant un petit cadeau aussi proche que possible du « néant » : juste une petite étoile et quelques pensées d'accompagnement. Kepler se demanda comment la petite étoile pouvait grandir, et arriva à la conclusion qu'elle devait très lentement se condenser en neige à partir de la vapeur d'eau.

La signification de la forme

Au sujet de la forme, Kepler pensa : « Seul a une forme ce qui se limite par soi-même, car les limites donnent la forme. » Cela est clair. Mais pourquoi justement des hexagones ? Kepler poursuit : « Il fallut ensuite examiner ce qui était à l'œuvre et comment cela agissait, si c'était une forme innée ou si cela agissait de l'extérieur. Si la figure hexagonale produite était imposée par le matériau ou si c'était dans sa nature, dans laquelle serait innée soit l'archétype de la beauté qu'incarne l'hexagone, soit une connaissance du but auquel conduit cette figure. »

Donc –nécessité intérieure ou extérieure : une belle et claire démarche de pensée ! Puis Kepler développe l'idée de la construction des « corps solides » à partir d'unités minuscules qui posséderaient évidemment dans l'idéal une forme sphérique. Il a donc une première vision de ce que nous appelons aujourd'hui l'atome. Et il a aussi une représentation de l'arrangement de ces sphères : il part d'une disposition plane, dans laquelle les sphères se superposent en couches et constituent ainsi un cristal – c'est exactement ainsi qu'on le voit encore aujourd'hui ! Il estime qu'il existe au moins deux possibilités : la disposition des sphères en rectangle (A) ou en triangle (B). Kepler en fournit même des schémas :

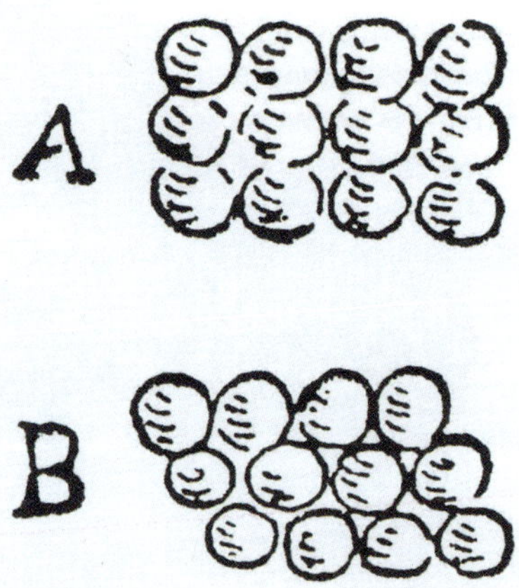

Dans un deuxième croquis, il montre la structure dans l'espace : on pose la couche A (une seule sphère) sur la couche B, et cette dernière sur C et ainsi de suite. Pour finir, on obtient

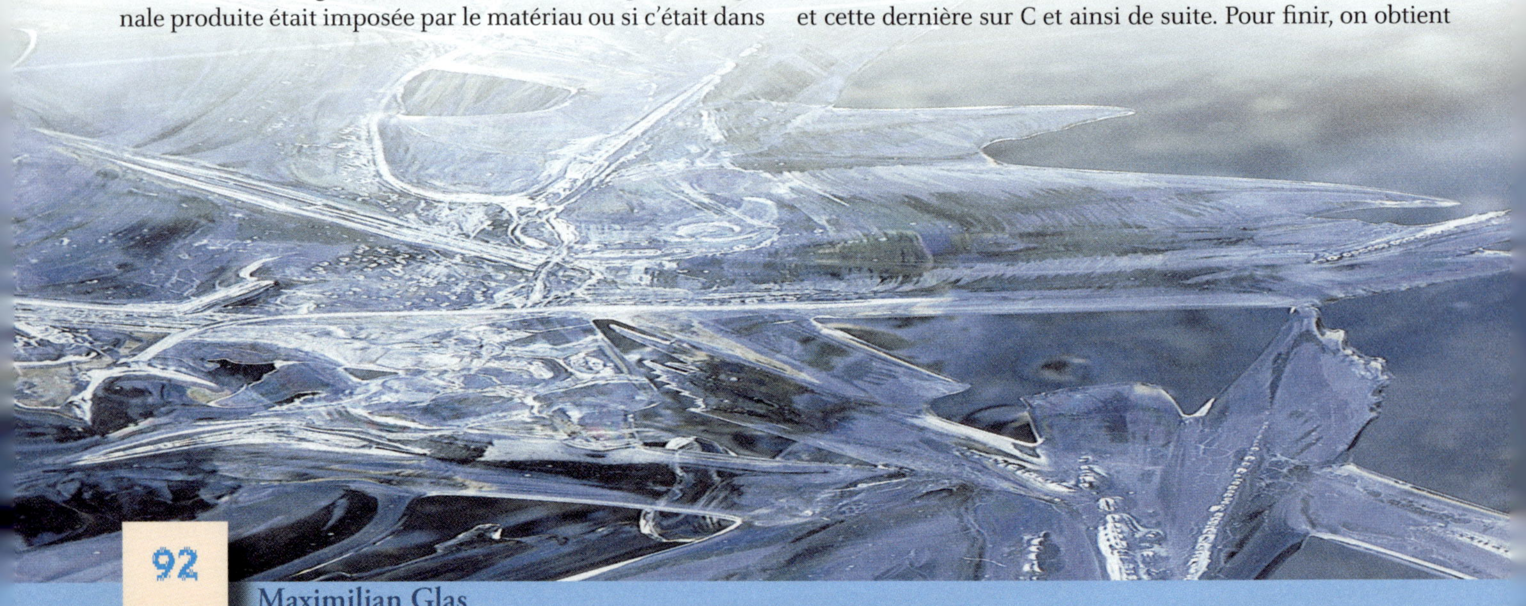

une pyramide à quatre triangles équilatéraux, c'est-à-dire un tétraèdre qui présente une symétrie triple et qui devrait être le modèle architectural de base de l'étoile de neige.

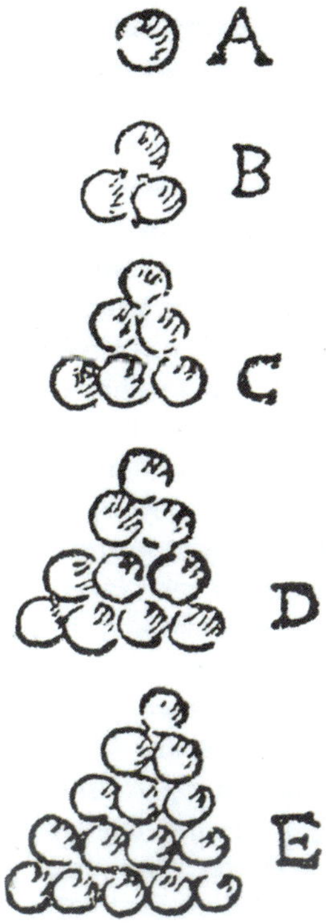

Kepler ne connaissait évidemment pas encore la structure de la molécule d'eau et ne soupçonnait donc pas non plus la nécessité d'une symétrie sextuple (et non triple). Mais la symétrie sextuple peut se déduire de la triple.

Globalement, c'est donc un coup de génie ! Car Kepler a décrit la structure des cristaux de glace à peu près de la même manière qu'on la décrirait encore aujourd'hui. Et cela il y a 400 ans, sans modèle atomique, sans cristallographie développée, sans instruments de mesure compliqués. Aujourd'hui encore, on voit les cristaux comme des réseaux tridimensionnels en couches, constitués de particules sphériques (atomes). Comme nous l'avons déjà évoqué, Max von Laue a pu prouver en 1912 la réalité de cette structure par des expériences utilisant les rayons X.

Dans le cas de l'eau, cette structure cristalline est déterminée par la forme et la structure de la molécule H_2O. À la différence de ce que supposait Kepler, la densité des molécules d'eau n'est pas aussi forte que le représente le deuxième schéma. Elles sont plus espacées, ordonnées en tétraèdres et réunies en petits anneaux de six.

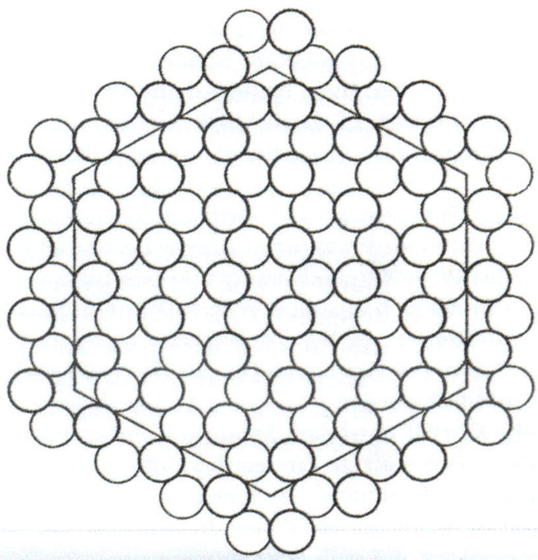

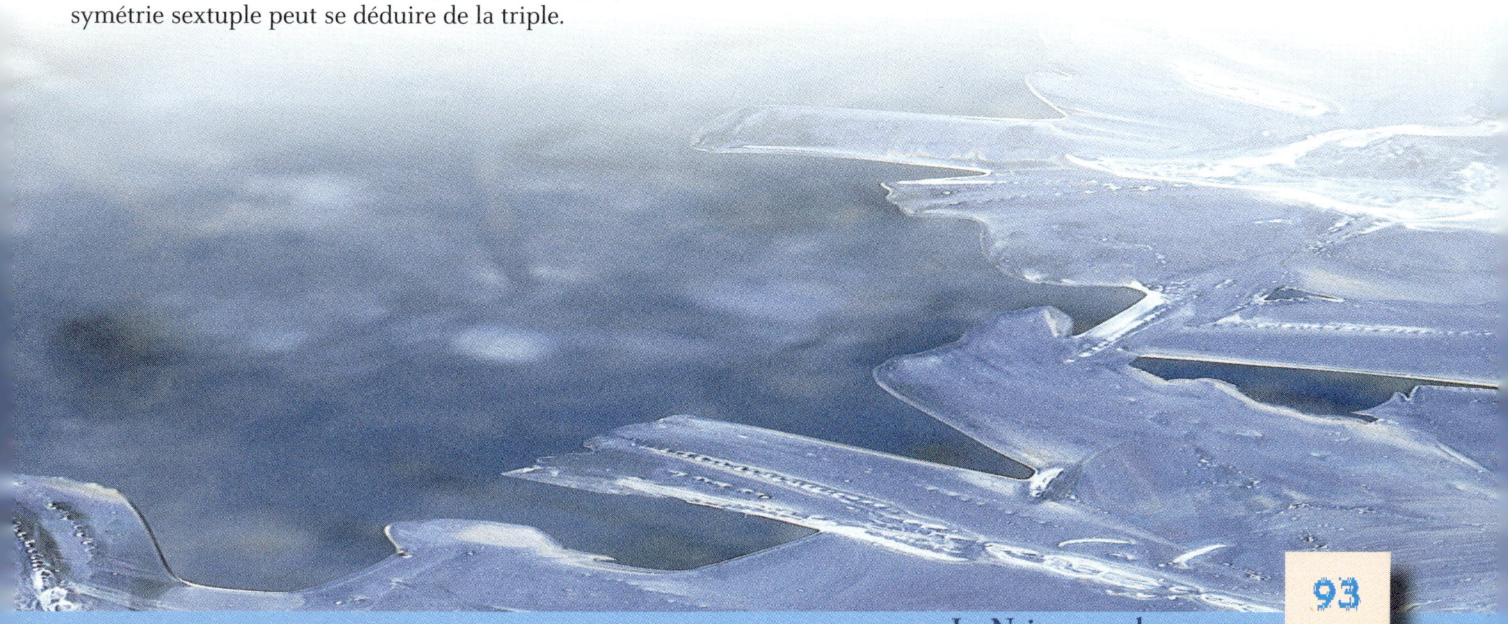

Le schéma montre la forme spécifique d'une petite zone de la structure cristalline de la glace et le rapport avec l'hexagone. Il explique aussi pourquoi la glace occupe un volume plus grand que l'eau, pourquoi elle est donc plus légère et flotte sur l'eau. On voit qu'il existe beaucoup d'espace entre les différents éléments. À l'état liquide, l'eau est plus dense. Il faut environ 24 millions de molécules d'eau pour constituer, selon cette structure, un millimètre de glace le long d'un seul côté ! Les liaisons entre les molécules H2O dans le réseau cristallin sont des liaisons pontales d'hydrogène qui jouent également un rôle important dans la formation des agrégats (voir page 58).

Tout commence avec un petit germe

Si la structure interne des cristaux de glace est simple, les processus de croissance vivants qui peuvent se produire sont très variés et ils conditionnent la forme extérieure des cristaux finis. L'apparence des cristaux de glace peut donc être très différente selon ce qui se produit pendant leur croissance.

Celle-ci commence très simplement. Comme Kepler l'avait déjà constaté en 1611 sur un pont de Francfort, l'eau se met tout d'abord à se condenser. Cela signifie qu'elle se rassemble dans la vapeur en minuscules gouttelettes qui, à une température suffisamment basse, se cristallisent lentement selon le plan de construction décrit et se solidifient.

Pour qu'un cristal se forme, il faut d'abord un « germe » : une minuscule unité du réseau à laquelle les molécules d'eau peuvent s'agréger couche par couche. Un tel germe peut se composer d'une eau pure qui s'est spontanément condensée en une goutte à une température suffisamment basse puis est devenue un germe de cristal à structure interne régulière. Des minuscules grains de poussière ou particules en suspension dans l'air peuvent eux aussi provoquer la formation d'un réseau cristallin ordonné à partir de la vapeur d'eau.

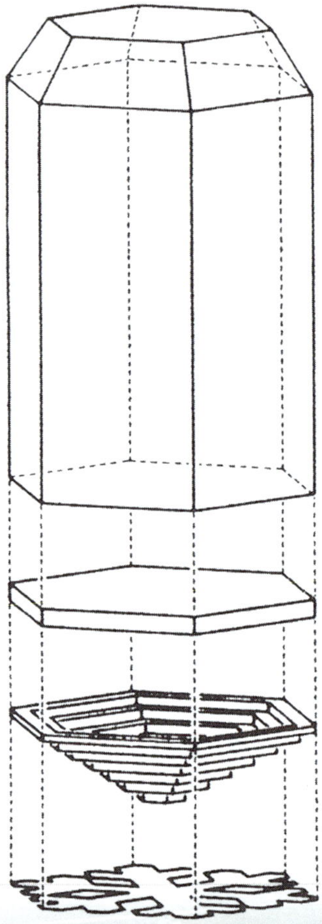

Cristaux de neige et symétrie sextuple.

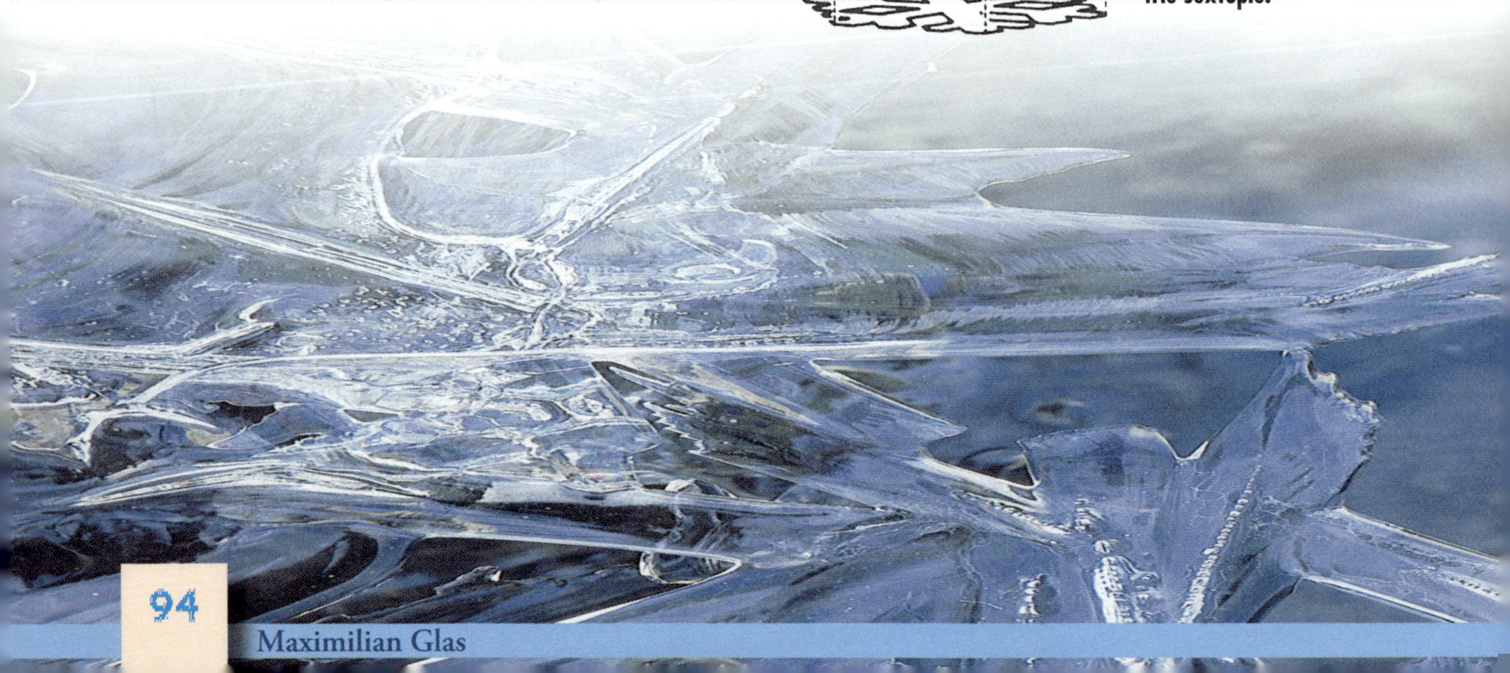

Un fois qu'un tel germe a pu se former, plus rien ne s'oppose à sa croissance. Dans toutes les directions de l'espace, des molécules d'eau s'y agrègent couche après couche. Mais pas dans les mêmes quantités. Celles-ci peuvent différer selon les conditions atmosphérique de température et de pression. Si la croissance se produit à haute altitude et à des températures extrêmement basses, il se forme essentiellement des cristaux allongés, souvent sous forme d'aiguilles de glace extrêmement fines, mais bien sûr toujours avec une section hexagonale ! Dans le schéma (voir p. 94), cela correspond à la partie supérieure.

La partie supérieure du cristal peut même être biseautée et former des surfaces supplémentaires. Le schéma montre ensuite d'autres cas possibles. Si la température n'est pas aussi glaciale mais néanmoins très froide, il se forme essentiellement des plaques hexagonales. En dessous, on voit un cristal creux, comme on peut en trouver par exemple dans les Alpes (souvent à haute altitude). Enfin vient une petite étoile de neige, que chacun connaît. Ce sont les formes simples, de base – la nature en fait ensuite ce qu'elle veut.

Une liberté de création considérable

Chaque cristal de glace est un individu unique, parfaitement distinct ! Même parmi des millions de cristaux, il n'y en pas deux absolument pareils. Bien sûr certains se ressemblent comme deux vrais jumeaux, mais ils ne sont jamais totalement identiques. Cela tient au fait que chaque cristal sur son chemin du ciel vers la terre a sa propre histoire. Sur leur trajectoire, les cristaux traversent des couches différentes de l'atmosphère avec chaque fois des conditions de pression, de température, d'hygrométrie et d'impureté variables, et la petite étoile de neige qui tombe réagit à la moindre de ces variations.

Supposons qu'une plaquette hexagonale joliment cristallisée quitte le nuage et entame sa descente vers la terre. Si elle rencontre une phase plus chaude, son bord va fondre. Si elle traverse une strate plus froide, de nouvelles couches de cristaux peuvent s'y agréger. Parfois cela se produit plus vite, ou plus lentement, parfois les phases de croissance sont plus longues, et parfois extrêmement courtes, parfois l'air est plus humide, parfois moins – nous savons tous d'expérience combien les cristaux peuvent être différents.

Dans cette alternance constante et fréquente de croissance et de dissolution, se forment les cristaux les plus bizarres, mais tout y est. Si à un moment il fait trop chaud, les cristaux fondent entièrement avant d'atteindre la terre et il pleut. Parfois les gouttelettes traversent de nouveau une couche glaciale, ce qui provoque la formation de grêlons, et ainsi de suite. L'imagination de la nature est sans limite.

Cette multiplicité a toujours fasciné les hommes et ils ont essayé de « collectionner » les cristaux de glace. Pour des raisons de température, cela est plus difficile qu'avec les minéraux et ce n'est en fait possible qu'avec l'aide de la photographie. La collection peut-être la plus folle fut réunie par un Américain, W. A. Bentley. Il construisit lui-même un grand appareil photo à plaques et passa un hiver après l'autre sur une montagne du Vermont à photographier des milliers de cristaux de neige. En 1931, il publia un livre de planches présentant 2453 cristaux de glace (réimpression 1962, Dover Publ., New York). Quelques unes de ces images sont reproduites sur les pages suivantes.

Cette description de la croissance des cristaux de glace est plutôt celle de la science conventionnelle. Les principaux facteurs évoqués sont la pression,

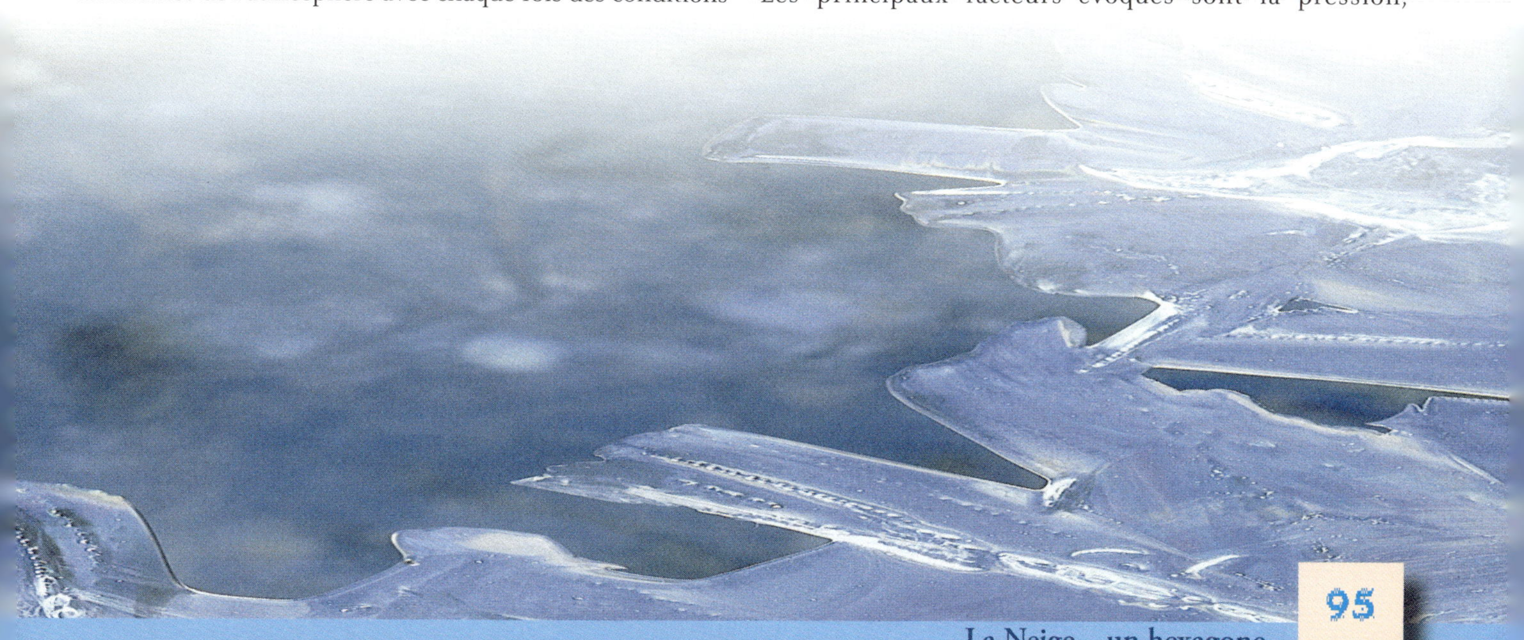

la température et les autres conditions extérieures de l'environnement. Avec les recherches de Masaru Emoto, un nouvel aspect, spirituel, s'est ajouté. Car de toute évidence même les énergies et les vibrations subtiles des pensées, des mots et des sons exercent leur effet sur la croissance des cristaux – une façon de voir plutôt difficile à saisir pour des minéralogistes orthodoxes.

Cependant, même dans les sciences de la nature, le cheminement de la connaissance conduit vers des grandeurs toujours plus petites et des énergies toujours plus subtiles. Il reste à souhaiter que cette évolution ne soit pas entravée par des dogmes surannés. Peut-être qu'une fois de plus, comme il y a 400 ans avec Kepler, les cristaux de glace sont une incitation pour réfléchir de nouveau à notre conception du monde.

Cristal d'eau ou glace ?

Dans les textes, la notion de « cristal d'eau » est passée en usage. Mais elle est contradictoire en elle-même, puisque nous entendons par « eau » la forme liquide de la molécule H2O ; l'eau et le cristal sont des notions contraires, l'une se présentant sans, l'autre avec une structure cristalline. Nous appelons glace la forme solide de H2O, et sous cette dénomination, l'eau fait l'objet de recherches en minéralogie. La glace est un minéral. La neige, en revanche, est un dépôt de glace, un « sédiment » qui tombe du ciel, recouvre les calottes polaires, et sur lequel nous nous divertissons l'hiver, en pratiquant du sport.

Cristaux de neige photographiés et archivés par W. A. Bentley. Quelques échantillons parmi un ensemble de 2453 cristaux.

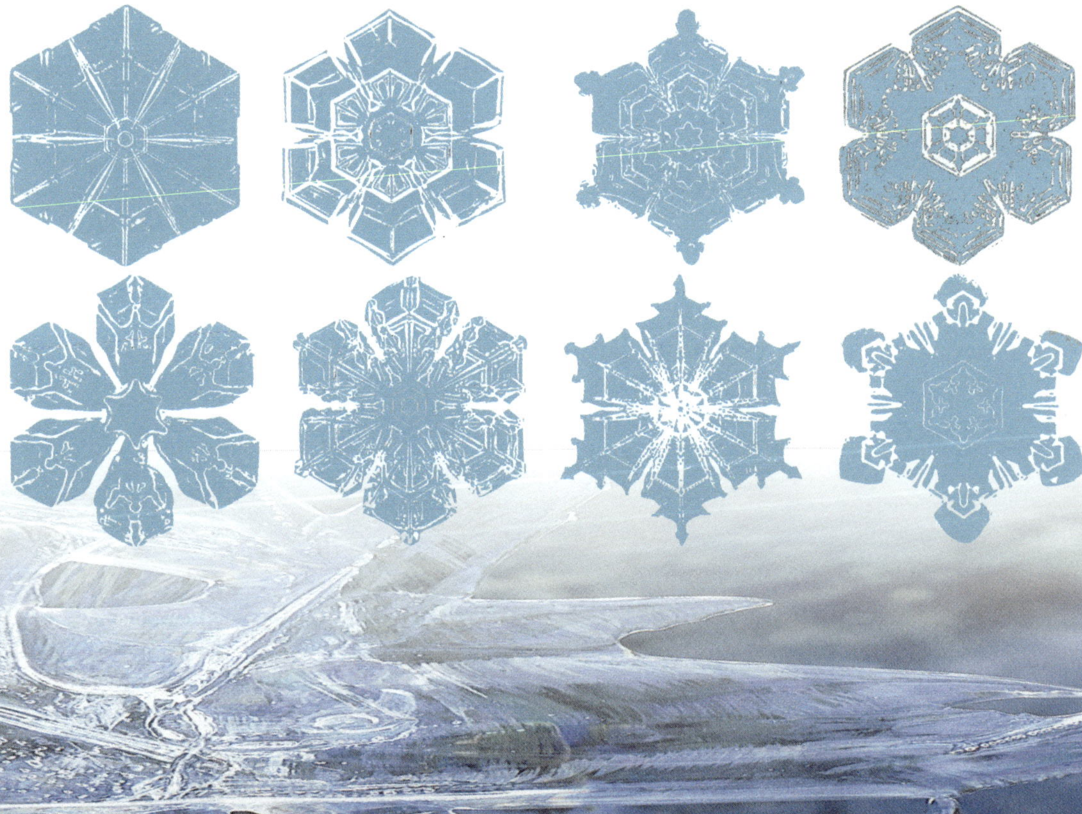

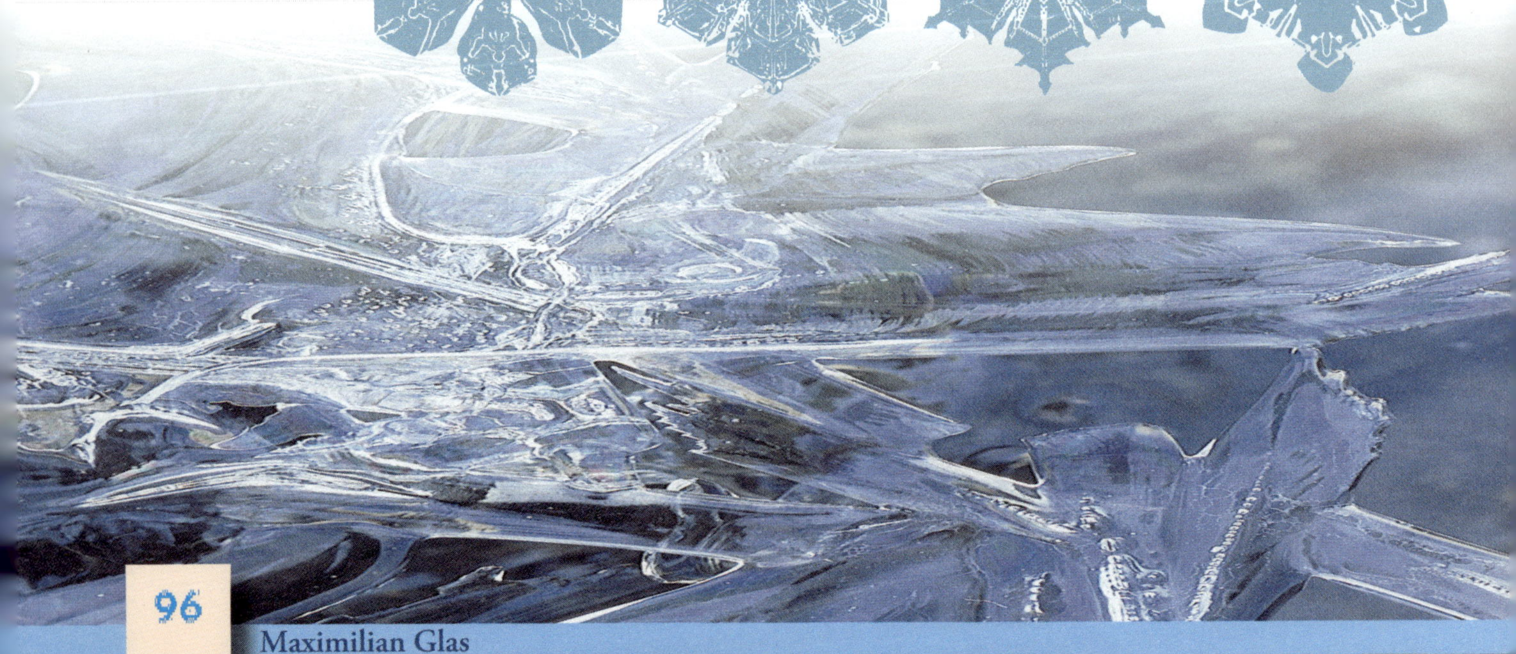

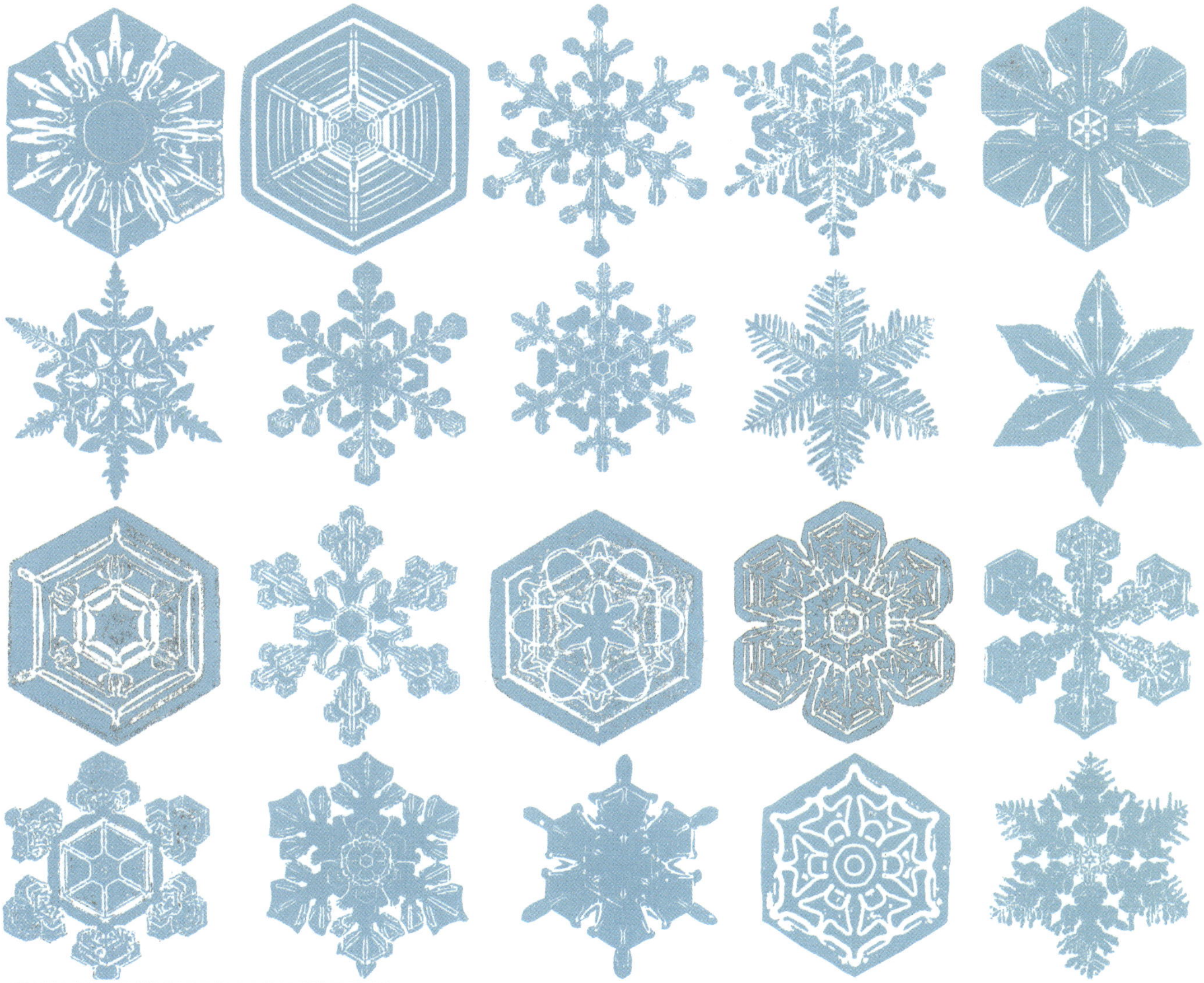

L' Auteur

À l'âge de 10 ans, Maximilian Glas est tombé éperdument amoureux des pierres et est resté fidèle à cet amour jusqu'à aujourd'hui. Après des études de minéralogie, il est devenu cofondateur et rédacteur en chef d'une revue spécialisée dans les minéraux, « Lapis ». En tant que journaliste, il a commenté de nombreuses publications, écrit des articles et des livres et organisé des expositions. Il s'enthousiasme et témoigne d'une grande curiosité pour tous les domaines qui, au-delà de l'histoire et de la science de la minéralogie, ouvrent des voies d'avenir.

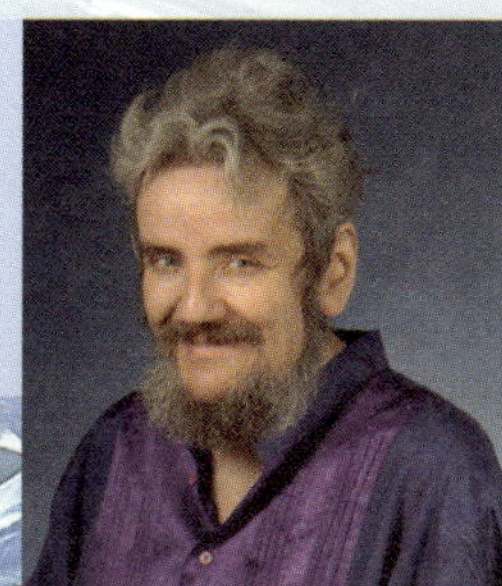

Maximilian Glas, journaliste scientifique.

L'eau est source de salut.

Pasteur Kneipp, Bad Wörrishofen

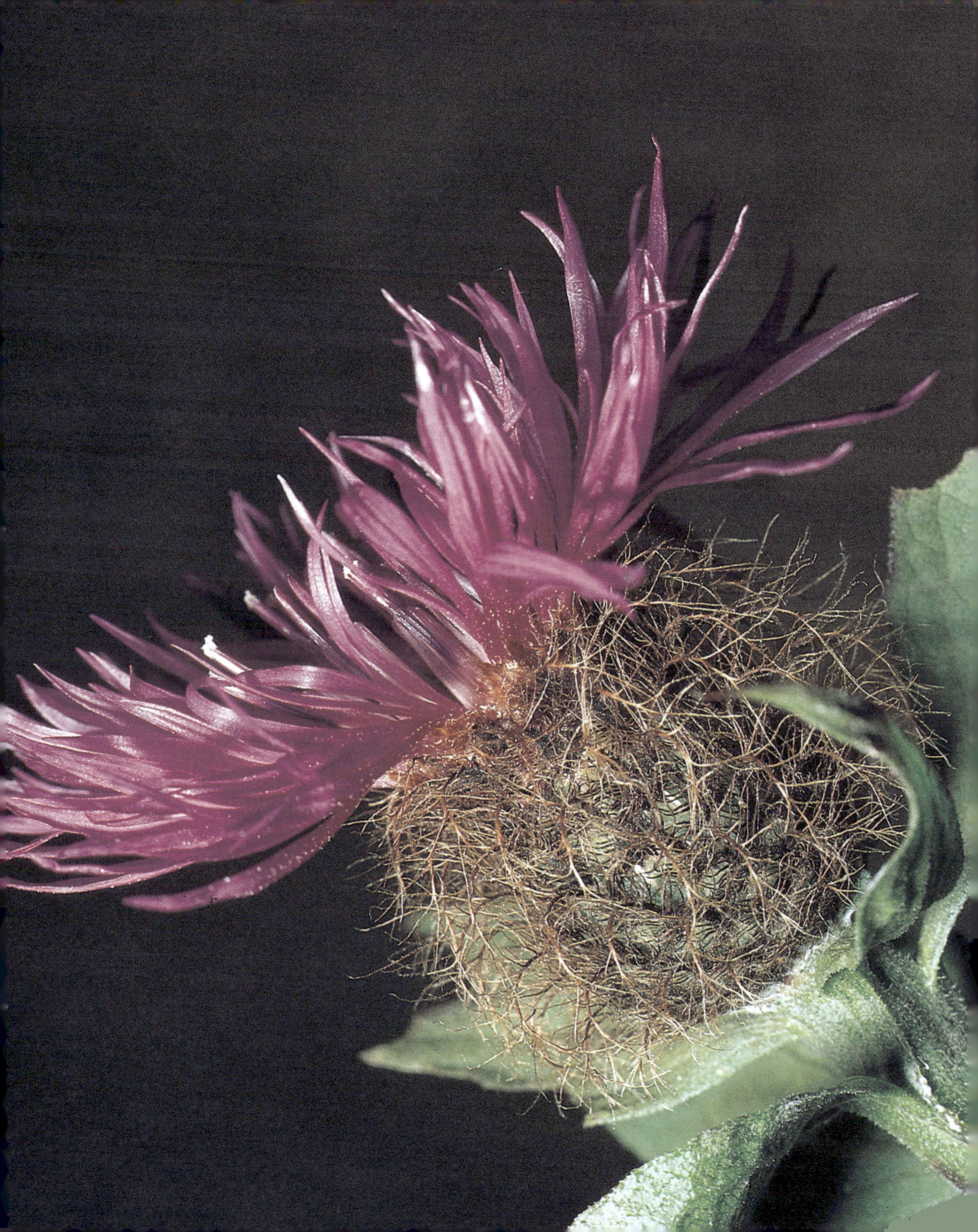

Eau-dyssée – Mystère de l'eau

Rien n'est autant présent sur notre terre, fût-ce en des quantités approchantes, que l'eau. Pourtant, nous n'en comprenons pas grand-chose. Jusqu'à maintenant, nous avons surtout évalué sa qualité négativement, en la considérant à travers les lunettes de la chimie et en cherchant à y déceler d'éventuelles substances toxiques. Mais n'est-elle pas plus que cela ? Habitués à toujours avoir de l'eau à notre disposition, nous ne la voyons plus. Pourtant, que de découvertes nous sont possibles à travers les petites et les grandes rencontres que nous réserve l'eau-dyssée.

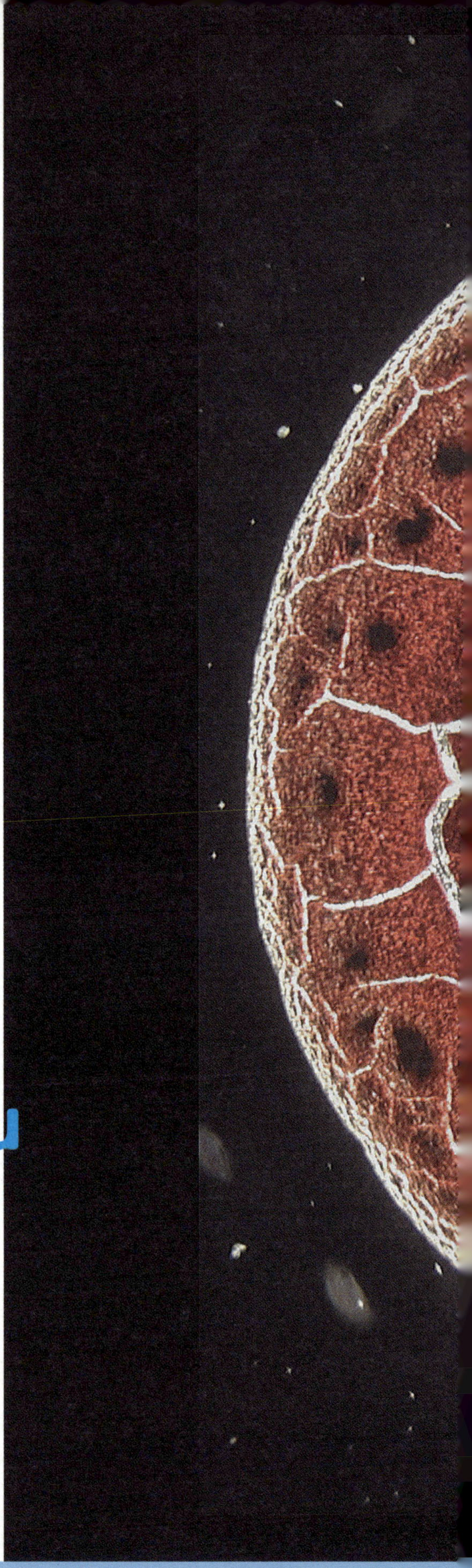

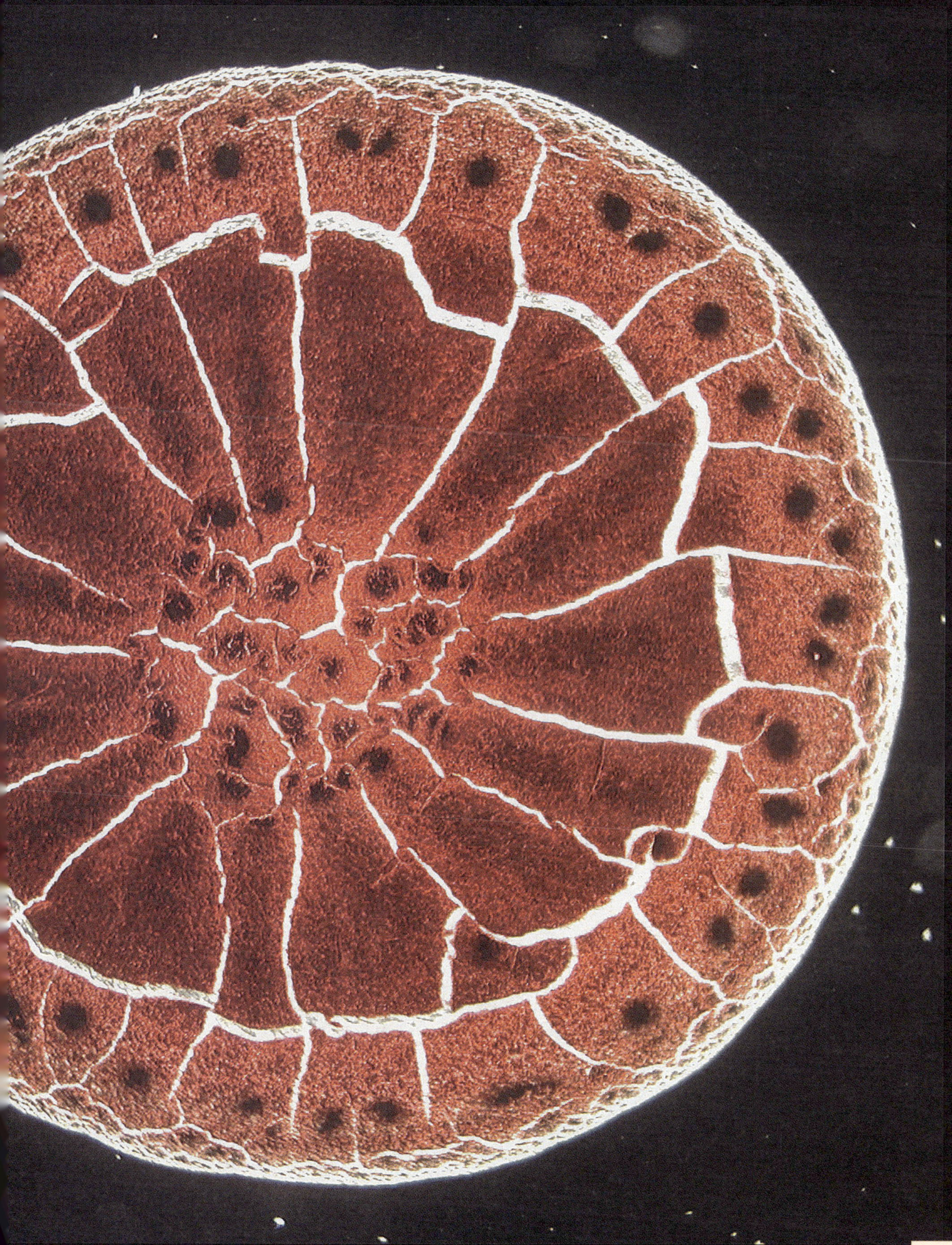

Photo tirée du livre « Welt im Tropfen », éd. Gutes Buch, www.weltimtropfen.de

Eau-dyssée : première rencontre –

Ma ville natale est Aix-la-Chapelle, proche de la frontière ouest de l'Allemagne. Les touristes y visitent la cathédrale, les passionnés d'équitation s'y rendent au CHIO (fête mondiale du sport équestre) et les adeptes du jeu de ballon le plus populaire du monde peuplent le stade du Tivoli. Quant aux sources thermales d'Aix, elles ne sont pas seulement fréquentées parce qu'on s'intéresse à sa santé. Le nom de la ville n'est pas anodin. Et ce n'est pas un hasard si l'eau apparaît comme un fil conducteur à travers toute son histoire. En effet, Aachen (Aix-la-Chapelle) veut dire « eau », ce nom dérivant de l'expression romaine « *aquae granni* », d'après le dieu guérisseur celte Grannus !

L'histoire de la ville nous apprend que les Celtes déjà avaient découvert dans la région de la vallée d'Aix-la-Chapelle des sources chaudes d'une température comprise entre 45° et 75° – les plus chaudes au nord des Alpes. Depuis leur découverte, ces thermes ont souvent atténué ou guéri les maux des gens. Bien que le fait de goûter cette eau ait constitué pour nombre de mes amis un véritable défi en raison de la rumeur d'une composition soufrée, ils ont pu eux aussi se laisser convaincre de l'effet guérisseur de cette eau particulière.

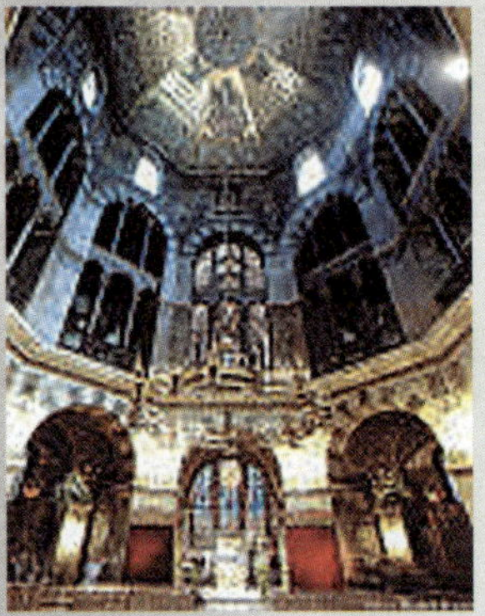

Plus de 30 sources, riches en sels minéraux et oligo-éléments, jaillissent encore aujourd'hui. Selon les chiffres officiels, environ 10 000 patients passent chaque année trois à quatre semaines dans l'une des trois cliniques d'Aix-la-Chapelle pour se soigner et retrouver la forme. Ils viennent dans l'espoir de « guérir » leurs affections rhumatismales, leurs troubles moteurs, la goutte et différents maux de femmes. Et ils ne sont pas peu nombreux à avoir été exaucés. Une eau thérapeutique aux qualités particulières ? Une eau mystérieuse ?

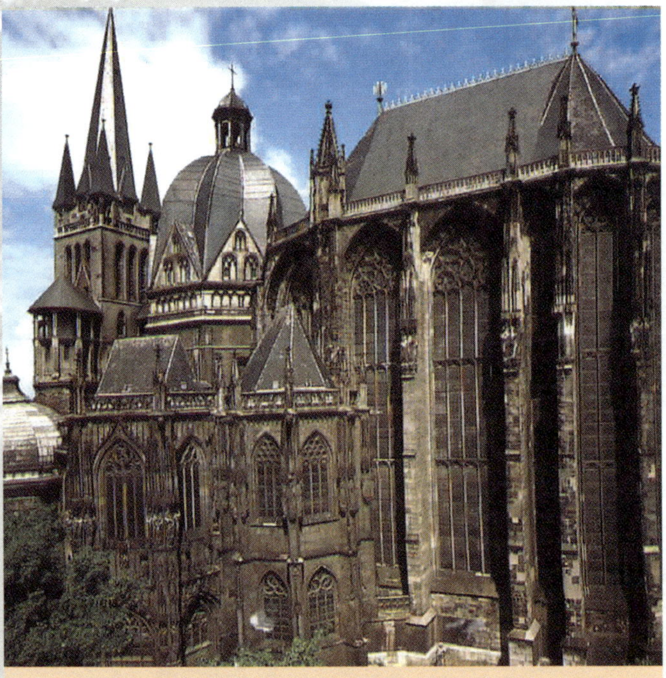

Il y a 1100 ans, Charlemagne avait fait d'Aix-la-Chapelle le centre de son royaume. Sur les ruines d'anciens thermes romains, il érigea la chapelle palatine dont l'élément central octogonal constitue aujourd'hui le cœur de l'actuelle cathédrale.

Eau-dyssée : deuxième rencontre – énigme d'un fleuve sacré

De nombreuses études ont confirmé que le Gange, fleuve sacré des Indiens, est l'un des plus sales de la terre. Il est pollué par les fréquentes incinérations de cadavres sur ses rives. Après une combustion incomplète, les corps morts sont jetés à l'eau avec les restes de bois. Debout dans l'eau jusqu'aux genoux, les femmes lavent le linge sale de leur famille. Il n'existe pour ainsi dire pas de stations d'épuration. Le fleuve est sillonné de bateaux et de barques qui perdent de l'huile et de l'essence. Quel cloaque ! sommes-nous tentés de penser. Mais il faut considérer un autre phénomène en rapport avec le Gange. À Bénarès, l'un des plus grands lieux de pèlerinage du monde, des milliers de malades aux plaies ouvertes et aux ulcères purulents viennent chercher la guérison dans le fleuve sacré. Les Indiens ne sont pas les seuls à s'y rendre, les Européens et les Américains en visite ne se privent pas non plus d'un bain en cet endroit. On pourrait penser qu'ils vont s'infecter. Mais ils ne tombent même pas malade. Le Gange peut être très sale, ses eaux semblent cependant contenir quantités d'éléments qui stimulent la santé. Quels sont-ils ? Seraient-ce de mystérieuses substances vitales qui font de cette eau un remède naturel d'une valeur inestimable ?

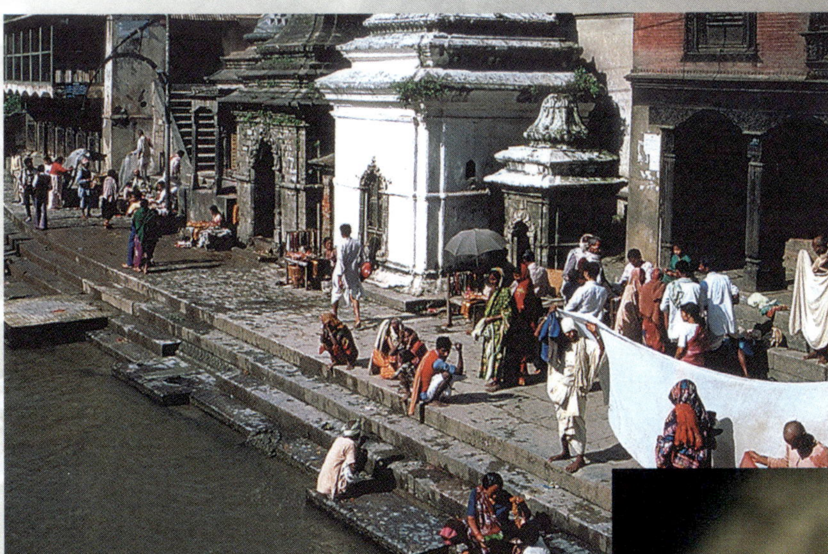

Le Gange à Bénarès et l'image d'un cristal de cette eau. Auriez-vous imaginé que l'eau du Gange puisse donner lieu à un cristal en forme de lotus ?

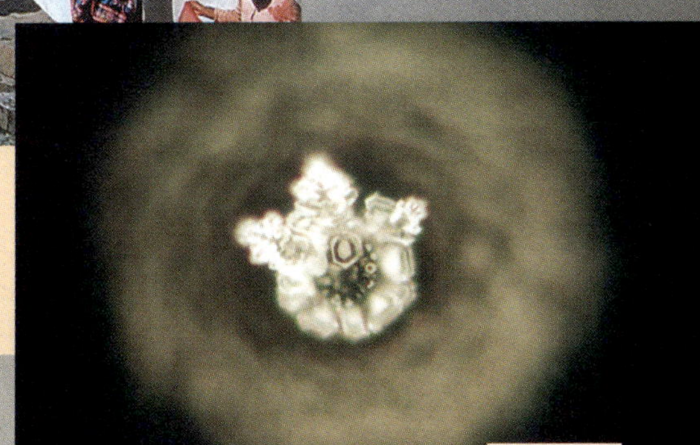

Eau-dyssée : troisième rencontre – le phénomène Grander

Le chercheur tyrolien en sciences de la vie, Johann Grander, est-il un homme particulier ? Bien que beaucoup de ses contemporains ne tarissent pas en critiques à son sujet, une chose reste sûre : il a découvert une méthode de vivification de l'eau dans sa cinquième décennie de vie. À propos de l'intérêt de sa découverte pour l'avenir, on peut tout au plus spéculer, nous dit sa biographie. « Johann Grander a su expliquer les énergies naturelles présentes ou activables dans l'eau et les rendre durablement utilisables. » Sa méthode de vivification de l'eau apportera une contribution importante à « l'écologisation de notre environnement, depuis la vivification de l'eau potable à celle d'une flaque, sans additifs chimiques ni apport d'énergie supplémentaire. » Au début, cependant, on souriait du personnage lorsqu'il prétendait que l'eau était une affaire cosmique. Aujourd'hui, il en va autrement. Plus de 200 000 utilisateurs jurent par le procédé de vivification mis au point par Grander. Beaucoup de personnes parlent d'une amélioration de leur bien-être, d'une utilisation réduite de produits à lessive, d'une meilleure croissance des plantes et de beaucoup d'autres phénomènes. Certains médecins aussi se tournent maintenant vers cette eau à des fins thérapeutiques. L'attention de la plupart fut attirée sur ses effets par leurs patients qui leur firent découvrir cette eau particulière de Grander. Que fait donc « Grander » avec notre eau ? Les roches primitives du Tyrol dotent l'eau d'un magnétisme naturel. La manière exacte dont il s'y prend restera sans doute toujours son mystère. Grander découvrit qu'une énergie à hautes fréquences pouvait se transmettre à l'eau. L'eau ainsi vivifiée développerait une force de guérison particulière. C'est ce que prétendent du moins des médecins tels que le généraliste Ulrich Wunsch. Ce dernier a déjà pu faire quelques expériences avec cette eau hors du commun. Alina, par exemple, une jeune patiente, s'était troué la lèvre en jouant avec un clou

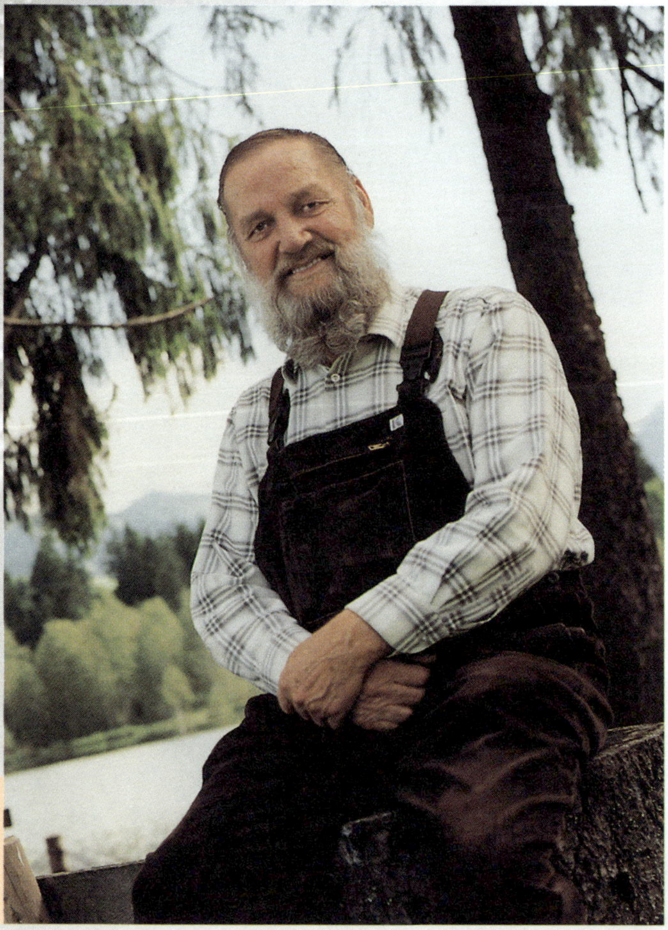

Johann Grander réalise un travail de pionnier en vivifiant l'eau par le magnétisme naturel.

rouillé. Ulrich Wunsch recousit la blessure et la traita ensuite à l'eau de Grander. La blessure guérit sans apparition d'une cicatrice visible. Un exemple parmi beaucoup d'autres. « En général, les remèdes homéopathiques agissent plus rapidement, les douleurs accompagnant les troubles de l'irrigation sont atténuées. De même, les infections et les maladies cutanées réagissent bien à l'eau vivifiée. » Le médecin en donne tout de suite l'explication : « L'eau vivifiée donne à la personne la possibilité de reconstruire ses forces d'auto-purification et de résistance, et de rétablir l'équilibre et l'ordre intérieur. » L'eau vivifiée – un remède mystérieux ?

Eau-dyssée : quatrième rencontre – une eau du robinet saine

La praticienne berlinoise de « médecines douces par l'eau », Ina Gutsch, mise elle aussi sur la force de guérison de « l'eau vivifiée ». Elle a résumé toute sa philosophie en une seule phrase : dans la structure de notre eau se cache un secret de santé et de longévité. En tant que praticienne de médecines douces, je pose toujours dans mes questions de diagnostic celle de savoir quelle eau vous buvez. La réponse que je reçois est souvent « l'eau du robinet ». Beaucoup de gens boivent l'eau du robinet parce qu'ils sont d'avis que les valeurs de seuil en substances nocives ne sont pas encore atteintes. Mais ils ne savent pas que pour nom-

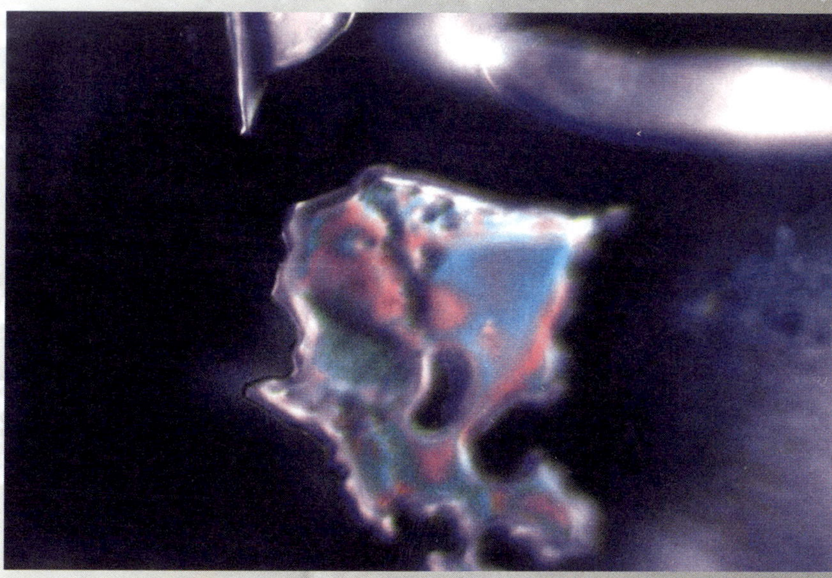

Telle est l'image de l'eau du robinet à Berlin. Celui qui veut boire cette eau régulièrement ferait bien de songer à la vivifier ou à la purifier.

bre de substances très toxiques comme les reliquats de médicaments, les fibres d'amiante ou les métaux lourds provenant des tuyauteries en plomb ou en cuivre de la maison, il n'existe pas de valeurs limites. » Ina Gutsch attire également l'attention de ses patients sur l'importance de l'eau dans le corps. « Un bébé, tout comme une plante saine, possède dans son corps une eau hautement cristallisée et structurée. Au cours de la vie, la qualité diminue constamment sous l'effet d'un lent empoisonnement. L'eau du corps ainsi que le sang perd ses forces plastiques et par là sa capacité à mémoriser de l'information et à transporter les substances alimentaires et les déchets. Progressivement le métabolisme étouffe littéralement sous les toxines. L'une après l'autre les différentes parties du corps se mettent en grève. »

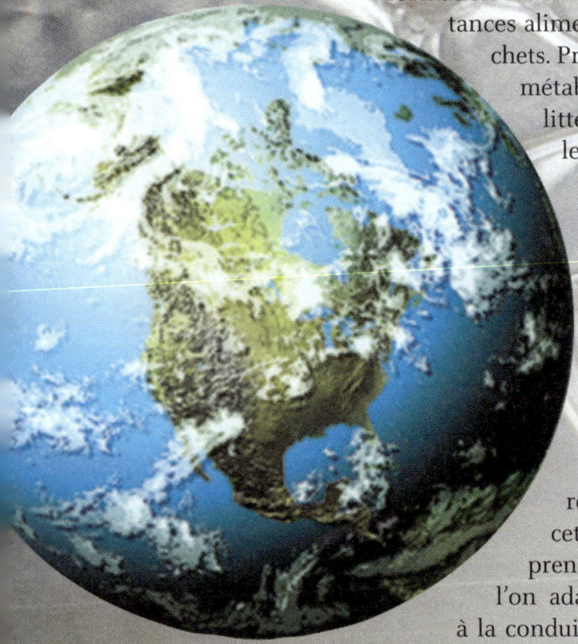

Ina Gutsch recommande d'utiliser de l'eau du robinet mais de l'améliorer soi-même. « À cet effet, on peut prendre un filtre que l'on adapte directement à la conduite d'eau. On préférera un filtre à bloc de carbone ou un dispositif à osmose. Il existe aujourd'hui quelques bons fabricants de tels appareils. On peut en outre charger l'eau en énergie. L'une des méthodes les plus simples consiste à déposer dans la cruche un petit cristal de roche arrondi et poli. De même, un générateur de tourbillons, fixée à la carafe d'eau, peut rendre de bons services. L'eau de boisson devrait être aussi propre et vivante que possible et, dans l'idéal, provenir d'une source jaillissante, et ne pas contenir de gaz carbonique ajouté. » Ina Gutsch demande donc toujours quelle eau boit le patient et en quelles quantités. « Puis j'utilise un test chimique qui me permet de voir si le patient a dans le corps un excès de métaux lourds et si oui, desquels il s'agit. Ces métaux lourds déclenchent des réactions en chaîne, notamment par la production excessive de radicaux libres, c'est-à-dire de molécules agressives qui attaquent le corps. Ainsi, j'aide à reconnaître et à corriger les influences extrêmes de certaines causes nocives.

Ina Gutsch estime que dans toute maladie il est important de boire en quantités suffisantes une eau calme et propre. Sa proposition de ration journalière minimale est de deux litres. C'est la seule manière pour que les forces d'auto-guérison puissent fonctionner. « Plus on commence tôt sa cure de boisson, mieux cela vaut. » Vous pouvez vous imaginer combien de toxines peuvent être éliminées du corps par le seul fait de boire suffisamment. » L'eau, un « moyen de se nettoyer » ? Une « centrale d'épuration » naturelle pour le corps. Un autre mystère de l'eau ?

Eau-dyssée : cinquième rencontre – une eau intelligente ?

Novembre 2003, une exposition à la cité des sciences de Berlin, Urania, vient enrichir le débat. L'exposition réalisée par l'ingénieur Bernd Kröplin s'appelle « Welt im Tropfen » (Le monde dans une goutte). Elle donne de merveilleux aperçus de la vie intérieure de l'eau. Son impact sur nous ne vient pas tant des images esthétiques qui rappellent les mandalas tibétains, mais plutôt du message que ces images sont censées transmettre. Bernd Kröplin est convaincu que l'eau possède les propriétés les plus étranges, qui ne correspondent en aucune manière à l'image que les sciences de la nature donnent du monde. Il cite par exemple la capacité à mémoriser de l'information, à réagir aux sentiments humains ou même à communiquer avec d'autres éléments. Pourtant, ce professeur de la faculté des techniques aéronautiques et aérospatiales de l'université de Stuttgart n'a rien d'un ésotériste enflammé.

Dans son institut, le professeur Kröplin a examiné et photographié sous le microscope différents liquides tels que de l'eau du robinet ou de l'eau de sources minérales. Il a notamment remarqué des différences lorsque les prises de vue étaient refaites les jours suivants et par d'autres personnes. Au cours de son travail, la conviction grandit en lui qu'il devait y avoir un lien entre le liquide et la personne qui effectuait l'expérience. Une structure de communication pourrait ainsi exister entre l'eau et la personne. Cette structure changerait de manière caractéristique en fonction de la personne qui « travaille » sur le liquide et de l'état dans lequel elle se trouve. Le professeur Kröplin n'est pas le seul à avoir fait une telle découverte.

Ces observations ont été confirmées à plusieurs reprises, la dernière en date par les recherches sur l'eau de Masaru Emoto. Une eau intelligente ? Encore un mystère de l'eau.

Les effets du rayonnement

Les champs électromagnétiques influent sur la structure ordonnée de l'eau. Le professeur Kröplin a pu le montrer à partir d'essais réalisés avec ou sans l'influence de téléphones portables. Ses expériences ont consisté à poser un portable du réseau D (réseau numérique) dans une salade encore plantée dans la terre, et de le faire fonctionner pendant 10 minutes. Puis, on récolta les feuilles de salade, on les disposa dans de l'eau dont on recueillit des gouttes. La même expérience fut menée avec du persil.

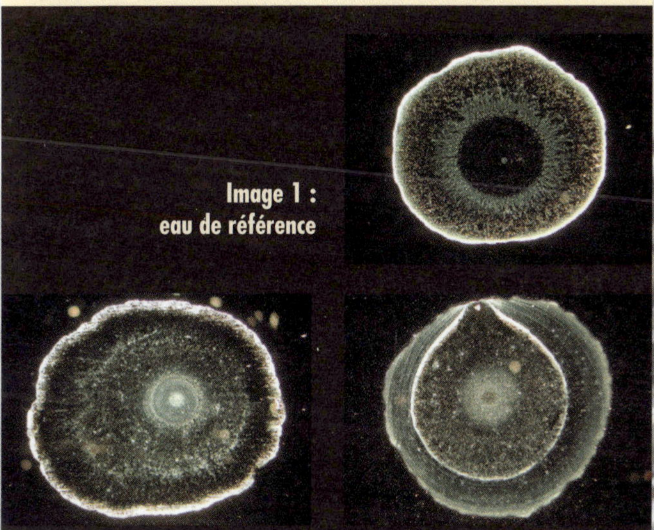

Image 2 (gauche) : feuilles de salade sans l'influence d'un téléphone portable dans l'eau de référence. Image 3 : feuilles de salade sous l'influence d'un téléphone portable dans l'eau de référence.

L'Auteur

Walter Ohler est rédacteur médical et journaliste. Il est responsable de la série « Médecine douce », dans l'émission de Jürgen Fliege sur la chaîne de télévision ARD.

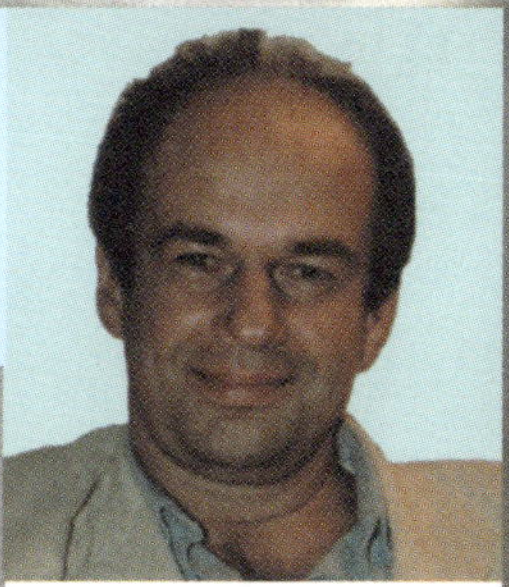

Walter Ohler
Rédacteur médical

L'eau est un excellent enregistreur d'informations. Les eaux de notre terre sont capables de mémoriser des informations.
Le champ magnétique terrestre contribue considérablement à la lecture et à l'échange de ces informations.

Docteur Dieter Broers

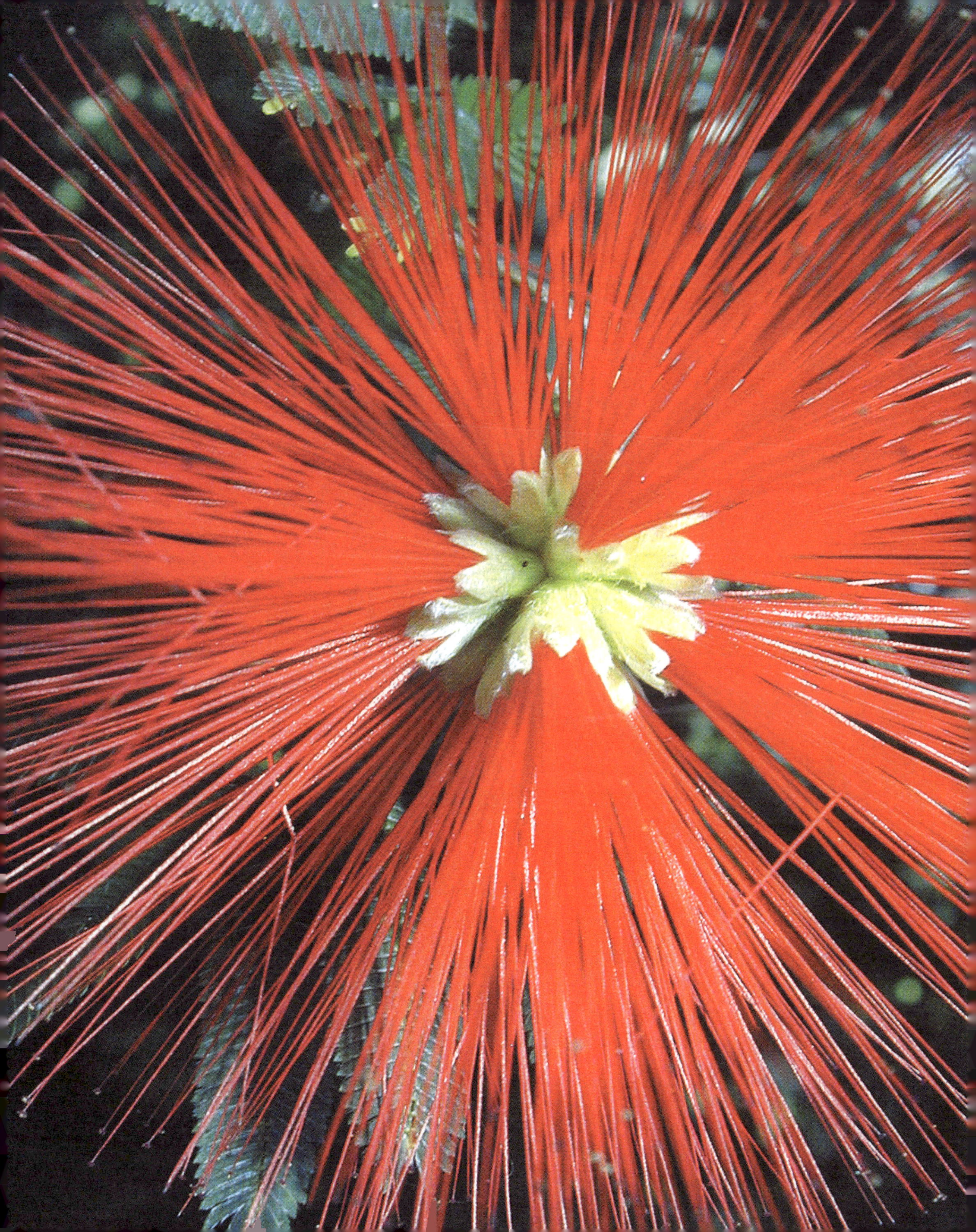

Je suis une partie de l'eau, et l'eau est une partie de moi

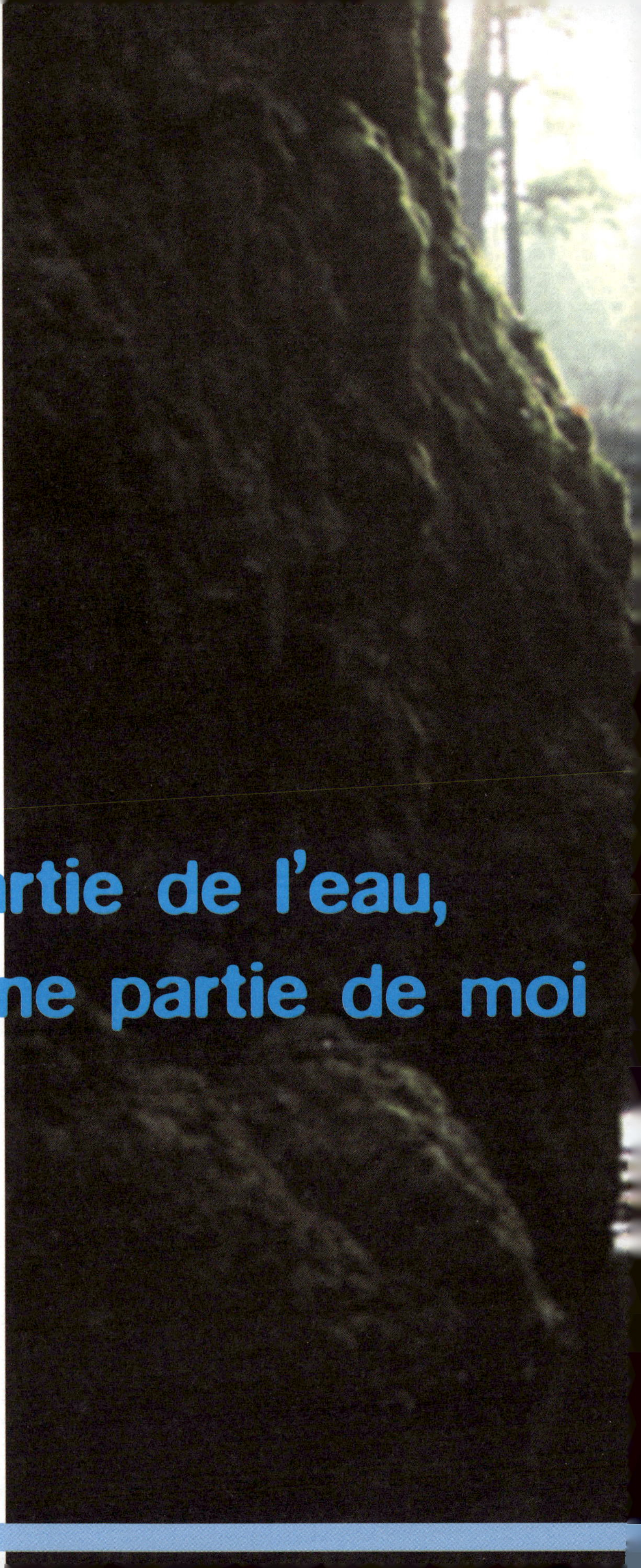

Pourquoi la vieille et vénérable chrétienté s'intéresse-t-elle si peu à son outil spirituel le plus important qu'est l'eau ? Ou l'eau est-elle peut-être même davantage qu'un simple outil ? Est-elle une sorte de mère, de matrice, une structure de vie accompagnatrice, sans laquelle le christianisme s'effondrerait sans force ?

Pourquoi la chrétienté court-elle le monde, cherchant à atteindre les cieux les plus lointains, quand le bien est si proche ? D'où vient cette distance, alors que l'eau nous enveloppe, circule tout autour de nous, ou même nous porte ? De même que la respiration matérialise l'esprit, l'eau est tout de même l'incarnation de la vie sur terre..

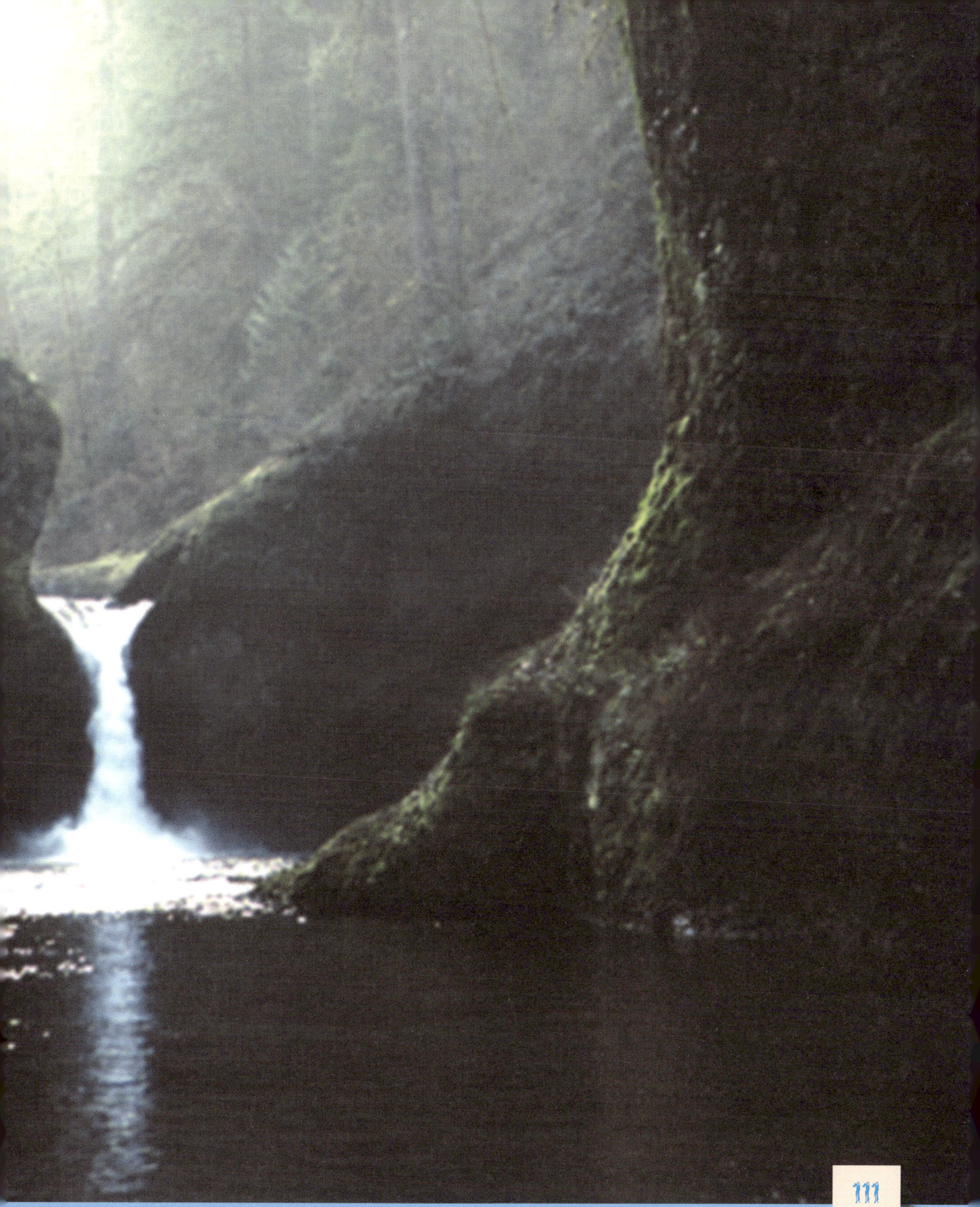

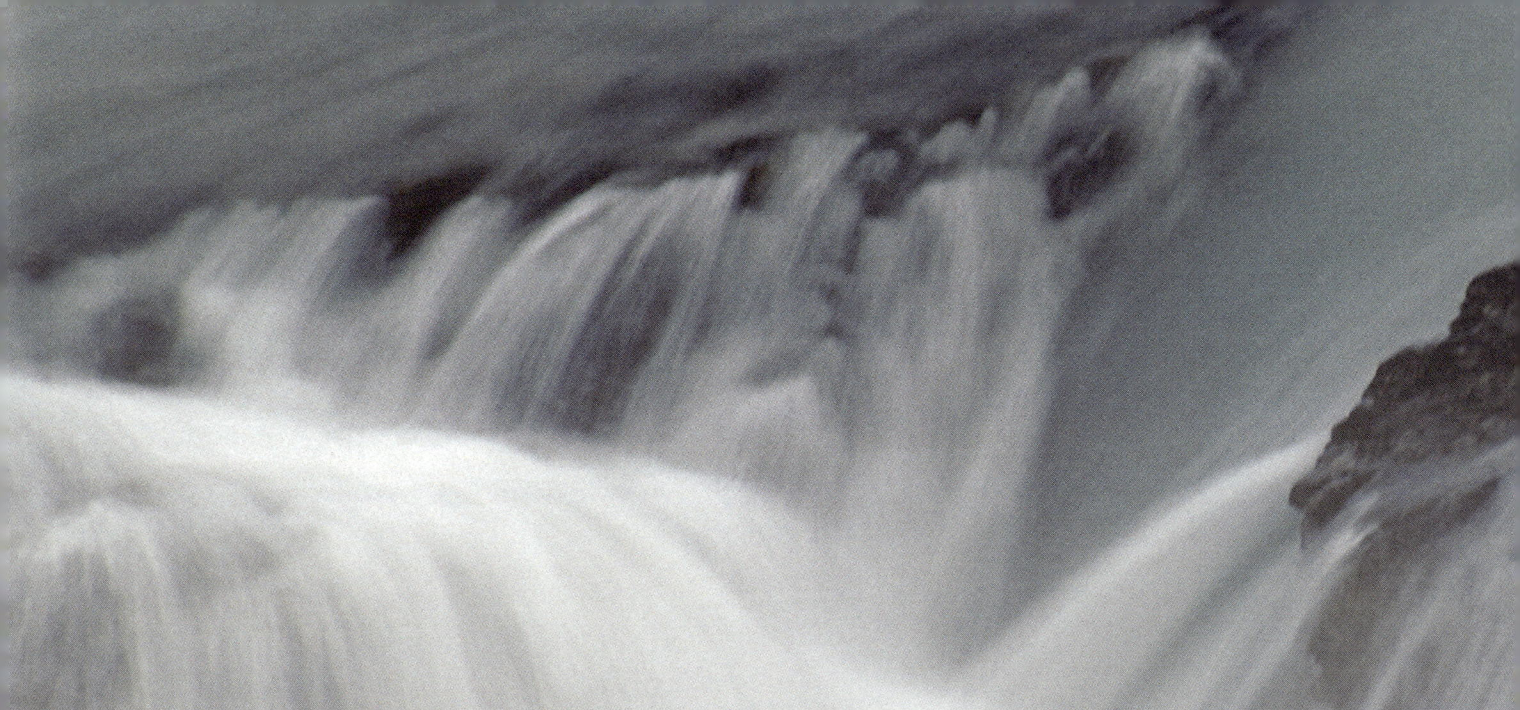

Pourquoi la chrétienté pèche-t-elle de manière si élémentaire à l'endroit de sa propre origine, berceau de toutes les grandes civilisations et de tous les êtres humains ? Pourquoi le christianisme a-t-il absorbé chaque parole de Jésus comme une éponge sèche, mais peine avec une parole qui reste sèche, sans vraiment lutter avec énergie ? Et cette eau que le Rabbi nécessitait et vénérait pour sa propre croissance humaine et celle de nous tous, on l'a simplement laisser s'évacuer, comme un produit secondaire, superflu. Qu'est-ce qu'un baptême sans eau ? Qu'est-ce qu'un homme nouveau si on ne lave pas l'ancien ? Comment se développe un être humain sans liquide amniotique ? Et qu'est-ce que cela veut dire pour notre vie et pour le but de la vie que notre âme immortelle s'est choisie un récipient terrestre qui se compose à plus de 70 % d'eau ? C'est que le semblable s'assemble volontiers, « âme à âme ». Et comment l'être humain parvient-il à l'autre réalité de l'esprit et en devient-il une part s'il n'est pas lui-même devenu auparavant un tronçon du fleuve de la mort ? Comment quelque chose peut-il se renouveler, comment quelque chose peut-il renaître si ce n'est avec l'aide de l'eau ?

Jésus et les maîtres enseignaient que les êtres humains ne naissent pas pour mourir mais pour vivre. Or l'eau jouait et joue pour Jésus de Nazareth le rôle décisif. Il n'a pas enseigné une spiritualité du pur esprit comme Bouddha. Il était un homme du Ciel et de la Terre. Son enseignement traitait d'eau et d'esprit.

Nous, les religieux, nous jouissons d'un privilège. Nous pouvons, jour et nuit, dans notre rencontre avec les hommes et avec toute la création, tourner notre regard vers les ordres supérieurs de la vie. Pourquoi, dans ce travail, n'avons-nous pas remarqué combien l'eau est importante, combien elle est sacrée et sanctifiante ?

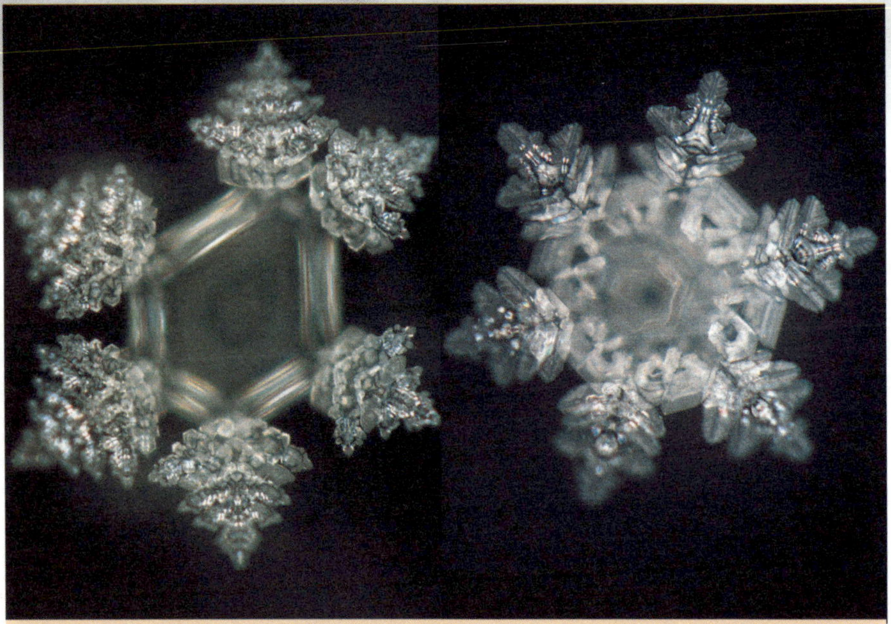

Quatre grandes religions mondiales regardées avec les yeux de l'eau. L'image de gauche montre une eau portant la légende « christianisme ». Le cristal porte des ornements arborés. L' « hindouisme » (à droite) donne un cristal équilibré, rappelant presque l'image donnée par un kaléidoscope.

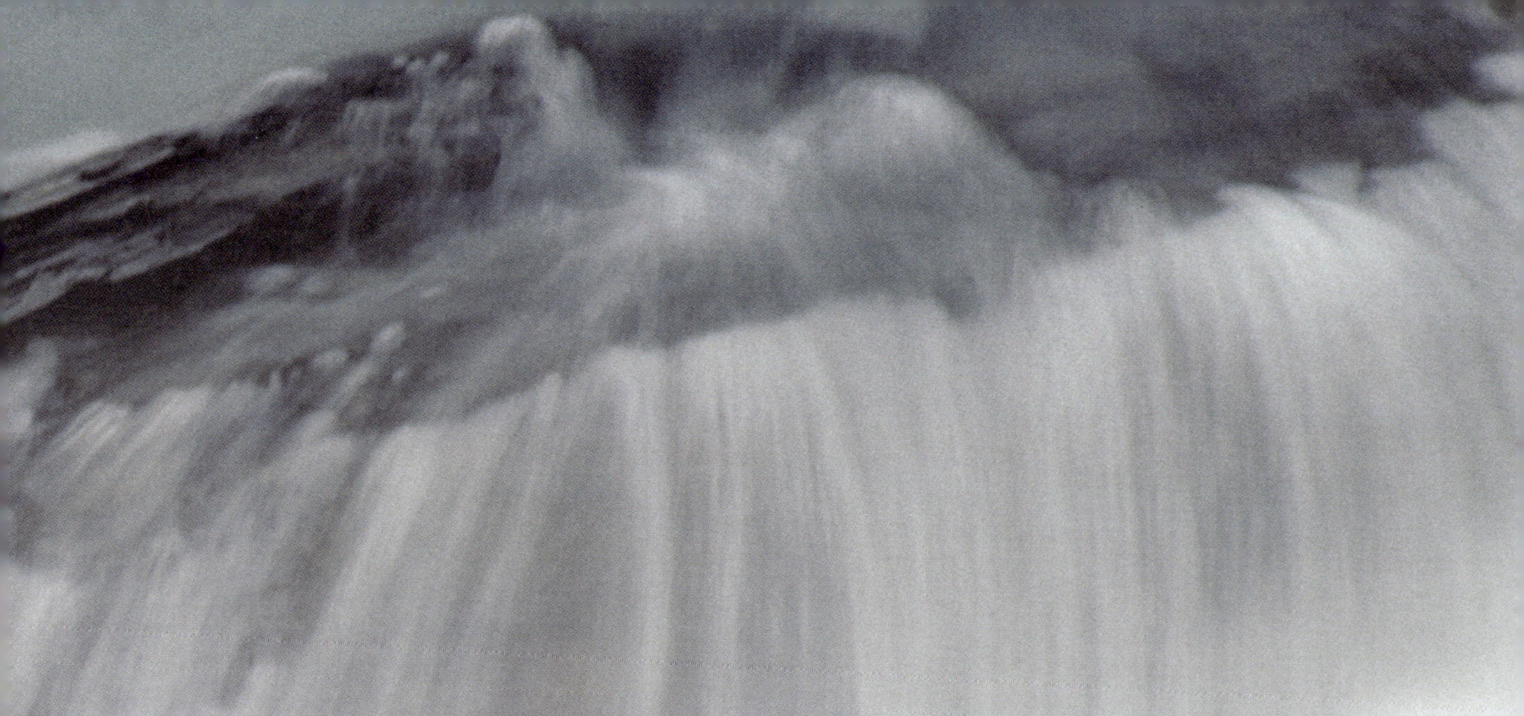

Où est passé le respect et la vénération pour l'eau ? Les grands maîtres spirituels n'ont-ils pas enseigné qu'un état n'est sacramentel et saint que lorsque la parole rencontre l'eau ? « *Verbum et elementum fit sacramentum* » enseignait Luther, ce qui veut dire que la parole doit rencontrer l'élément pour devenir un sacrement, un acte saint, purificateur. Cela est vrai pour la transformation du pain et du vin – ils contiennent de l'eau – en corps et en sang de Jésus-Christ, mais aussi pour les paroles qui, dans le baptême, ne pleuvent plus seulement sur celui qui reçoit le sacrement mais également sur l'eau. Luther et tous les autres enseignèrent une fois de plus à ce propos que l'esprit doit flotter au-dessus de l'eau pour créer du nouveau. C'est aussi ce qui est écrit dans le mythe de la Création, à la première page de l'Ancien Testament. Lorsque l'esprit s'unit aux eaux de la vie, le chaos est vaincu, la Création commence. La vie commence. Mais nous, les religieux, nous n'avons prêté attention qu'à l'esprit et méprisé l'eau.

Eau bénite

Pourquoi le prêtre catholique, à qui j'avais demandé dans mon émission si les prières et les bénédictions changeaient la qualité de l'eau du baptême et de l'eau bénite, ne croyait-il pas que son eau bénite était tout à fait autre que l'eau du robinet normale.

Elle a une autre qualité ! L'eau bénite, l'eau du baptême est plus que de l'H2O ! Elle est venue à la vie par une certaine pratique de la mort et a elle-même une résurrection derrière elle, ce dont elle peut parler. Tout commerce avec les êtres et les choses déteint. Surtout quand il s'agit de l'eau.

Je reconnais avoir moi-même été surpris d'apprendre qu'à Milan, l'Église avait déjà entrepris de tels essais et de telles

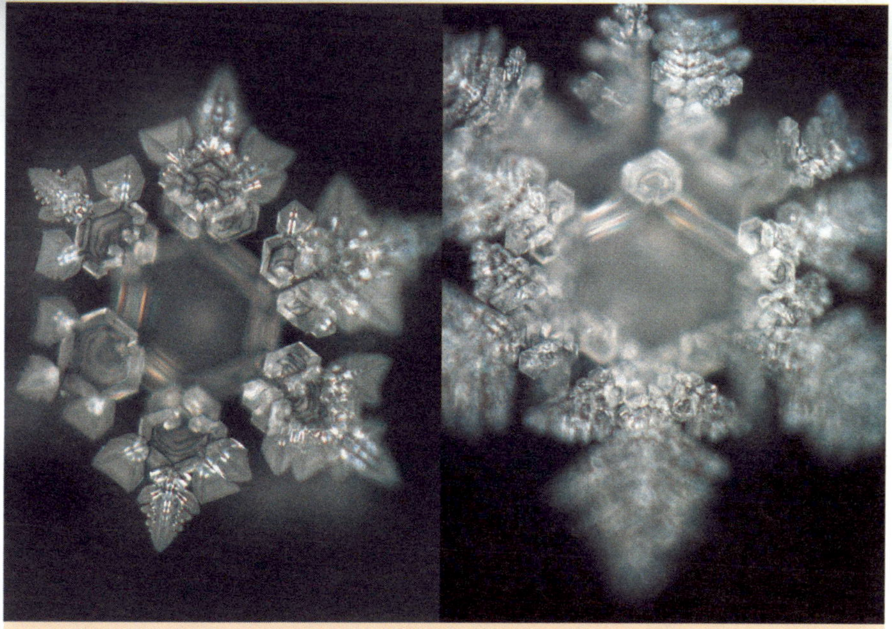

À gauche : Eau avec la légende « Islam ». Un cristal aux formes claires mais plutôt sévères – très impressionnant. « Judaïsme » (à droite), un cristal riche en facettes. Le fait que deux cristaux se superposent est un phénomène rare.

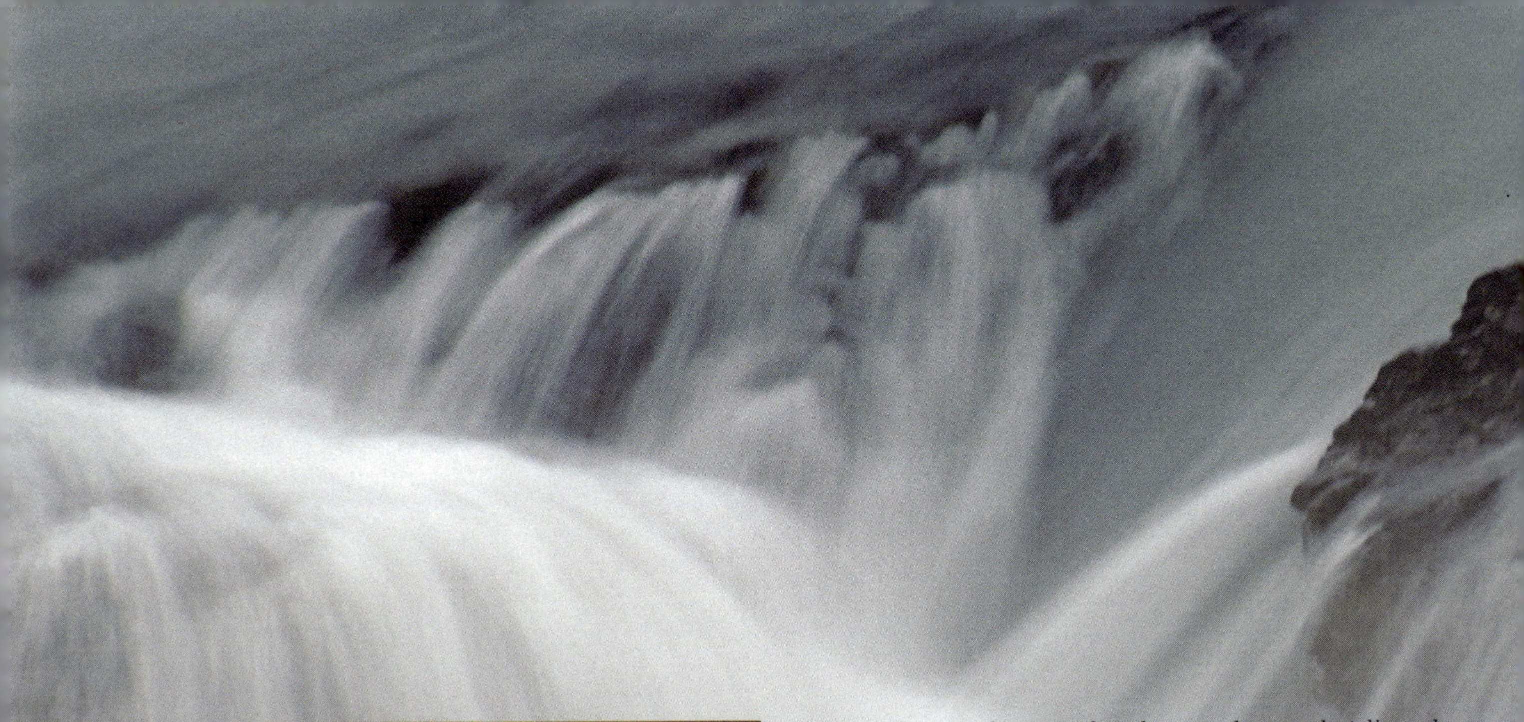

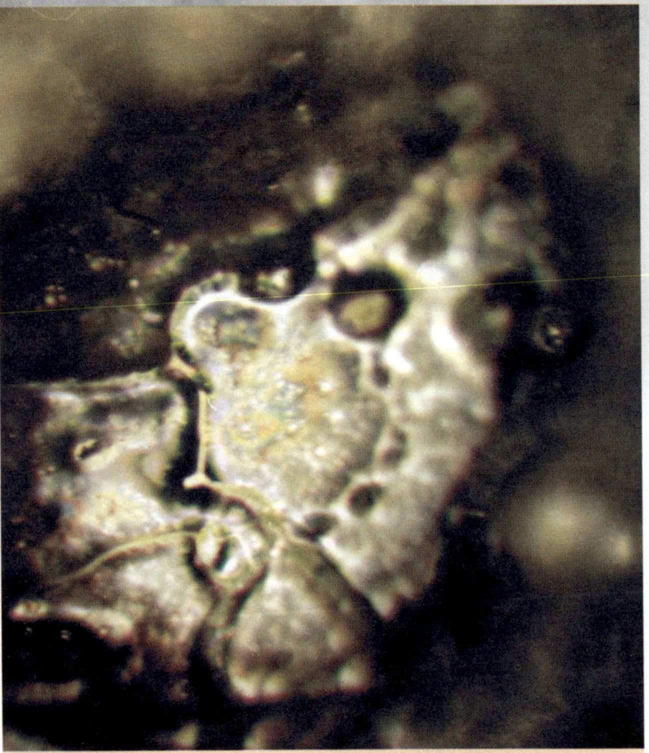

Eau du barrage de Fujiwara, avant qu'une prière lui ait été prononcée. À la page suivante, vous voyez la même eau après la prière. Peut-on parler ici d'une eau « sainte » ?

mesures. Le protocole était des plus simples. De l'eau avait été versée dans deux récipients, puis on avait prié intensément au-dessus de l'un de ces récipients en prononçant le Notre Père, comme cela se faisait autrefois pour la « fabrication » de l'eau bénite. En revanche, on n'avait pas daigné adresser le moindre regard ou la moindre parole à l'eau de l'autre récipient. Puis on vérifia avec les techniques de mesure les plus précises s'il était possible de déceler la moindre différence de qualité entre ces deux eaux. On y parvint effectivement. Les deux eaux avaient des schémas vibratoires différents. Elles n'étaient plus identiques, comme avant l'expérience. Quelque chose s'était produit. La physique ne peut aller beaucoup plus loin. Mais elle ouvre la porte de l'étonnement. Depuis un bon demi-siècle, la physique moderne marche péniblement sur les traces de la mystique.

Si, après des années, beaucoup ont du mal, dans leurs fonctions ecclésiastiques, à croire qu'une conversation aimante entre des personnes contient un supplément d'amour et d'esprit, davantage en tout cas que la somme d'amour et d'esprit de ceux qui conversent et se consultent, et si même dans la rencontre des personnes on ne perçoit pas beaucoup d'esprit saint – comment peut-on alors croire qu'une information sacrée, qu'un esprit saint est perceptible dans l'eau et puisse être mesuré ? Non, cela impossible !

On semble avoir oublié l'enseignement du grand Augustin selon lequel les miracles bibliques ne représentent qu'un dépassement de ce qu'on pouvait mesurer et expérimenter à l'époque, mais qu'ils ne sont pas des phénomène extérieurs aux lois de la nature. Les miracles ne sont toujours que les signes avant-coureurs de la réalité subtile, des fenêtres donnant sur le monde de l'esprit et de l'âme.

Le prêtre de mon émission préféra suivre le détour intelligent de la psychologie des profondeurs qui ne voit agir dans l'âme des hommes que le symbole de l'eau courante et non l'eau elle-même, qui transporte l'information. C'est donc l'être humain lui-même qui agit et non l'eau. Une psychologie qui ne peut pas intégrer la mort parce qu'elle ne peut pas la transcender reste étroite. Toute petite mère, tout petit père pieux secoue ses cheveux grisonnants devant l'homme

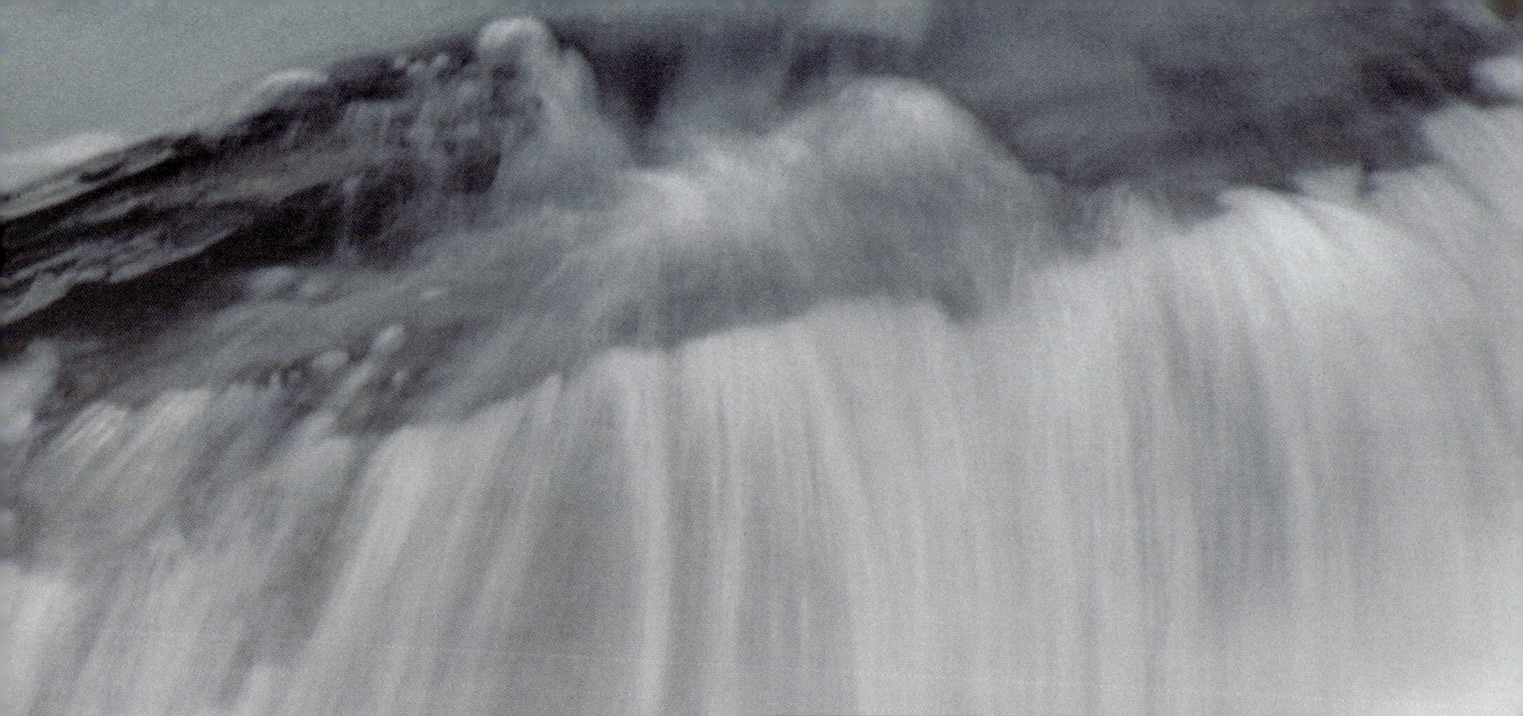

intelligent et trempe par précaution son doigt dans le bénitier à l'entrée de l'église. Les extrémités des doigts sentent ce qu'il y a de sacré dans l'élément. Eh oui, il est plus difficile pour les esprits intelligents d'arriver au ciel. Baptiser et être baptisé n'est pas leur affaire.

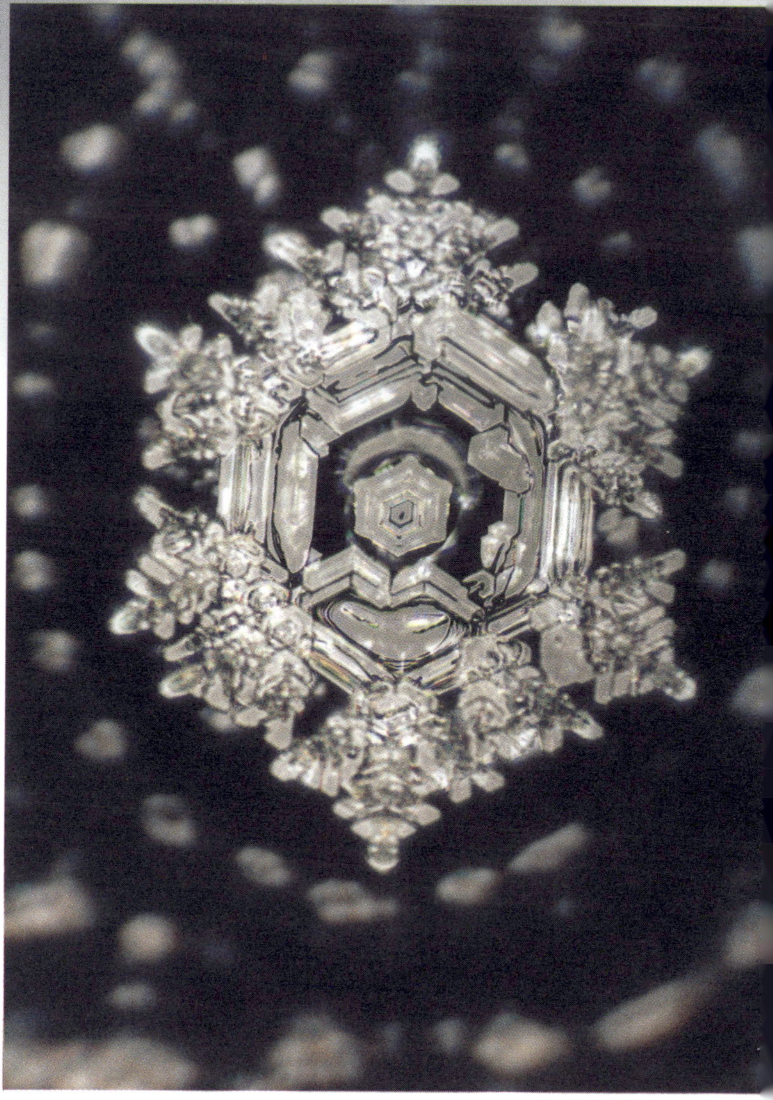

Quelle information l'eau véhicule-t-elle ?

L'influence que l'eau prend sur notre vie dépasse de beaucoup le seul domaine de l'alimentation et de la boisson. Mon grand-père ne fit pas seulement venir l'homme à la baguette de coudrier pour chercher de l'eau dans son jardin, il le fit aussi venir dans la maison lorsque la mort avait emporté sa femme et plus tard son fils aîné. La faute en était-elle peut-être à l'eau qui se frayait son passage à travers les roches de cette région montagneuse. De tout temps, les paysans de la campagne où je suis né savaient que l'eau des veines souterraines exerçait une influence sur la santé, la vie et la mort des créatures. Mon grand-père leur apportait le courrier, et avec le courrier, il colportait les nouvelles de ferme en ferme. Les sourciers étaient envoyés dans les étables quand les vaches étaient constamment malades ou mouraient avant l'heure. L'eau pouvait-elle en être la cause ? De toute évidence, l'eau pénètre avec quelque chose de mystérieux à travers murs et sols, plafonds et métaux. Mais avec quoi, et comment ? La question est aussi de savoir comment s'en protéger ? Tout le monde ne peut pas déguerpir et reconstruire ailleurs une étable et une maison d'habitation. Est-ce que des briques maçonnées de biais comme le faisaient les Romains peuvent détourner les rayonnements ? Si dans l'Antiquité on construisait déjà ainsi et que ces efforts étaient couronnés

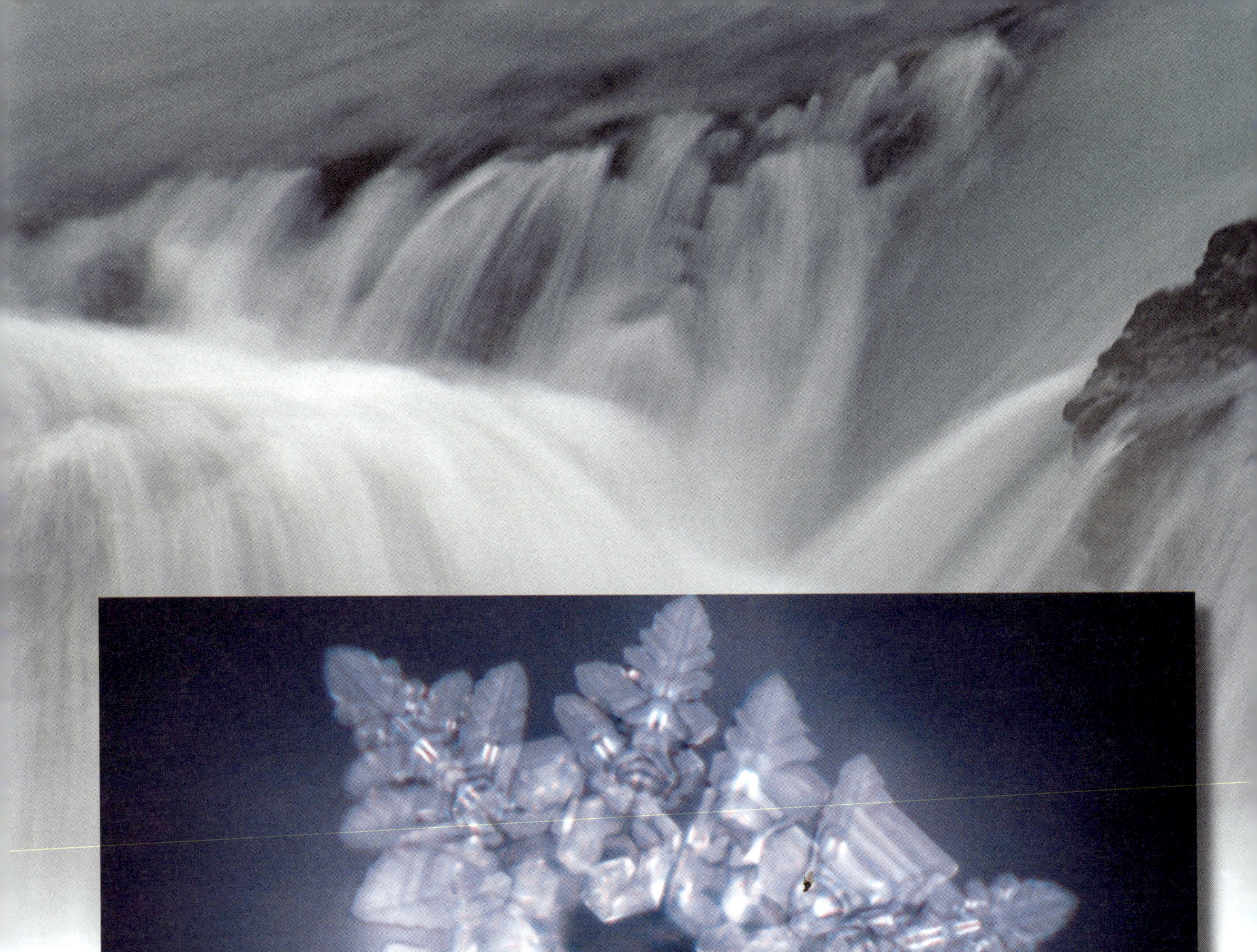

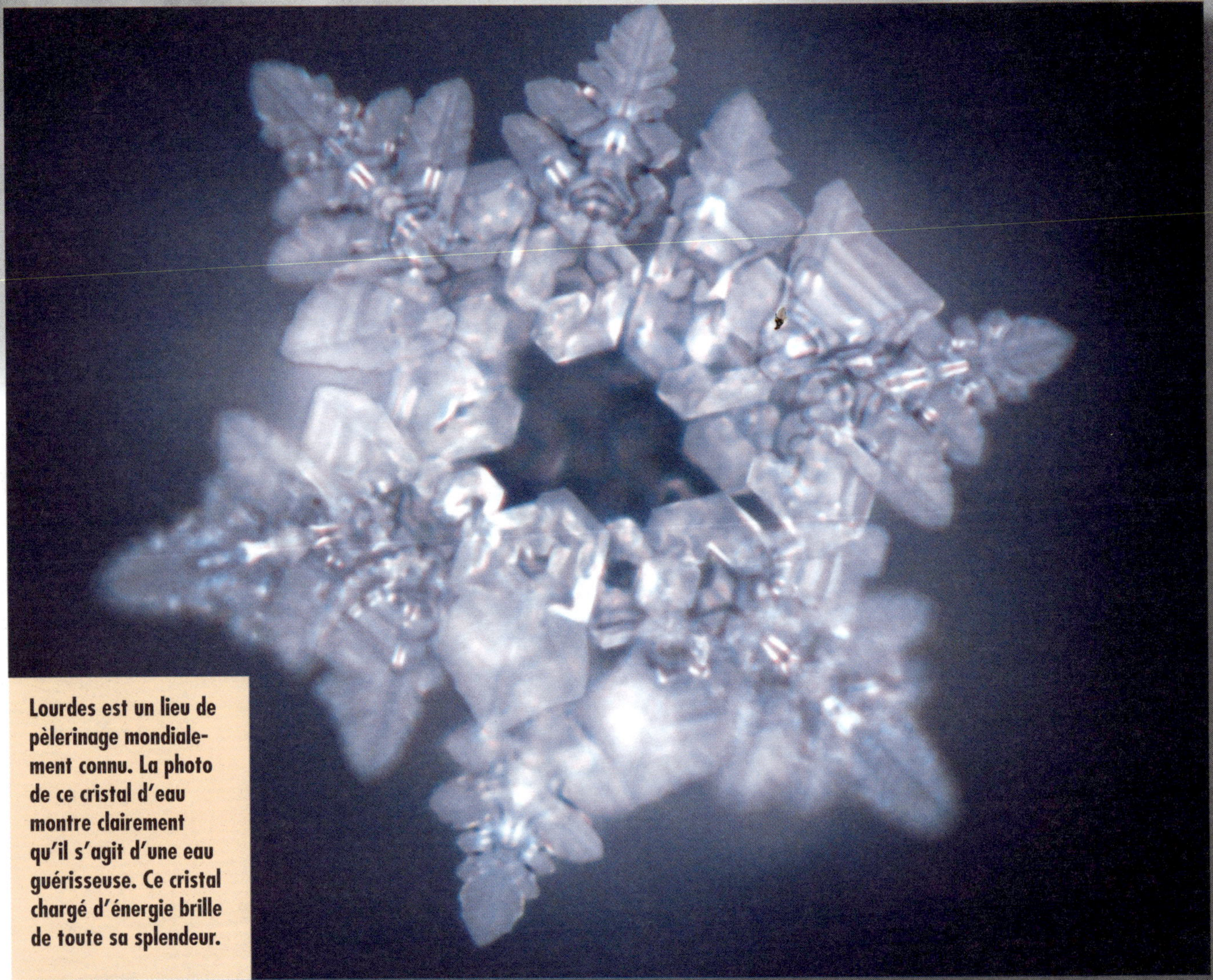

Lourdes est un lieu de pèlerinage mondialement connu. La photo de ce cristal d'eau montre clairement qu'il s'agit d'une eau guérisseuse. Ce cristal chargé d'énergie brille de toute sa splendeur.

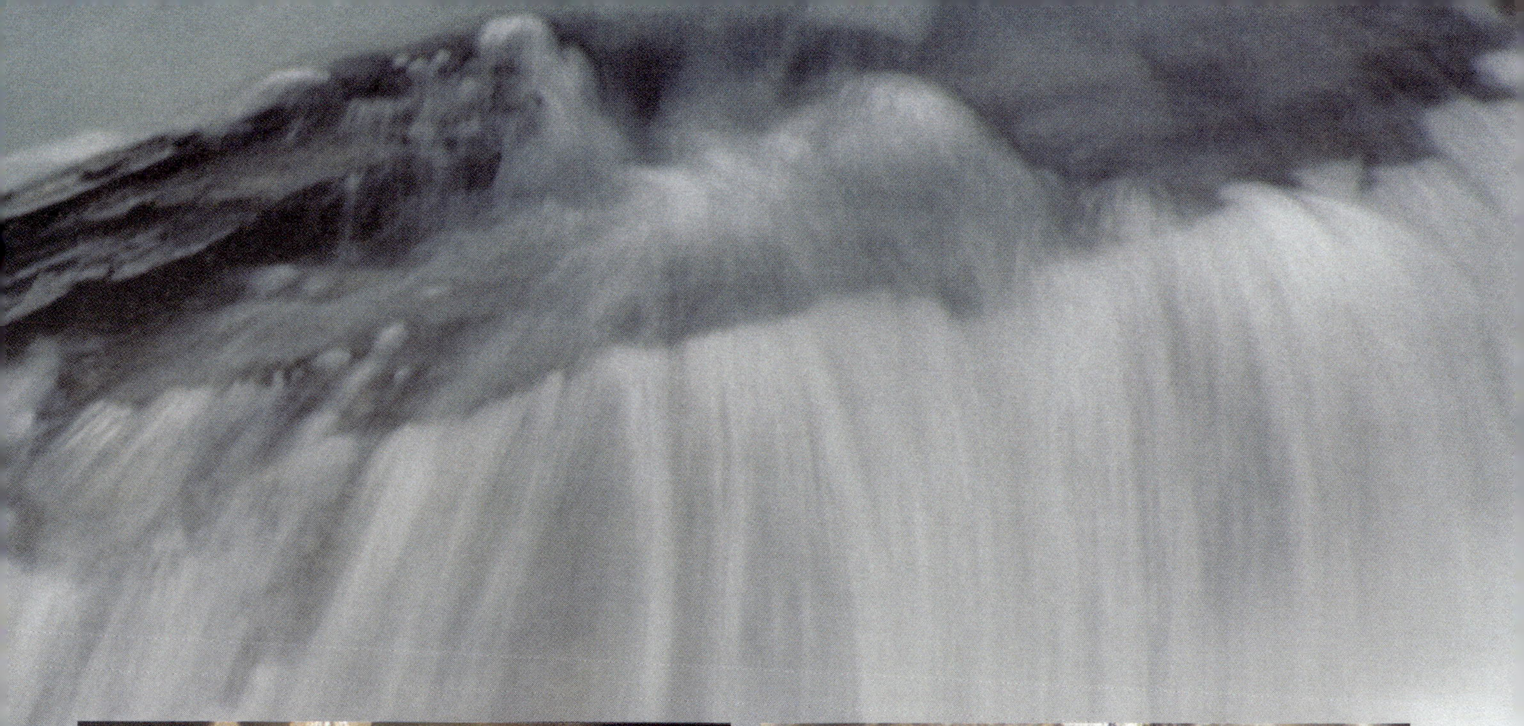

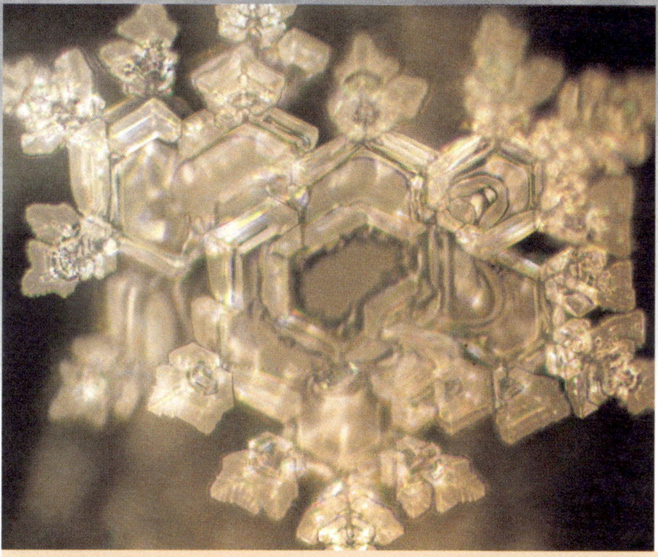

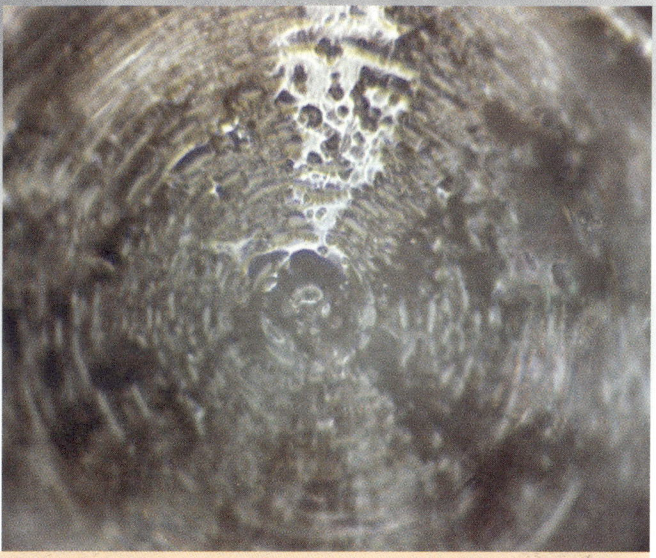

À gauche vous voyez l'image formée par une musique de J. S. Bach. Plusieurs cristaux sont reliés entre eux. Dans l'image de droite, vous voyez l'effet de Heavy Metal. L'eau a sa manière toute particulière de montrer ce qui lui plaît.

de succès, c'est que l'expérience devait avoir montré que l'on avait affaire à des rayonnements provenant de l'eau et que l'on avait appris à s'en protéger.

L'eau apporte donc la vie et la mort. Et pas seulement parce qu'on la boit ou qu'on s'y noie. Quelque chose qui vient avec l'eau apporte la vie ou la mort. De quoi s'agit-il ? La sensibilité de quelques uns qui percevaient au pendule, à la baguette de coudrier ou simplement à mains nues la proximité de l'eau et ses informations bonnes ou mauvaises a depuis toujours fait partie du savoir des peuples. Mais pas du savoir académique.

C'est pourquoi je suis curieux de voir si le sourcier qui examine avec sa baguette le lieu où je dors actuellement réussira dans sa recherche. Réussir signifie simplement qu'il confirmera avec sa sensibilité ce que mon sommeil par trop léger me signale déjà. Je suis sensible à l'eau. Si je continue à dormir en cet endroit, je tomberai malade. Mais pourquoi même les intellectuels ont-ils sous leur douche matinale quotidienne, au cœur de la civilisation moderne, la sensation que l'eau ne perle pas seulement extérieurement le long de leur corps ? Que la douche ne les a pas seulement purifiés extérieurement jusqu'aux pores mais que l'esprit est lui aussi devenu vif et éveillé ? Pourquoi, pourquoi, pourquoi ?

Quelle force l'eau possède-t-elle et quel secret nous cache-t-elle ? De quoi l'eau est-elle capable ? Quel effet produit-elle

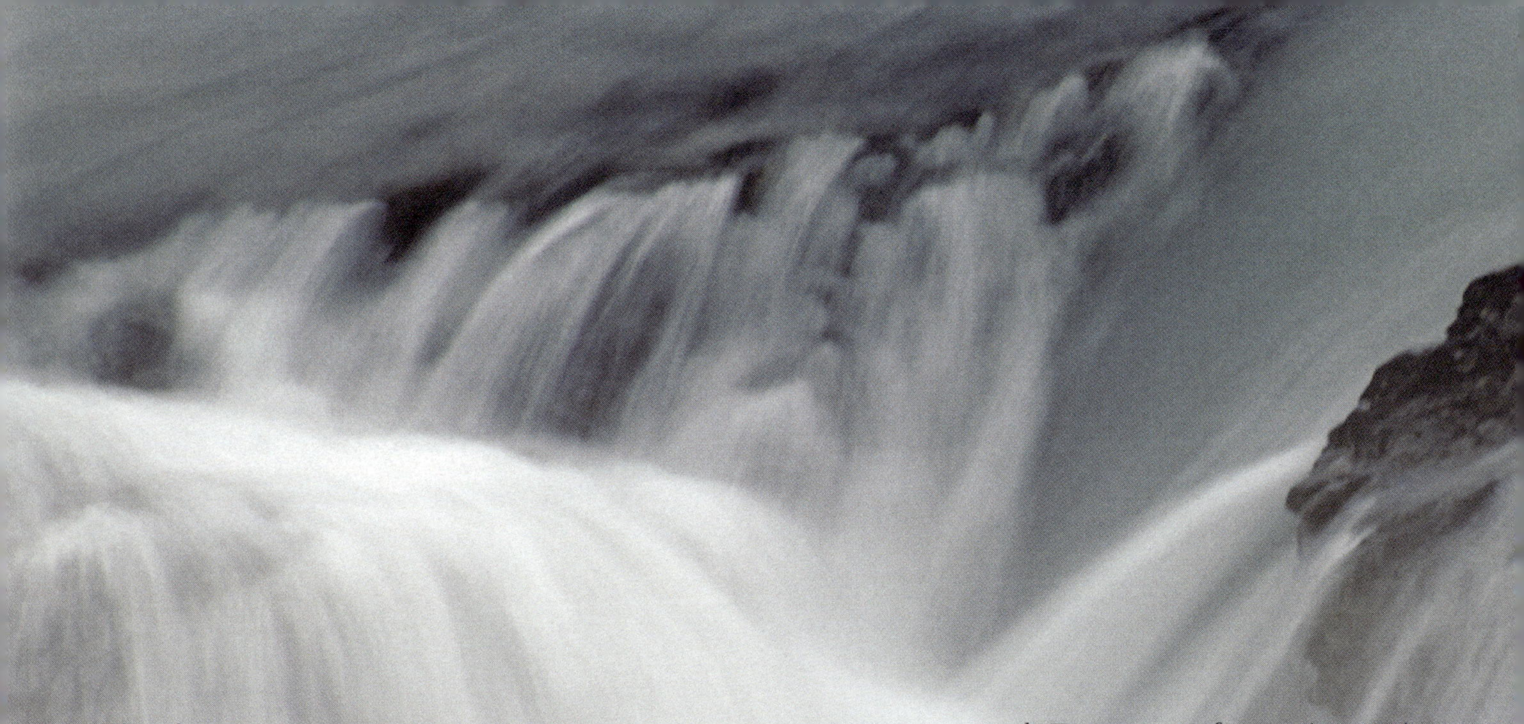

dans la nature et par conséquent aussi en nous qui nous composons à plus de soixante-dix pour cent d'eau ? Ce n'est pas qu'une question de physicien ou de médecin : c'est au fond une question spirituelle, car dans les cérémonies des prêtres, l'eau était dès le départ davantage qu'un simple intermédiaire ou messager entre le Ciel et la Terre. L'eau est spirituelle, et de ce point de vue, la mère de tout chamanisme. Car depuis le tout début de la Création, l'eau a entrepris un voyage vers le Ciel, sans doute impossible pour le commun des mortels, et relate là-haut, tel un prêtre ou un chaman, comment vont la Terre et ses enfants, puis en revient et en rapporte une nouvelle vie. De retour sur terre et dans la terre, elle est attendue par les prêtres à ses sources. Ils perçoivent la vie nouvelle et ce qu'elle apporte. Ce n'est pas pour rien qu'ils construisirent leurs premiers sanctuaires à proximité des sources. Le cycle de la vie a au fond toujours déjà été le cycle de l'eau. Ce savoir et ce respect de l'ordre de la vie sont-ils donc irrémédiablement perdus ?

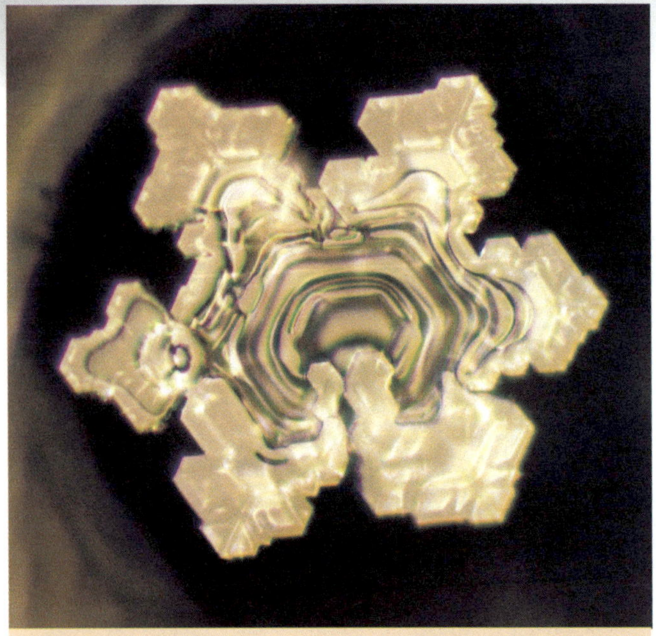

Mozart a trouvé le bon ton dans ce cristal d'eau, plein d'esthétique et d'expressivité

Rien encore n'est perdu

Manifestement, toute génération sur terre reçoit son propre accès aux mystères de la vie. La vie, qui est tant faite d'eau, prend de toute évidence soin de nous. Alors que les anciens le pressentaient et le devinaient avec leur nature spontanée, la génération des techniciens, la société des logiciels et de l'information abondante s'est vu servir les mystères de la vie à sa façon. Elle ne croit que ce qu'elle peut voir et mesurer – donc on rend visible et on mesure.

Les premières observations physiques paraissaient encore simples. Il suffisait de compter un plus un. Il ne fallait pas plus de science pour changer le cours de la misère. La terre, avec ses veines de vie, répondait coup sur coup au mépris, à ceux qui ne voyaient dans l'eau qu'une matière morte. Elle répondait par la mort. De même qu'on criait à l'eau : « Tu est morte ! Tu es une matière morte ! », de même l'eau renvoyait l'écho, comme si on avait parlé sur une membrane, renvoyait les ondes. Si nous empoisonnons l'eau, elle nous empoisonne en retour. Œil pour œil, dent pour dent ! Ce que l'être humain sème, il le récoltera ! Et davantage encore ! Plus précisément : l'eau enregistre manifestement les mouvements et le commerce des hommes sous forme d'informations qu'elle leur renvoie en les reflétant à sa surface.

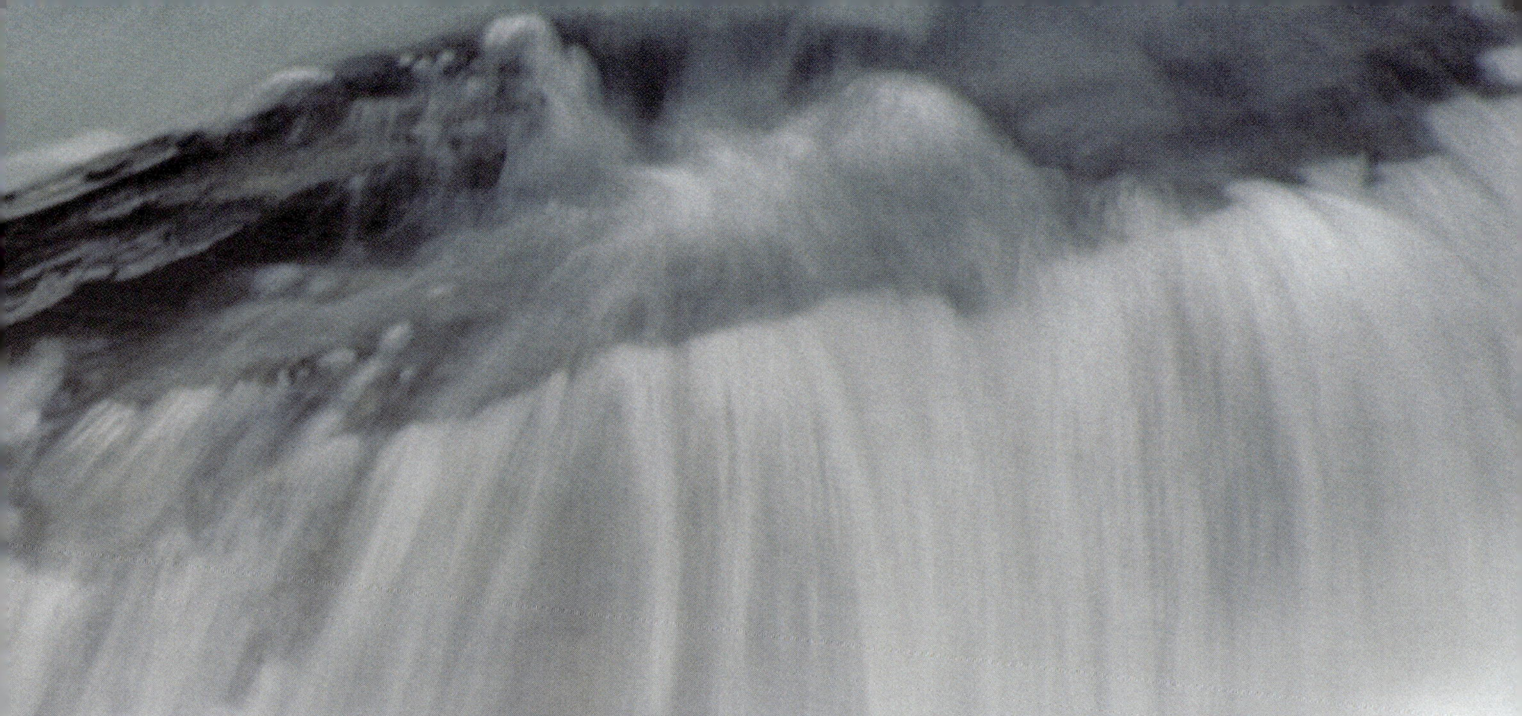

Sa « langue » véritable est une communication non verbale, comme c'est le cas aussi du langage du corps, premier langage des créatures. Quand nous, êtres humains, méprisons et refoulons l'eau de sa patrie, les prairies inondables et les lacs, quand nous l'embrigadons dans le béton, la terre vivante nous refoule à son tour, avec l'aide de l'eau, des prairies inondables et de l'urbanisation sans limite. La terre vit ! Elle vit parce que l'eau vit. Les grands bouleversements de la vie au passage d'une ère à l'autre ne sont pas pour rien des processus d'apprentissage dans lesquels l'eau joue le rôle de la sage-femme. Maintenant nous ne voyons dans les problèmes de l'eau, le réchauffement de la terre, la fonte des pôles, les cyclones tropicaux, la désertification de continents entiers, que le côté catastrophique. Mais ces phénomènes pourraient aussi être le liquide amniotique d'une nouvelle vie et d'un nouvel ordre, qui veulent venir et qui viendront.

Instructeurs et enseignements

Qui, en fait, m'a appris, pendant et après de nombreuses années de mépris à l'égard du sacré et de l'eau sainte, à voir maintenant l'eau ainsi et pas autrement ? Quel genre d'enseignants étaient-ce ? Ils ne se tenaient pas seulement derrière un pupitre, pleins de leur savoir. Ils étaient a priori moins instruits qu'expérimentés et sensibles, et avaient voyagé loin. C'est un beau mélange qui s'est constitué pour moi. Mon grand-père est certainement le premier. Lui qui, à la fin de la vie, s'était lui-même saisi de la baguette de coudrier, avait fait sentir à son petit fils combien l'eau était une force et une puissance, mystérieusement cachée dans l'obscurité de la terre, et néanmoins perceptible. Mais ensuite vinrent les années d'université, ces années pendant lesquelles on apprend à séparer, et à distinguer, des années durant lesquelles du début jusqu'à la fin on méprisa le savoir intuitif des anciens.

Je crois que le chef Seattle fut ensuite le plus important pour moi. Le grand chef indien des Duwamish, à l'extrême bout des États-Unis, qui en 1855 écrivit au président, à Washington, son incompréhension à propos du fait que l'on pouvait acheter ou vendre des terres ou de l'eau. Il fut le premier à me toucher comme mon grand-père m'avait touché. Il me toucha dans tous les sens du terme. À l'époque, j'étais déjà un jeune prêtre qui avait baptisé beaucoup de bébés, sans se poser de questions sur la signification profonde de la dignité de l'eau dans l'acte du baptême. Comment veut-on devenir sensible au sacré invisible si l'on ne perçoit rien de sacré dans le visible ? Par-delà deux siècles et deux continents, la parole du vieux chef indien me toucha au cœur. L'eau est sacrée ! Et tout ce qui est sacré est

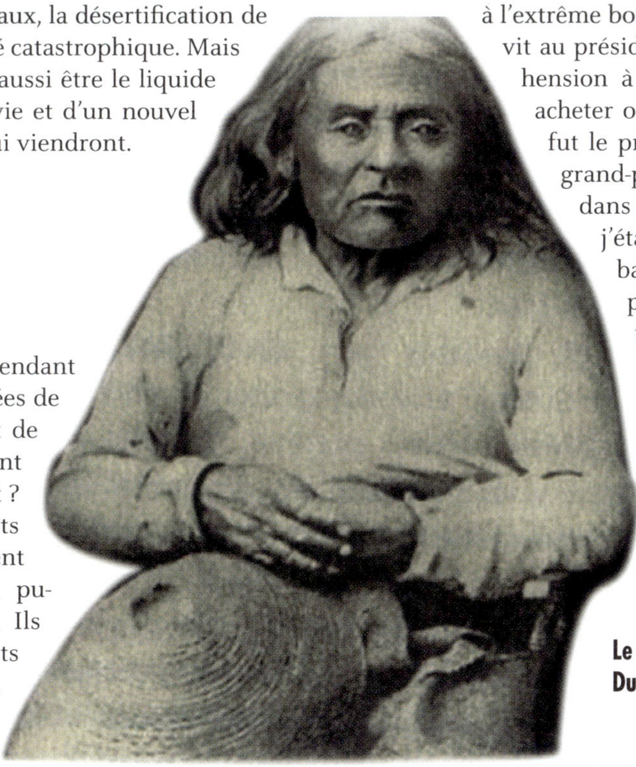

Le chef indien Seattle, de la tribu des Duwamish.

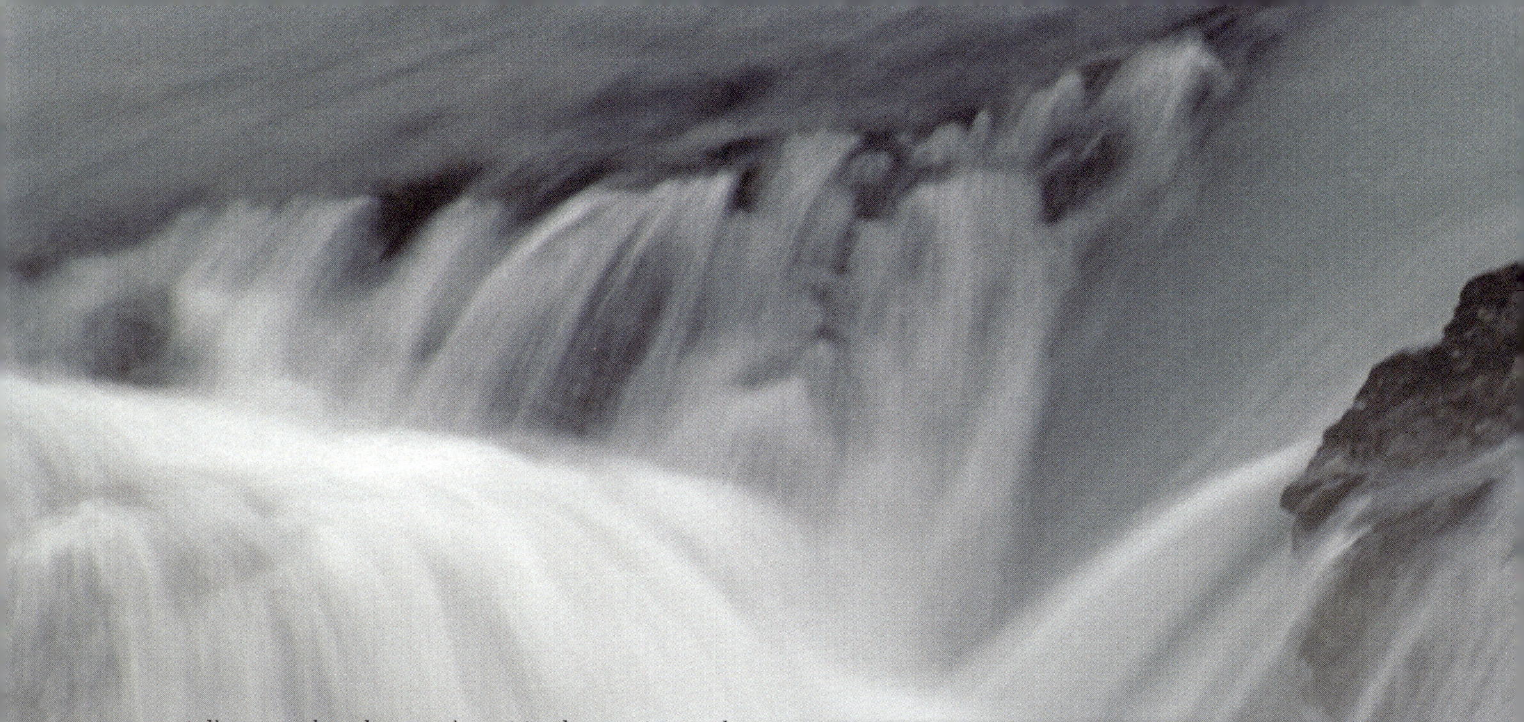

marqué d'un grand « tabou », n'est ni à acheter, ni à vendre. Ce n'est pas une marchandise à notre disposition.

« L'eau scintillante qui coule dans les rivières et les fleuves n'est pas seulement de l'eau, mais le sang de nos ancêtres. Si nous vous vendons cette terre, vous devez savoir qu'elle est sacrée et enseigner à vos enfants qu'elle est sacrée et que chaque reflet le plus fugitif dans l'eau claire des lacs parle d'événements et de traditions de la vie de mon peuple. Le murmure de l'eau est la voie de mes ancêtres. Les fleuves sont nos frères – ils étanchent notre soif. Les fleuves portent nos canoës et nourrissent nos enfants. »

À la fin de sa vie, le chef Seattle adopta le religion de l'homme blanc. Avec le savoir de sa religion ancestrale de la Création, il se chercha un nouveau nom et se fit appeler « Noé », « Celui qui repose en lui-même ». L'homme qui se confie à l'eau pour sauver ce qui est à sauver.

Enfance sur les rives du fleuve de la mort

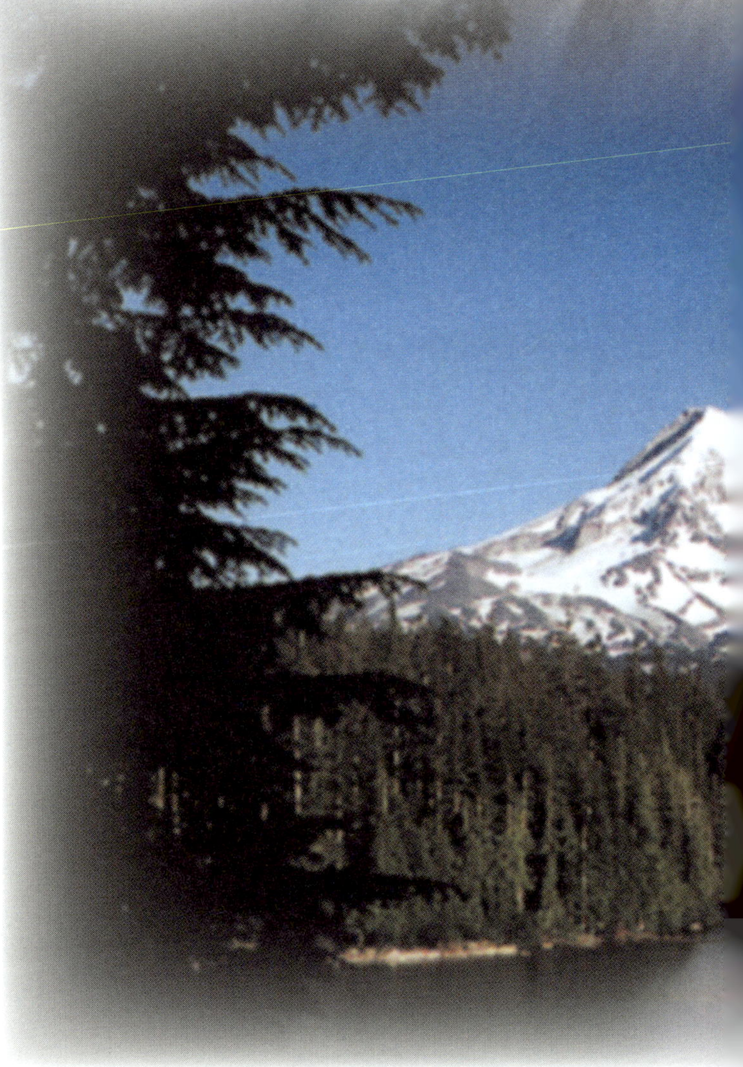

Pourquoi cela me toucha-t-il tant ? Peut-être parce que j'avais grandi au bord de l'un des fleuves les plus empoisonnés de la République. Un fleuve qui pour une raison que j'ignore est entré dans notre langue allemande sous le nom de « fleuve de la mort ». Dans ma patrie, en effet, on ne traverse pas le Jourdain quand on meurt, mais la Wupper.

Cette Wupper polluée et empoisonnée, dans laquelle les usines grandes et petites déversent impunément, et souvent de manière incontrôlée, leurs eaux usées, est l'artère vitale de ma patrie. Pour moi, petit garçon, cette eau toujours plus puante et plus grise et grisâtre, était un adieu au fleuve vivant. Car les autorités interdirent tout d'un coup la baignade

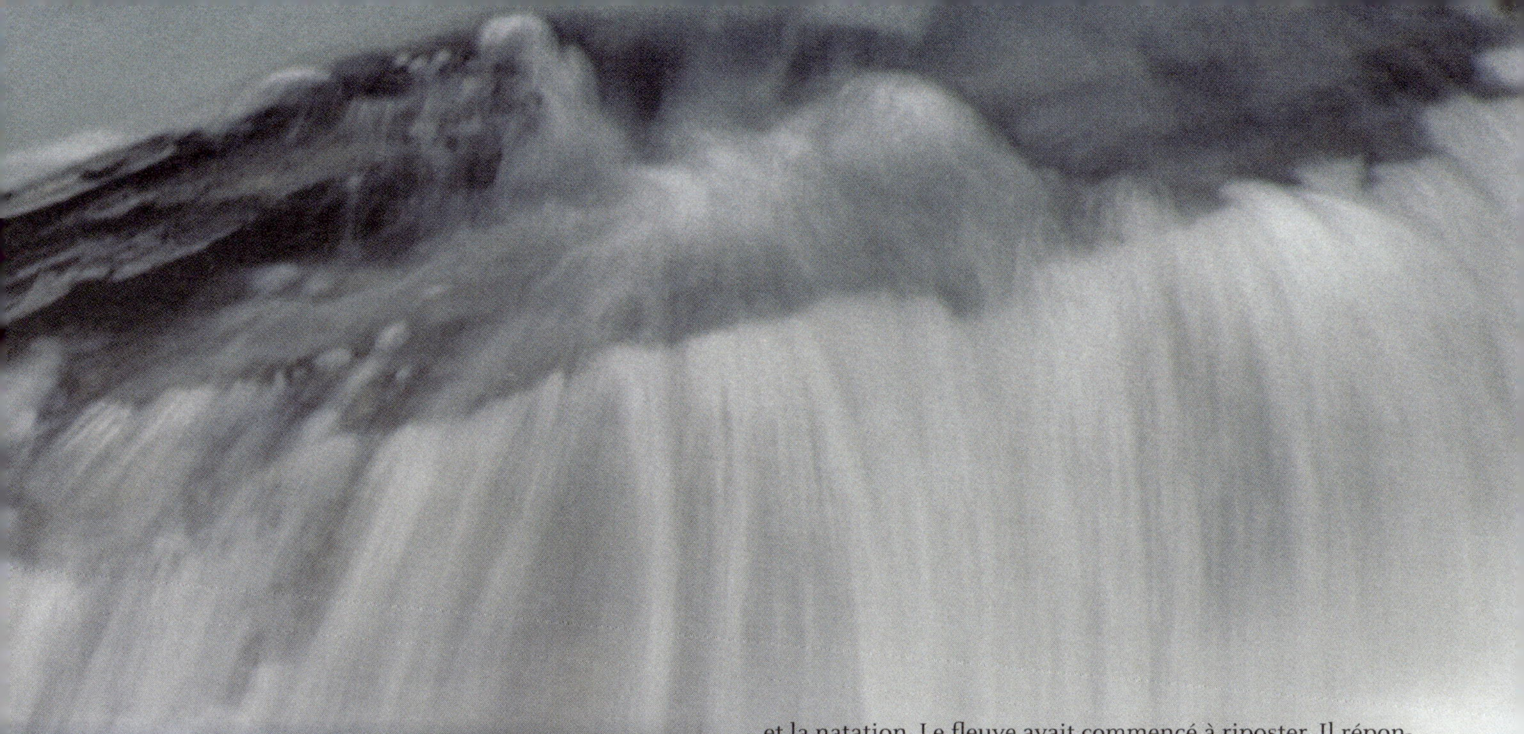

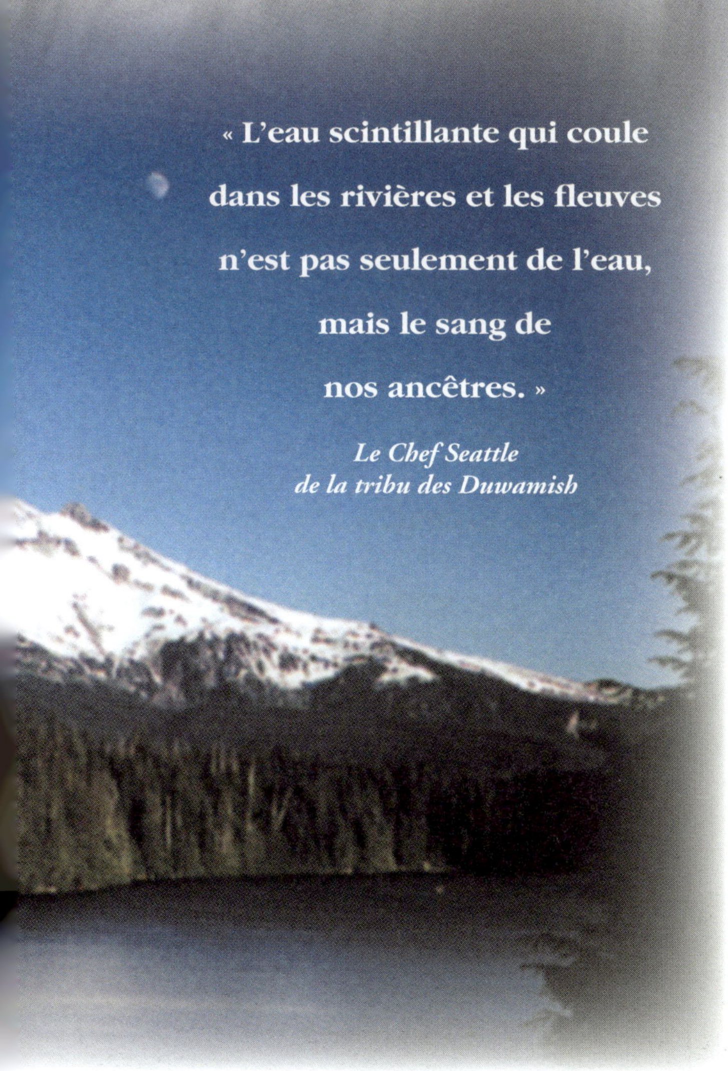

> « L'eau scintillante qui coule dans les rivières et les fleuves n'est pas seulement de l'eau, mais le sang de nos ancêtres. »
>
> *Le Chef Seattle de la tribu des Duwamish*

et la natation. Le fleuve avait commencé à riposter. Il répondait. Une puanteur abominable s'éleva vers le ciel. Mais je ne me sentais pas responsable. Cela m'était égal. L'eau de la Wupper n'était plus sur le même plan, dans mon âme, que l'eau vivante d'un lac, d'un ruisseau, d'un cours d'eau. L'eau devint pour moi un produit industriel. Elle arrivait par des conduits comme l'électricité. Elle avait perdu sa patrie. Mais combien la patrie spécifique de chaque ruisseau, de chaque rivière est importante pour la qualité de son eau et combien elle est importante pour les fortifier et pour renforcer leurs défenses, un autre allait me l'apprendre.

L'eau a besoin d'une patrie

Comme chaque être humain, l'eau a besoin d'une patrie pour devenir bonne, salutaire, fraternelle et prête à se donner. L'eau a besoin des pierres qui se mettent en travers de son cours, afin d'atteindre par cette résistance, une qualité plus élevée. Tout ceci, je l'appris beaucoup d'années plus tard par le pompiste et chauffeur de camion Johann Grander, originaire d'une petite vallée au-dessus de Kitzbühl, en Autriche.

Une eau qui, coupée de sa patrie, des ruisseaux, des roches et des rivages, n'est plus chez elle que dans des conduites mortes, a peu à raconter. Elle est elle-même morte, pour emprunter le langage des hommes. Pour mes cellules, elle a peu d'informations sur la vie. Mais peut-elle être ressuscitée à la vie ? Une eau vivante peut-elle pour ainsi dire raconter à l'eau morte ce qu'est la vie et la ramener à la vie ? Peut-elle, telle une bande électromagnétique, enregistrer des informations de la vie, les transmettre à une autre eau et les y recopier ? Ce que peut le fer, l'eau le peut-elle aussi ? Et si elle le peut, cela aiderait-il à ce que la science classique confirme

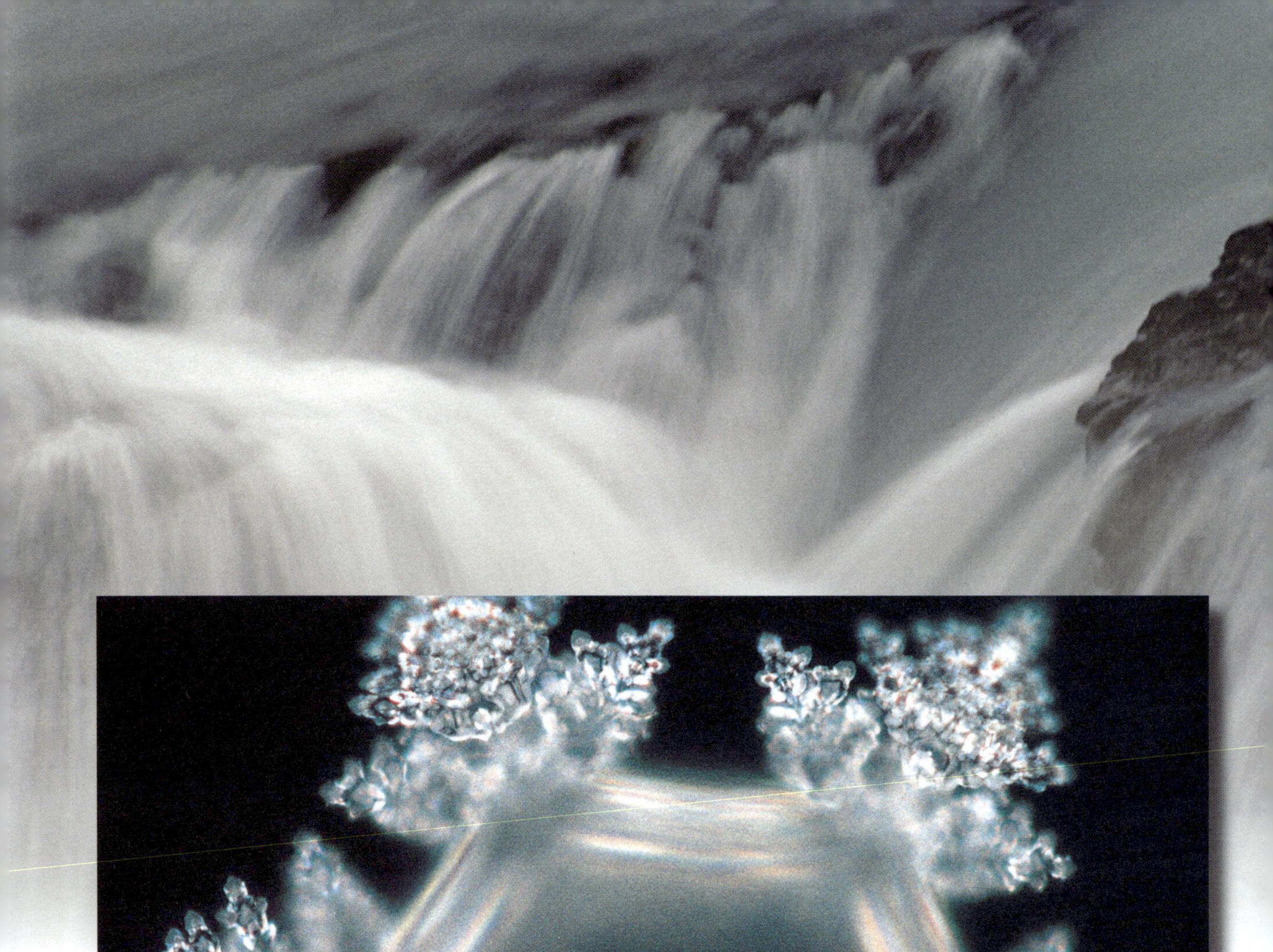

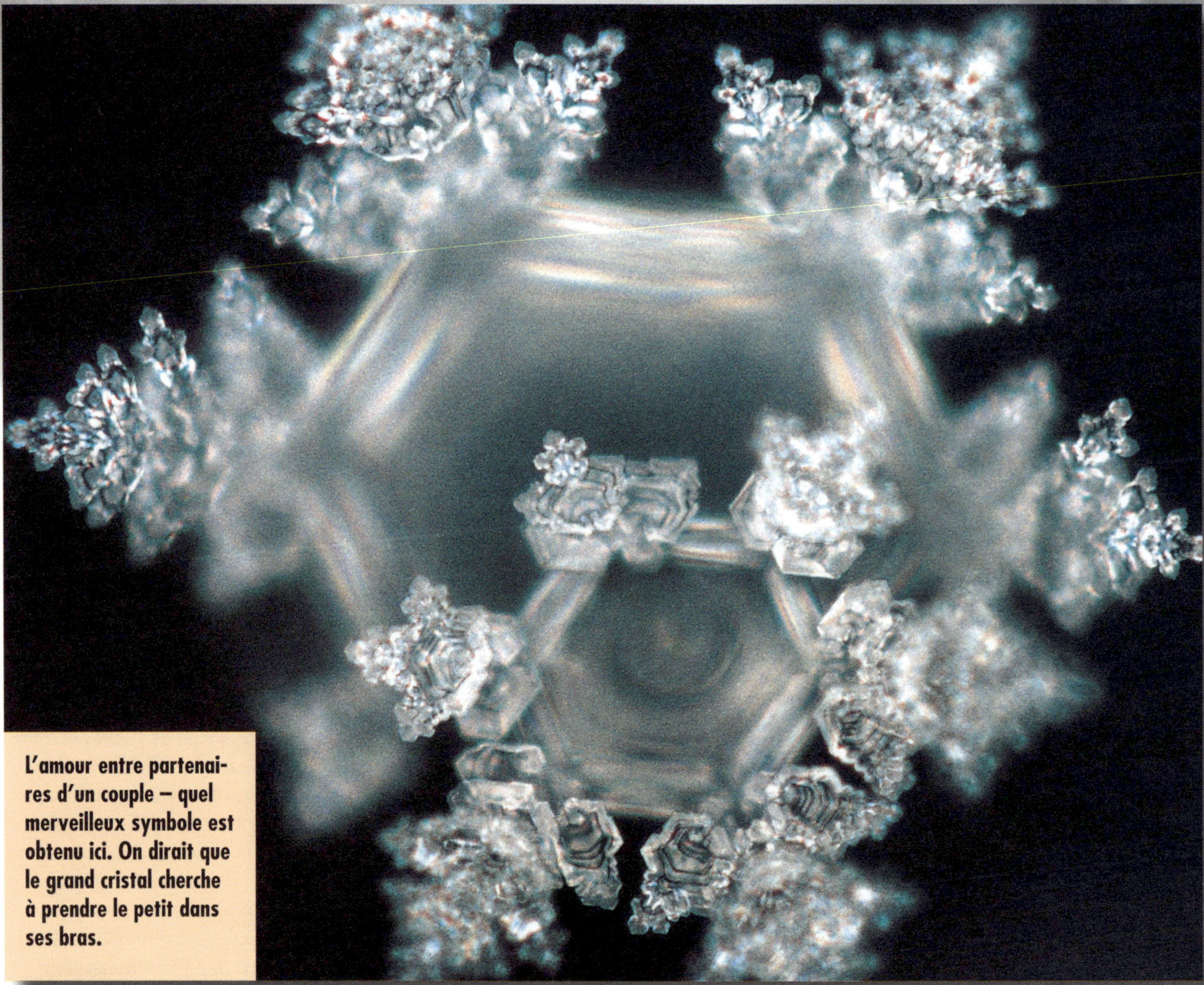

L'amour entre partenaires d'un couple – quel merveilleux symbole est obtenu ici. On dirait que le grand cristal cherche à prendre le petit dans ses bras.

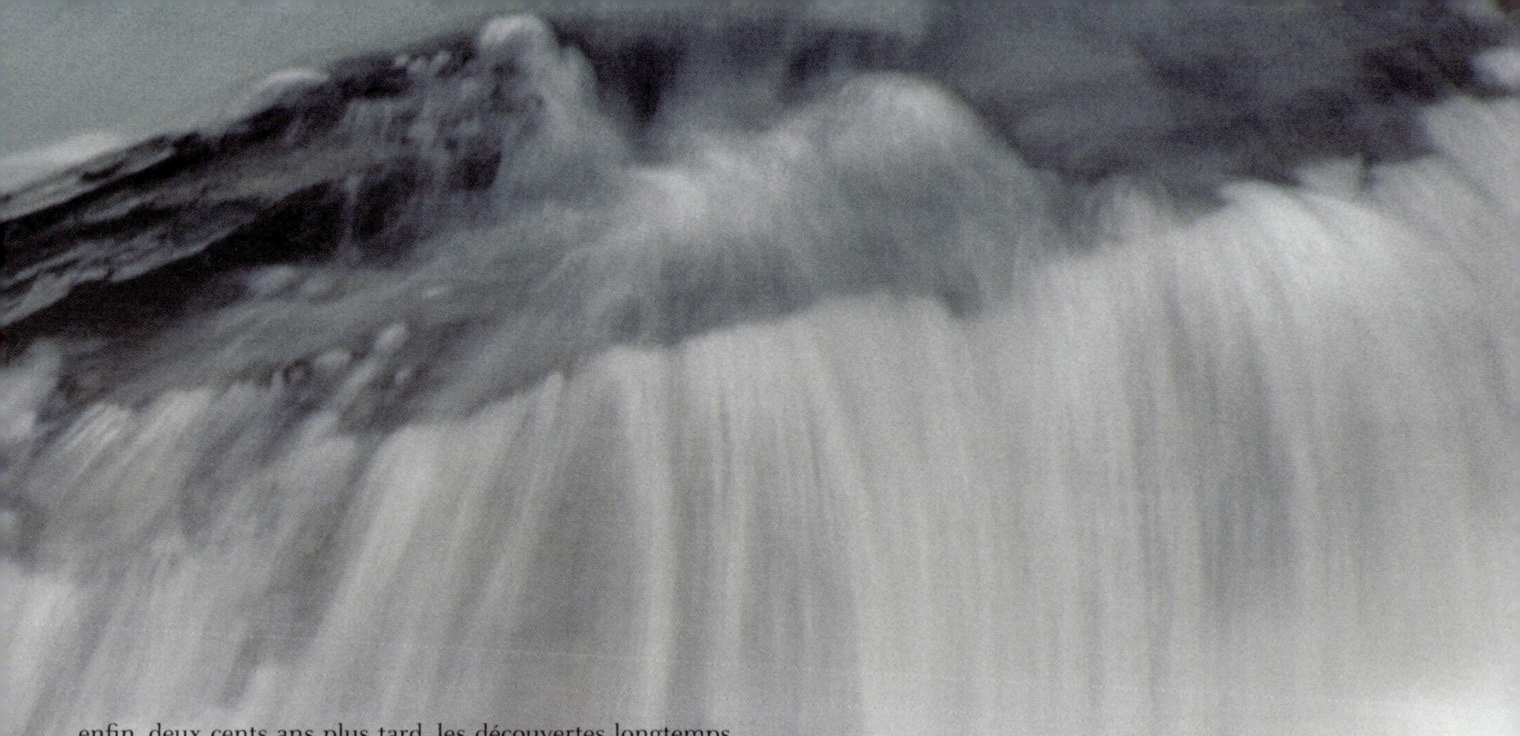

enfin, deux cents ans plus tard, les découvertes longtemps ridiculisées du docteur Samuel Hahnemann ? Hahnemann n'avait-il pas secoué et dynamisé l'eau de la même manière que le font les milliers de pierres dans l'eau des rivières et des fleuves d'Autriche, de la source à l'embouchure ?

La vie de Johann Grander mérite d'être étudiée. On y découvre, comme dans toutes les grandes histoires d'inventeurs, la disposition au sacrifice et la passion d'un homme qui est profondément animé par ce qu'il cherche à comprendre. Cela commence par de petites impulsions données par la vie, qu'on appelle les hasards, jusqu'à ce que quelques observations supplémentaires de la nature donnent naissance à une grande théorie, qu'il ne reste plus qu'à prouver. Quelles souffrances il faut endurer ! Et comment toute une famille doit s'accommoder de l'obstination du père ! Et combien il a besoin de se protéger de l'opinion publique.

Je suis manifestement plus que réceptif au savoir des hommes âgés. Car des années plus tard, j'ai eu le visage baigné de larmes quand un autre guérisseur, un chaman de Sibérie, que le destin avait fait échouer de nombreuses années de sa vie en RDA, avait essayé de nous introduire, dans l'une de mes émissions de télévision, aux bases du chamanisme. « Les poètes, disait-il, les poètes montrent pourtant le chemin. Ils ne disent pas seulement que le fleuve coule. Ils racontent aussi qu'il a un message, quelque chose qu'il nous transmet à nous et au monde entier. Les poètes disent bien : « La rivière murmure ». Admettez pendant quelques instants que le ruisseau, votre très vieux frère sur cette planète, a vraiment quelque chose à vous dire. Que vous dit-il ? Que sait-il de ce que vous ne connaissez pas ? »

La vie me baptise

Plein de son expérience panthéiste d'une nature toute habitée d'âme, il se mit à chanter, et invoqua ses ancêtres pour qu'ils lui apportent soutien et encouragements, force et santé.

Et mes larmes ? Quelle était la raison pour que je pleure ? Elles ne me viennent pas seulement quand je suis triste. Elles me viennent aussi quand j'ai trouvé à me raccorder au fleuve de ma propre vie. La vie baptise aussi, sans l'aide d'un prêtre. L'important, c'est qu'il y ait de l'eau !

De telles histoires de chamans, de chercheurs inlassables et enthousiastes ne me quittent pas aussitôt l'émission terminée. Surtout pas quand le profond respect et la profonde piété d'un Johann Grander se ressent à des kilomètres et des kilomètres de distance. Je me suis donc fait installer un dispositif Grander de traitement de l'eau dans ma maison. Une petite boîte de métal, pas plus grande que les plumiers que nous transportions autrefois dans nos cartables. Je ne peux pas dire que mes mains sentirent aussitôt une eau plus douce, plus vivante. Je viens de la campagne et ai, je pense, assez bien les pieds sur terre. Dans ma nature aussi, je ne suis ni un intellectuel, ni un fervent des courants ésotériques opportunistes. Je n'ai donc rien remarqué. Cela signifie-t-il quelque chose ?

Mais mes plantes ont remarqué quelque chose. Elles déployèrent leurs feuilles avec une luxuriance qui m'était inconnue jusque-là. Et les robinets crachèrent à n'en plus finir, comme du sang jaillissant de leurs veines, la rouille rouge qui s'y était accumulée depuis des décennies. Cela me convenait. Je n'avais pas besoin d'autres preuves. Je n'ai jamais regardé à l'intérieur de la petite boîte de métal grise, fixée à l'endroit où la conduite d'eau entre dans ma maison et par

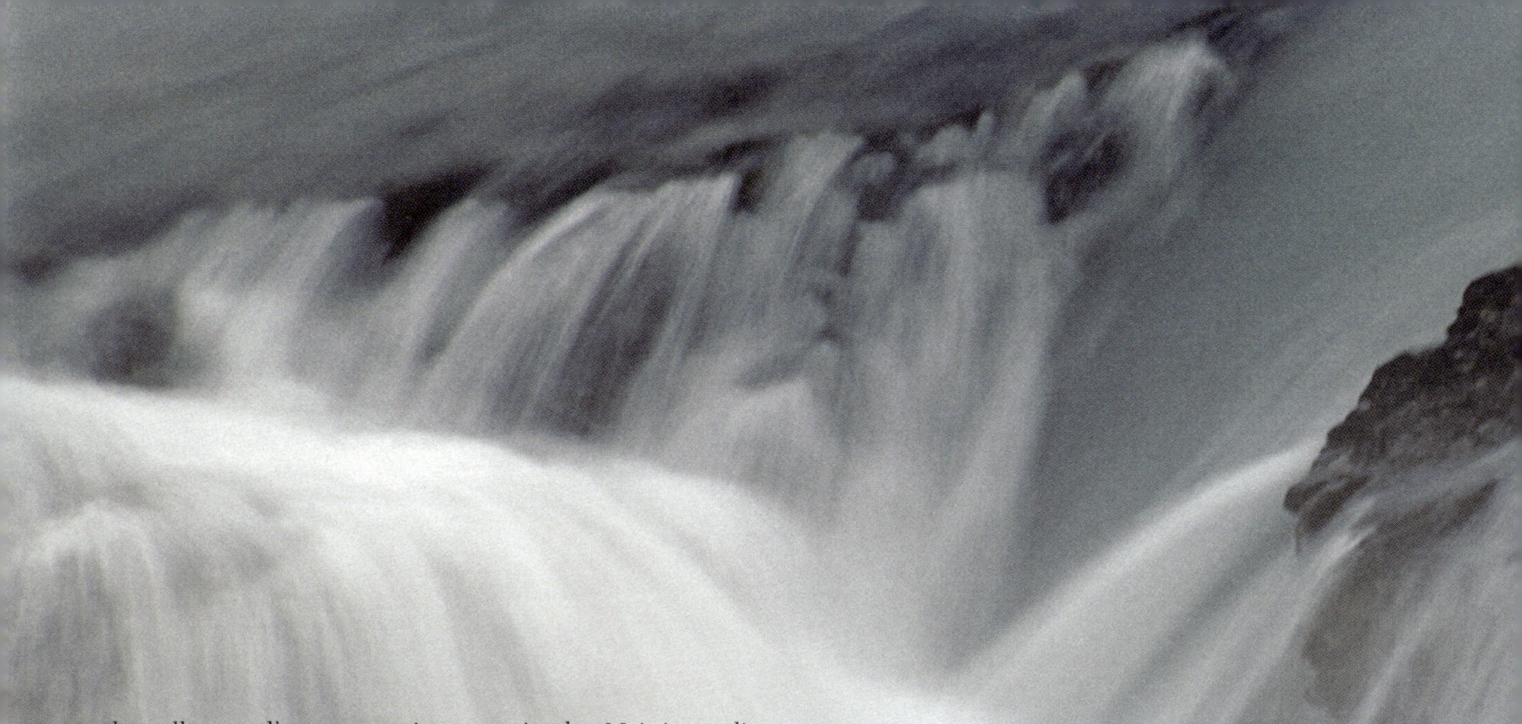

laquelle toute l'eau peut maintenant circuler. Mais je me dis que l'idée et le procédé sont sans doute semblables à la méthode par laquelle on peut nettoyer des lacs et des stations d'épuration entiers à l'aide d'un sable « informé » et vivant, en évitant qu'ils dégénèrent et pourrissent.

Car ce qui est valable pour l'eau et le métal semble s'appliquer aussi à d'autres éléments. Dans le cas du métal, on l'a seulement découvert et exploré plus tôt. Maintenant, nous abordons le magnétisme de l'eau. Un jour, ce sera le magnétisme de l'être humain entier rempli d'eau, comme Messmer, le médecin souabe, l'avait pressenti.

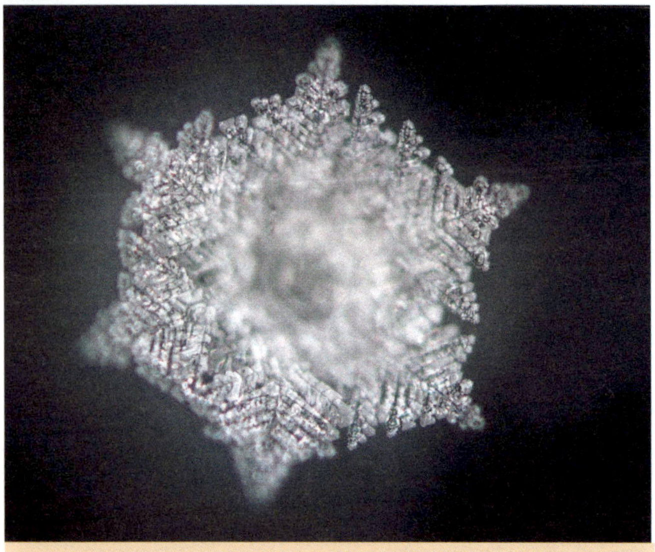

La preuve visible pour « Jeunesse chercheuse » a été ce merveilleux cristal. L'eau avait entendu « La Moldau » de Smetana.

Jeunesse chercheuse

Il y a quelques années, j'avais invité plusieurs jeunes filles dans mon studio de télévision. Elles avaient gagné l'un des premiers prix du concours « Jeunesse chercheuse »parce qu'elles avaient su prouver l'influence de la musique sur la croissance des plantes. Je pensais à mon vieux Grander et à mes plantes à la maison. Si l'eau peut transmettre de l'information, il faut bien qu'elle commence par l'enregistrer. Est-ce que l'eau peut « entendre » la musique ? la percevoir ? L'eau peut-elle vraiment capter en elle de la musique et des « ambiances » ? Comment cela se passait-il avec les prières de Milan ? Que dire de la ferveur, de l'ambiance dans laquelle la prière est prononcée ? Que penser de ce savoir ancien selon lequel aucune parole n'est passée sous silence dans l'univers ? Comment cela se passe-t-il quand des prières sont écoutées ?

Pour leur expérience, les élèves avaient choisi le trèfle. Pendant des semaines, elles avaient joué diverses musiques à différentes sortes de trèfle. Depuis la musique classique de J. S. Bach et Beethoven jusqu'au Rock, à la Techno et au Heavy Metal. L'exposition constante à une musique donnée influencerait-elle la croissance des plantes ? Et si oui, comment ? Bach produirait-il un trèfle bien tempéré ? Et la musique de Heavy Metal déchiquetterait-elle les plantes et leurs tissus cellulaires ? Cela ne peut pas être aussi simple ! Et pourtant ! Tel fut exactement le résultat.

La musique classique de Jean-Sébastien Bach fut un véritable programme de fertilisation pour les petits plants de trèfle. Et la Techno estropia littéralement les plantes délicates dans leur pot. Pour ma part, je compris clairement qui était le transporteur de ces informations musicales dans les cellules des plantes : l'eau, bien évidemment !

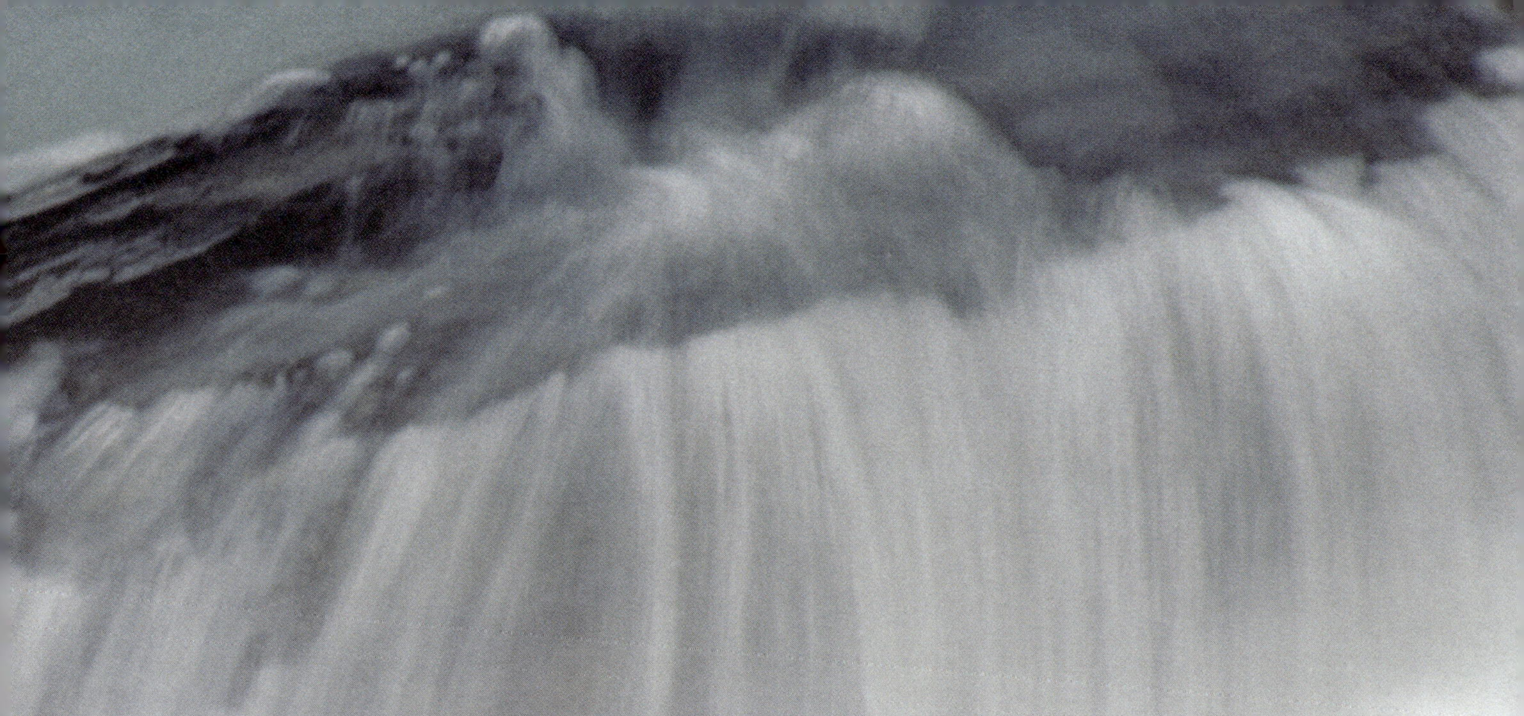

Ni les jeunes chercheuses, ni moi-même ne savions alors qu'au même moment, à des dizaines de milliers de kilomètres, de l'autre côté de la planète, quelqu'un menait des expériences tout à fait semblables pour prouver que l'eau enregistre des informations.

L'eau et la tradition chrétienne

Après un aperçu dans une spiritualité apparemment exotique, on regarde dans sa propre tradition spirituelle en se demandant qui y voyait et connaissait aussi les choses de cette manière, qui dans ma propre famille spirituelle soupçonnait ou connaissait quelque chose de la force et de la capacité de l'eau ?

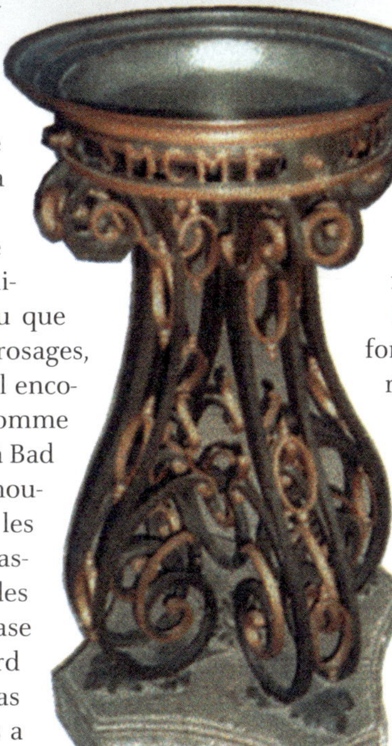

Est-ce que le pasteur Kneipp, ce médecin de l'eau, qui soigna sa tuberculose contagieuse uniquement par l'eau, était-il vraiment convaincu que c'étaient les stimulations, l'eau froide et les arrosages, qui guérissaient l'homme malade ? Ou voyait-il encore une autre force dans l'eau ? Mes parents, comme des millions avant et après eux, se sont rendus à Bad Wörishofen, et sont entrés, émus, dans l'eau mouvante. Ce n'est pas une eau morte dans laquelle les malades déambulent comme des hérons. Le pasteur le savait-il seulement ? Il prescrivait aussi des cures de boisson. Aurait-il pu énoncer la phrase qui est aujourd'hui la recommandation standard de nombre de bons médecins : « Vous n'êtes pas malade. Vous avez seulement soif. Votre corps a besoin d'eau vivante. »

Les religieux qui entretiennent les sources miraculeuses de Lourdes et d'ailleurs et qui les commercialisent, que disent-ils de la force de l'eau ? Pourquoi existe-t-il tant d'apparitions de Marie auprès des sources ? Quelle force s'écoule sur les hommes, pour qu'ils la ressentent comme un don de vie ? Pourquoi tant de parents insistent-ils pour qu'en tant que pasteur de campagne, je baptise leurs enfants à l'eau de source ? Y a-t-il d'autres raisons que la nostalgie et le romantisme ?

Pourquoi un acteur nationalement célèbre qui souffre de sclérose en plaques, se fait-il livrer de l'eau de Lourdes à Berlin ? On sait depuis longtemps que sur le plan chimique et physique, il n'y a rien à y trouver et qu'elle ne semble donc pas posséder de propriétés particulières. Quel est le secret des saints qui, comme Joachim de Fiore, ne vécurent que d'eau pendant des années ?

Que savent les religieux musulmans de la force des rituels de purification avant la prière ? Si leur découverte la plus profonde est de penser que les croyants sont ainsi sensibilisés à la sainteté de l'eau parce qu'elle est elle-même presque un objet sacré, alors c'est déjà plus que ce que nous, chrétiens, avons pu transmettre. Nous pénétrons un sol saint sans nous être lavés, et avec des pieds sales. Aucune trace d'un sens du mystère, d'un sens du caché et du sacré.

Que pressentait ou savait Jean le Baptiste qui invitait les gens à se plonger dans le Jourdain pour renouveler leur

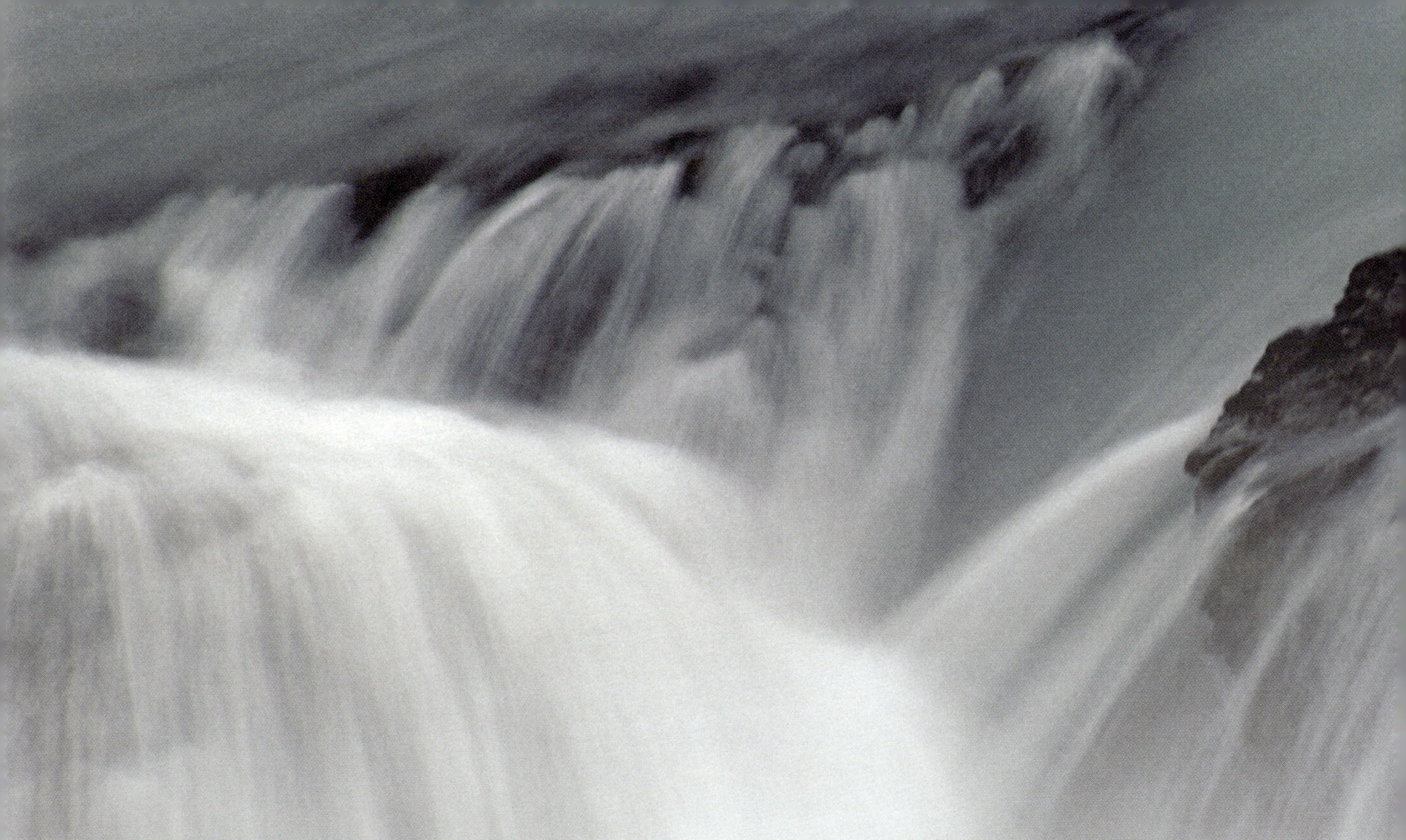

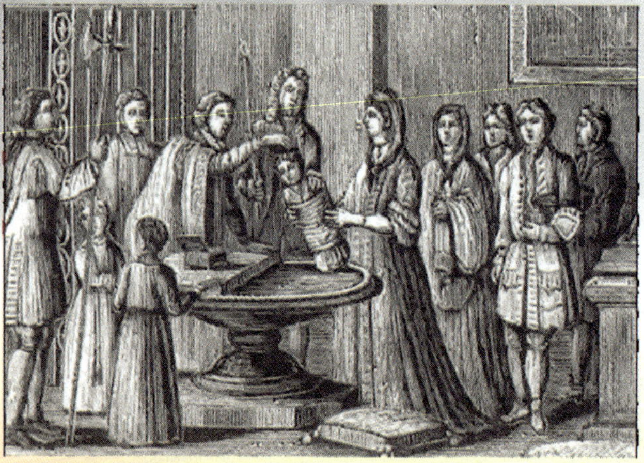

L'eau a de tout temps déjà joué un rôle essentiel dans les religions.

vie ? Pourquoi, dans les Psaumes, appelle-t-on souvent l'Éternel, le Miséricordieux, le Créateur du monde : la Source de vie ? N'est-ce vraiment qu'une image ? Le souffle, souffle de Dieu, n'est pas non plus qu'une métaphore, mais est devenu un nom divin.

Jésus de Nazareth, dont le regard, plus que tout autre, pénétrait l'ordre des choses, que savait-il de la nature de l'eau ? En tout cas, le fait de descendre dans le fleuve pour renouveler sa vie, comme le fit Jean, n'était pas seulement pour lui un rituel de purification. L'eau était plutôt pour lui le liquide amniotique de la vie. C'est ce qu'il enseignait. Nous venons de l'eau. Nous devons passer par l'eau. La vie se constitue de beaucoup de naissances et de renaissances, de morts et de résurrections. Et l'eau est l'élément de la gestation.

Quel est le sens de l'eau de la source de Bethesda, à Jéru-

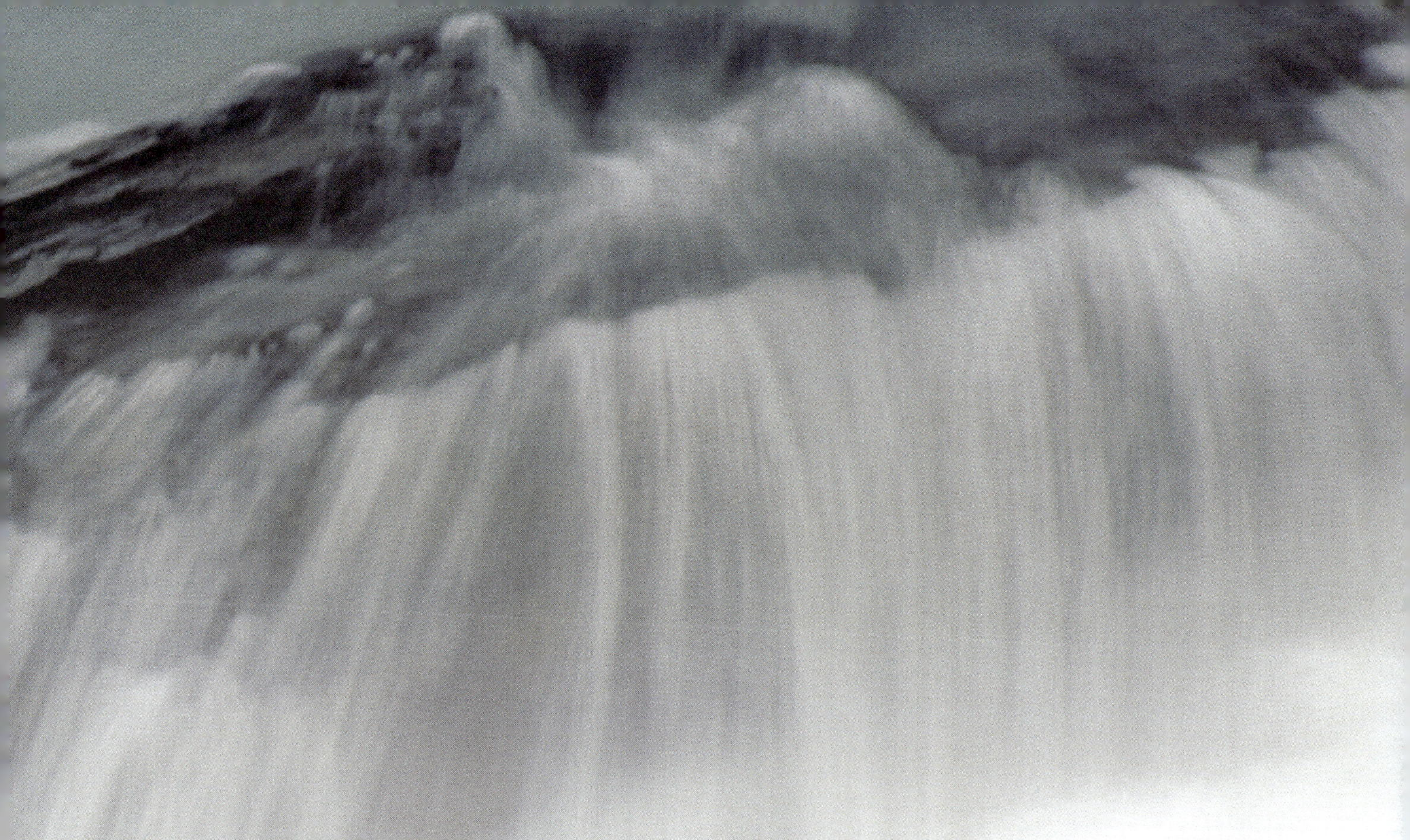

salem, qui ne guérissait de toutes les maladies que si des forces célestes la mettaient en mouvement et lui donnaient vie ? Pourquoi Jésus tient-il ses meilleurs discours au bord du lac de Génézareth ? Que cherche-t-il toujours sur l'eau ? Je ne le sais pas. Il faudra d'une manière ou d'une autre, quelque part, je ne sais quand, que je le lui demande.

En attendant, dans les moments de grande nécessité et d'agitation, je descends à mon lac. Il se situe à moins d'un kilomètre de ma maison. Je me tiens devant lui et écoute le battement des vagues sur la plage de graviers. J'attends jusqu'à ce qu'une autre plage de graviers m'apparaisse très clairement devant les yeux, une plage qui m'a fait vivre, il y a près d'un demi-siècle, une expérience mystique. Ce fut un instant d'union bienheureuse avec tout ce qui vit.

J'avais onze ans à l'époque et passais un long été scandinave en Finlande, au bord d'un lac. Chaque soir, je me rendis sur ses rives. Dix heures, onze heures. Il est tard. Le soleil jette encore une dernière lumière sur la plage. Chez moi, en Allemagne, j'aurais depuis longtemps dû être au lit. Mais ici, à des centaines de kilomètres, loin de tout être humain qui parle allemand, je suis tout seul. Alors le lac vient me prendre chaque soir dans son rythme, dans ses pulsations et ses humeurs. Et tout devient un. Le soir au bord du lac. Tout va bien.

Presque quarante ans plus tard, je lis dans un dictionnaire étymologique allemand que les mots lac (*See*) et âme (*Seele*) ont la même racine. C'est pourquoi l'eau touche les régions les plus profondes que j'ai en moi et que je suis. Je suis une partie de l'eau et elle est une partie de moi. Nous allons devoir veiller l'un sur l'autre.

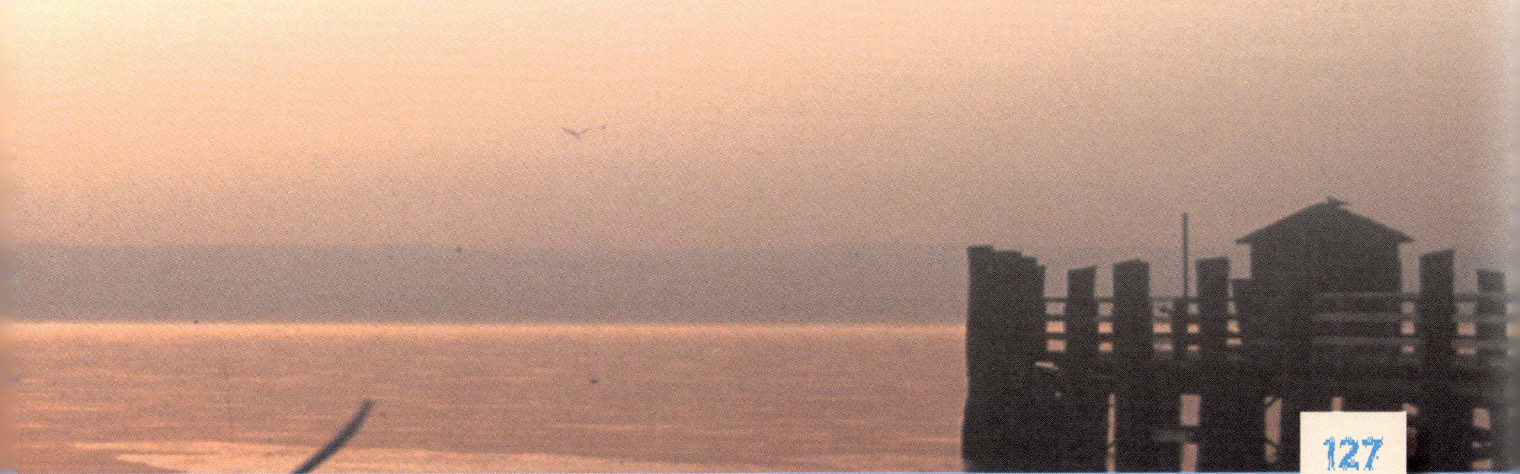

La première gorgée bue au gobelet de la nature conduit à l'athéisme, mais au fond, Dieu attend.

Werner Heisenberg

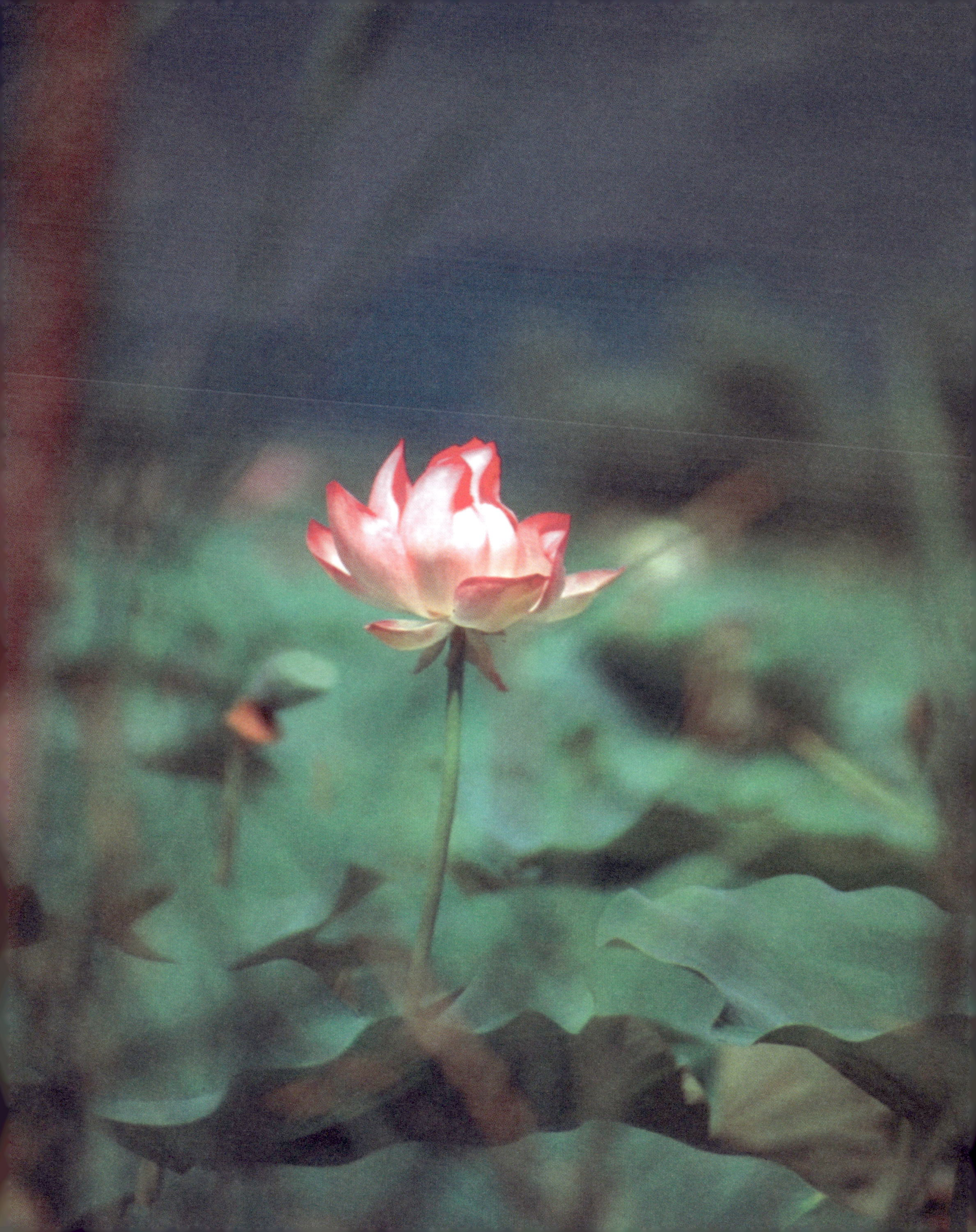

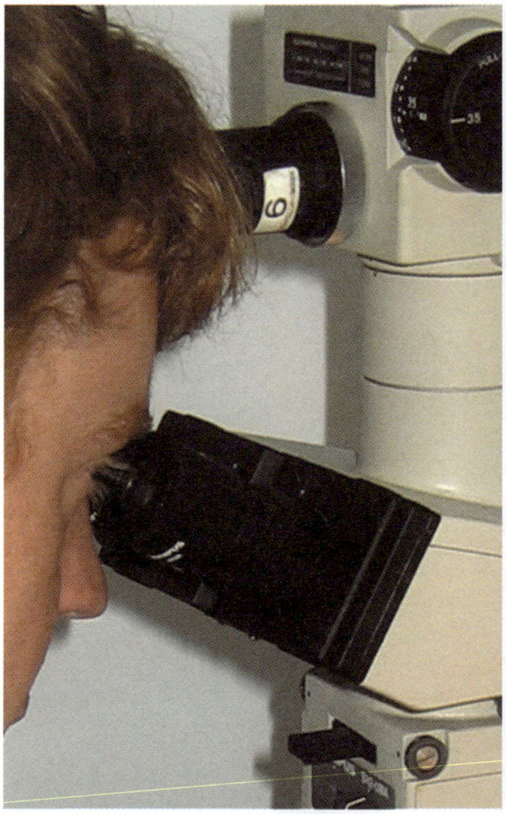

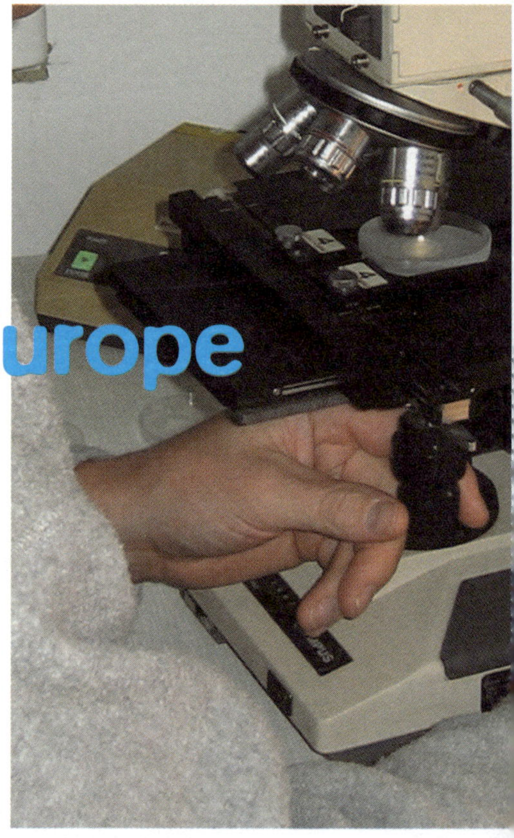

La recherche en Europe

Rasmus Gaupp-Berghausen, dit à propos du centre de formation européen sur l'eau, Hado Life Europe :

Depuis février 2004, il existe ici au Liechtenstein, ce centre européen de recherche sur l'eau. De mon point de vue, il comble une grande lacune. Beaucoup de gens nous envoient de l'eau qu'ils veulent faire analyser. Depuis longtemps, Masaru Emoto rêvait de fonder un tel centre. Il peut définitivement contribuer à rendre attentif à l'eau d'une manière toute nouvelle.

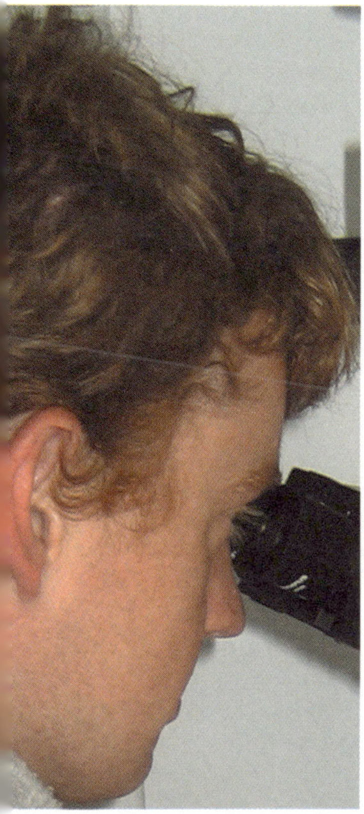

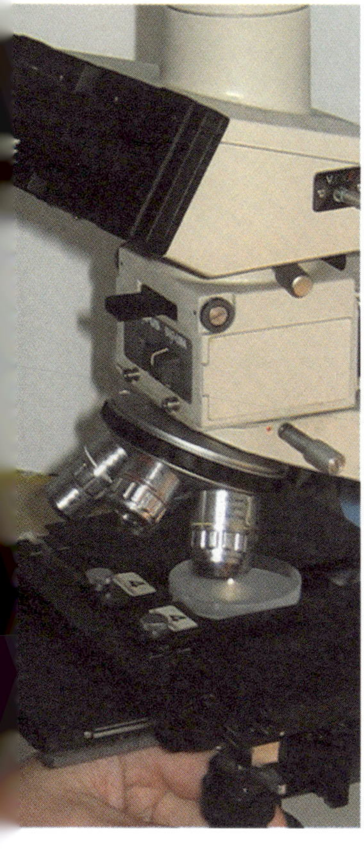

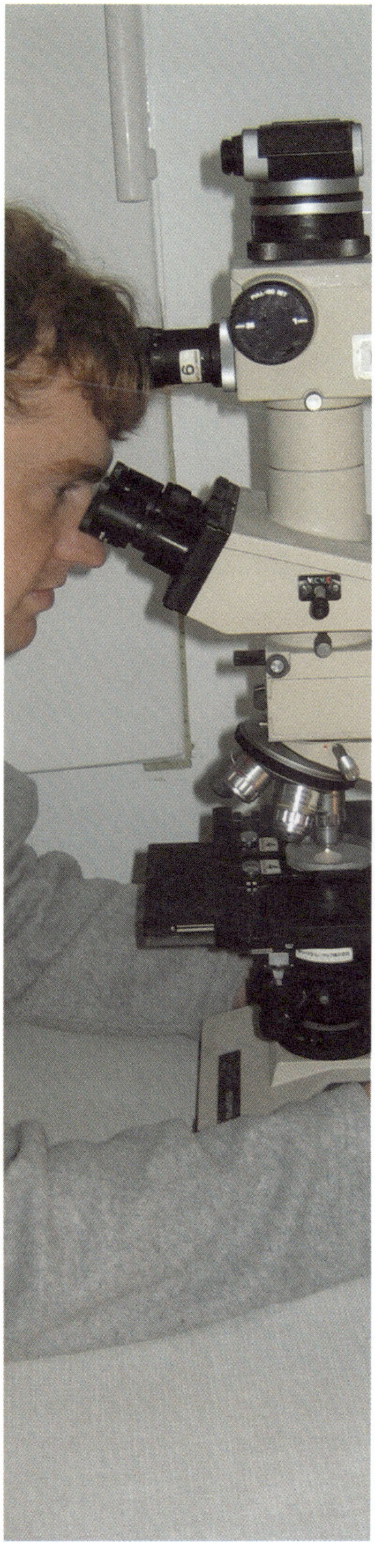

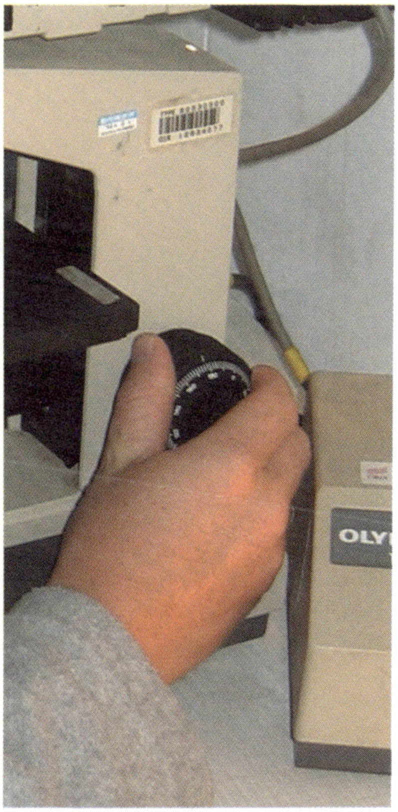

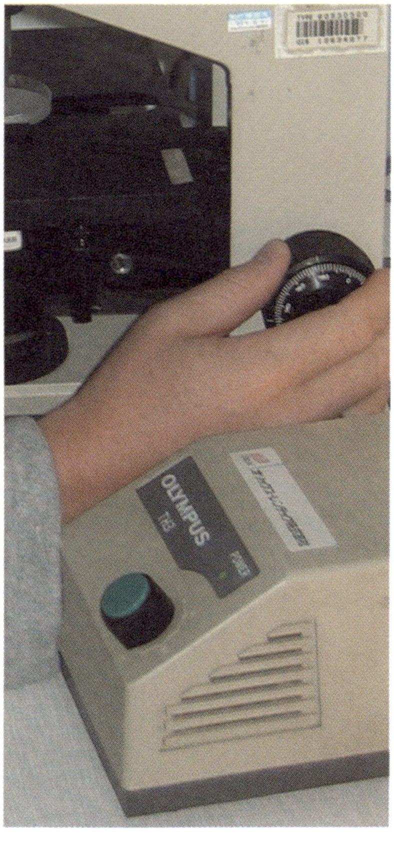
OLYMPUS

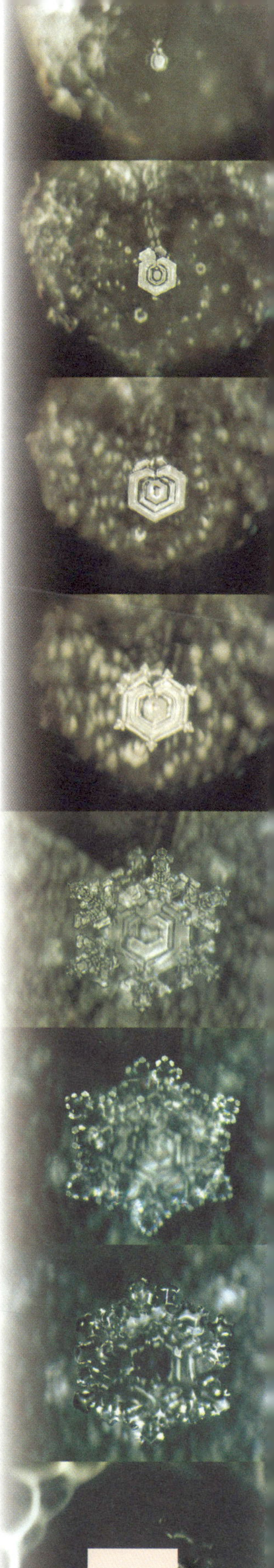

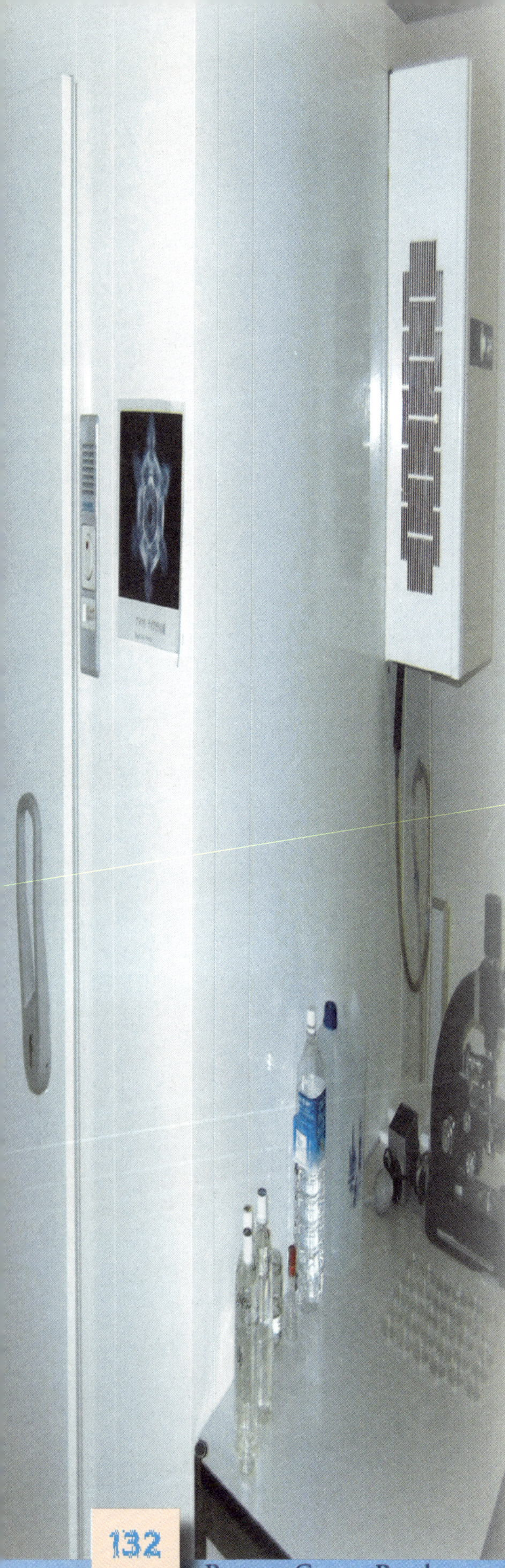

L'un des objectifs de Hado Life Europe est d'aider les gens dans notre région à retrouver une relation directe à l'eau. Cela suppose entre autres que nous réapprenions à respecter l'eau qui jaillit près de chez nous. Le centre européen de recherche sur l'eau peut y contribuer de manière importante, car nous voulons de plus en plus examiner les sources d'Allemagne et des pays voisins. En effet, nous ne pouvons juger que de ce que nous connaissons. Je crois que par l'intermédiaire des photos de cristaux d'eau, beaucoup de gens auront la possibilité de voir l'eau avec un regard tout neuf et d'établir une relation personnelle, directe, avec l'eau.

Un autre objectif très important est de donner à la méthode de la photographie des cristaux d'eau une base scientifique. Il faut à cet effet des statistiques, pour que ce qu'on avance puisse être fondé, et la base même de toute statistique est le caractère reproductible du phénomène. C'est-à-dire qu'à conditions d'expérience égales, on obtient toujours le même résultat. Un exemple simple : une bille d'un certain poids nécessite un temps précis pour tomber d'un mètre de haut.

L'eau, toutefois, ne nous rend pas la tâche très facile, parce qu'elle réagit aux influences extérieures les plus variées. La position des planètes et en particulier les phases de la lune jouent certainement un rôle, mais l'influence la plus importante provient sans doute de l'état de l'opérateur qui gèle les échantillons d'eau. En étudiant ce phénomène de plus près, j'ai découvert des choses étonnantes : les eaux normales réagissaient clairement à un état négatif, mais n'avaient guère tendance à constituer des cristaux ; les eaux de sources minérales en revanche, restaient stables face à un état négatif et continuaient à former de belles structures cristallines. Ainsi, l'un des critères pour déterminer le pouvoir guérisseur d'une eau pourrait être qu'elle conserve sa forme et donc son information dans les conditions les plus adverses.

Toute personne qui cherche à travailler scientifiquement sur les photographies de cristaux d'eau est placée devant des défis considérables. Il est d'autant plus important que les divers chercheurs, qui ont nécessairement des manières différentes de procéder et de représenter leurs résultats, collaborent et échangent entre eux. L'aspect chimique par exemple, doit être autant pris en compte que l'aspect énergétique.

Ce n'est que par une coopération entre chercheurs des disciplines les plus diverses qu'il sera possible de rendre compte du mieux possible

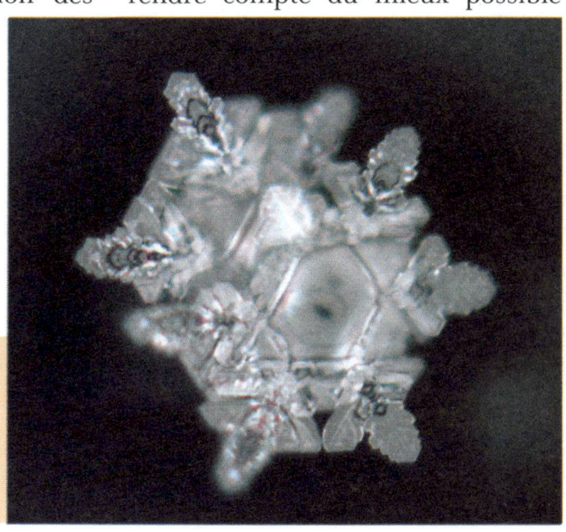

Internet (prend sur une étiquette) semble donner une image qui illustre l'acte de reporter ou de copier. Un cristal d'une beauté qui surprend.

de ce sujet aux aspects si variés, afin qu'à partir de nombreuses connaissances partielles se constitue une image d'ensemble. C'est aussi ce que recherche Masaru Emoto. Il pensait à un centre international de recherche sur l'eau, construit en forme d'hexagone, comme la structure d'un cristal d'eau, avec un espace au milieu servant aux échanges d'information. Je crois également qu'il est indispensable et urgent à notre époque, de travailler en réseau. Les temps où l'on pouvait travailler seul dans son bureau et de là faire des découvertes qui allaient révolutionner le monde, sont à mon avis révolus. Nous sommes entrés dans l'ère de l'information, et cela signifie donc aussi de l'échange d'informations entre chercheurs et scientifiques de toutes orientations.

Pour des partenaires économiques, qui souhaitent faire analyser un produit, il est également plus simple d'obtenir d'un seul centre de recherche toutes les informations dont ils ont besoin, comme la composition chimique, les indications médicales et l'image énergétique, plutôt que d'avoir à traiter avec une multiplicité d'instituts.

Outre la recherche scientifique, une tâche importante de notre laboratoire européen est de favoriser la qualité de l'eau en Europe. Cela concerne notamment des produits commerciaux comme les eaux minérales. Un aspect concret de mon travail est de faire en sorte que les gens puissent se faire une image de l'eau qu'ils boivent.

Personnellement, j'ai très à cœur d'examiner l'eau des sources minérales.

Il en existe beaucoup de fort anciennes en Europe. Nombre d'entre elles ont déjà été soigneusement analysées sous l'angle chimique, mais en général, cela ne permet pas d'expliquer leur effet de manière satisfaisante. Il est intéressant de noter que dans certains endroits d'autres sources jaillissent à proximité d'une source curative, mais que leur eau, même si elle est d'une composition chimique presque identique, n'exerce pas d'effet guérisseur. Qu'est-ce qui fait la différence ? C'est aussi sous de tels aspects que j'étudie nos sources indigènes. Je pense que la photographie des cristaux d'eau peut mettre en évidence les différences.

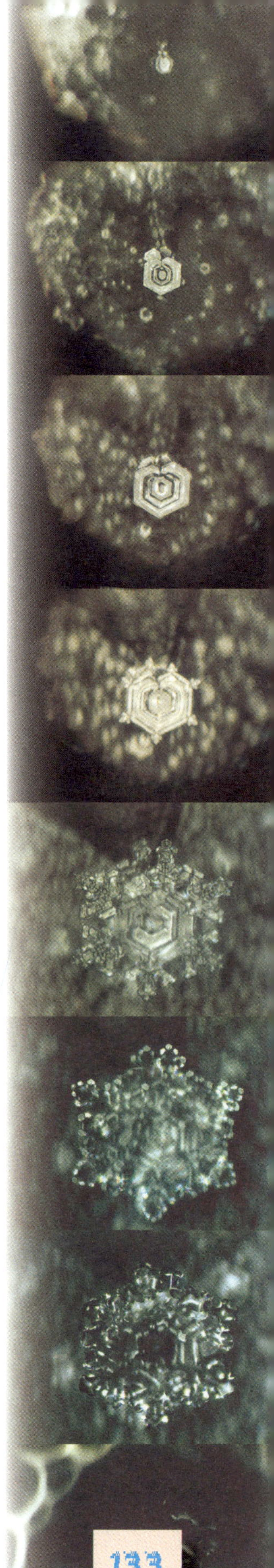

En deux minutes tout est fini ! La vie d'un cristal d'eau dans notre laboratoire de recherche. Les petits grains blancs qui se sont formés en bordure de la goutte d'eau gelée croissent rapidement. Un cristal qui scintille merveilleusement s'est constitué.

L'Auteur

Rasmus Franciscus Gaupp-Berghausen dirige le laboratoire Hado Life Europe de photographie des cristaux d'eau et de recherche sur l'eau.
Études d'agronomie au Danemark, stage pratique au Costa Rica. Mémoire de fin d'études traitant de l'influence de la fertilisation des sols sur les eaux souterraines.
Études : Entretien et conception du paysage à l'Université pour la culture du sol de Vienne.
Mémoire de fin d'études sur le thème : Comment filtrer les hormones (indésirables) contenues dans l'eau ?
Stage pratique à l'Institut de recherche IHM de Tokyo, au Japon. Sujet : Éude de la qualité de l'eau à partir des paramètres de cristallisation.
Depuis février 2004, gérant et directeur du laboratoire Hado Life Europe Establishment à Eschen, au Liechtenstein

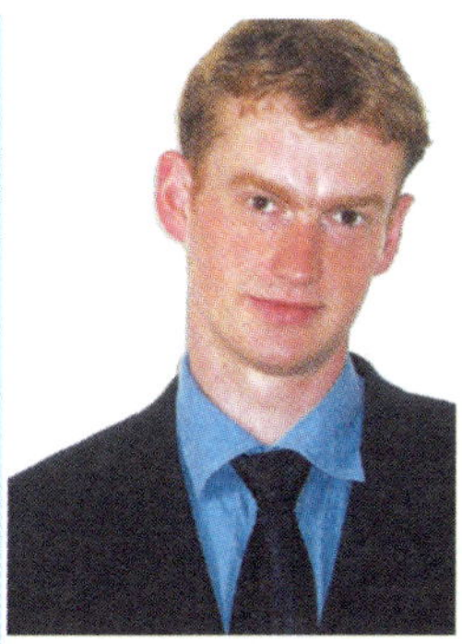

Rasmus Franciscus Gaupp-Berghausen Né en 1974

Bibliographie

Collin Jacques, *l'eau, le miracle oublié*, Guy Trédaniel Éditeur, Paris 1993
Collin Jacques, *l'insoutenable vérité de l'eau*, Guy Trédaniel Éditeur, Paris 1996
Dogna Michel, *élixirs minéraux*, Guy Trédaniel Éditeur, Paris 1996
Edward Bach, *la guérison par les fleurs*, Courrier du Livre, Paris 1986
Gienger Michael , *le Manuel de lithothérapie*, Éditions Véga, Paris 2005
Hall Judy, *la bible des cristaux*, Guy Trédaniel Éditeur, Paris 2004
Masaru Emoto, *les messages cachés de l'eau*, Guy Trédaniel Éditeur, Paris 2004
Ryrie Charlie, *les prodigieux bienfaits de l'eau*, Le Courrier du Livre, Paris, 1996

Adresses

Masaru Emoto
Hado Kyoikusha Co, Ltd.
East side Bldgs, 1F
2-14-4 Yanagibashi, Taito-ku
Tokyo 111-0052 Japon
www.hado.net
http://thank-water.net
love@thank-water.net

HADO Life Europe
Rasmus Gaupp-Berghausen, ingénieur
Essanerstr. 164
9492 Eschen/Liechtenstein
Tél. +423-373 0220 (Bureau)
373 0221 (Labo)
Télécopie : +00-423-373 0222
Courriel : office@hado-life-europe.com
www.hado-life-europe.com

Jürgen Fliege
www.juergen-fliege.de

Sayama, Richard Hiebinger
Musicien, séminaires, concerts
Westenstraße 10a, 83253 Rimsting
www.sayama.de
Courriel : music@sayama.de

Petra Bracht
Louisenstraße 100
61348 Bad Homburg v d. H.
Tél 00-49-06172/139590
Télécopie : 00-49-06172/1395936

Johann Grander
www.grander.com

Bernd-H. Kröplin
www.weltimtropfen.de

Essences florales de Findhorn
Cullerne House, Findhorn, Moray
Scotland IV 36 3YY
Tél +00-44 -1309 690129
Télécopie +00-44 -1309 691300
www.findhornessences.com

Bea Mark HP et propr. de DEVA
Boutique spécialisée en essences florales
Häberlstr. 20, 80337 Munich
Tél 00-33-(0)89-533337
www.deva-muenchen.de

Rogner-Bad Blumau
Hotel & Spa
A-8283 Bad-Blumau 100
Tél +00-44-3383-5100-0
www.blumau.com

St Leonhard, St. Leonhardsquelle GmbH
Mühltalweg 47, 83071 Stephanskirchen
Tél : 00-49-(0)8031-70 408
Télécopie : 00-49-(0)8031-737 593
www.st-leonhards-quelle.de

Institut für Biosensorik
und bioenergetische Untersuchungen
des Ludwig-Boltzmann Institutes
Docteur Kempe (examens et thérapies
bioénergétiques par le système IMEDIS)
www.ibbu.at
Mesures biophysiques d'après le plan
directeur du
physicien Paul Schmidt www.rayonex.de

Adresses

Avertissement

Achevé d'imprimer par Corlet, Imprimeur, S.A. - 14110 Condé-sur-Noireau
N° d'Imprimeur : 86988 - Dépôt légal : septembre 2005 - *Imprimé en France*